急危重症
监护与治疗

孙向阳　王　英　宋兆卿　魏明龙　来永光　主编

中国出版集团公司

世界图书出版公司

广州·上海·西安·北京

图书在版编目（CIP）数据

急危重症监护与治疗 / 孙向阳等主编. -- 广州：
世界图书出版广东有限公司，2022.2
ISBN 978-7-5192-9293-5

Ⅰ．①急… Ⅱ．①孙… Ⅲ．①急性病－护理学②险症－
护理学③急性病－治疗学④险症－治疗学 Ⅳ.
①R472.2②R459.7

中国版本图书馆 CIP 数据核字（2021）第 274771 号

书　　名	急危重症监护与治疗
	JIWEIZHONGZHENG JIANHU YU ZHILIAO
主　　编	孙向阳　王　英　宋兆卿　魏明龙　来永光
责任编辑	曹桔方
装帧设计	雅卓设计
责任技编	刘上锦
出版发行	世界图书出版有限公司　世界图书出版广东有限公司
地　　址	广州市新港西路大江冲 25 号
邮　　编	510300
电　　话	020-84460408
网　　址	http://www.gdst.com.cn
邮　　箱	wpc_gdst@163.com
经　　销	各地新华书店
印　　刷	三河市嵩川印刷有限公司
开　　本	787mm×1092mm　1/16
印　　张	13.5
字　　数	318 千字
版　　次	2022 年 2 月第 1 版　2022 年 2 月第 1 次印刷
国际书号	ISBN 978-7-5192-9293-5
定　　价	80.00 元

编委会

前　言

　　急危重症病人的病情严重、来势凶猛，治疗过程瞬息万变，这就要求医务工作者具有坚实的理论基础、丰富的临床经验，善于洞察和分析。为了使急诊科与重症监护室医务工作者在日常工作中能进一步学习急危重症医学的相关知识，特编写此书。

　　本书主要对临床常见急危重症的病因、发病机制、临床表现、辅助检查、诊断和鉴别诊断及治疗方案等进行了详细阐述。本书注重临床实际应用，重点讲述急危重症治疗的关键内容，使医务工作者能够把握疾病的侧重点。本书内容精炼、条理清楚、一目了然，指导对象明确，实用性强，可供急诊科、重症科及相关医务工作者参考阅读。

　　本书在编写过程中参阅了许多国内外权威专著及近年来的相关文献资料，在此深表感谢。但由于编者水平所限，加之编写经验不足，书中如有不足之处，殷切希望广大读者批评指正。

目　录

第一章

院前急救

第一节　院前急救的概念及特点

一、院前急救的概念

院前急救又称现场急救或院外急救,是指对突发伤病受害者(包括灾难事故、意外伤害、急危重症等)进入医院以前,给予最初的快速评估和早期的初步救助或治疗,是整个急救医疗服务体系中最重要的内容和任务之一,目的是维持患者的主要生命体征并尽可能快速、平稳地将其送到医院急诊科。根据参与救助的人员不同,院前急救有狭义和广义之分。

1.狭义的院前急救

它指由国家专职的急救医疗服务机构(EMSS)的医护人员或相关人员所从事的对突发急症和各种突发公共卫生事业的紧急医疗活动,包括进入医院前的现场紧急处理和途中监护运送至医院的过程。

2.广义的院前急救

它指患者在发病或受伤时,由救护人员或目击者实施的紧急医疗救治活动。提供这种医疗救援服务的不仅是 120 系统的医护人员,而且囊括了所有非医院的卫生服务人员、经过急救培训的红十字会员、司机、交通警察及其他人员等。如此,非医护人员与专业医护人员的救护相结合,对患者进行有效的基础生命支持,可大大提高患者的存活率和治愈率。院前急救能否合理而准确的实施,取决于 120 系统的"快速反应、畅通转运和良好通信"等三大要素。

二、院前急救的特点

院前急救的任务、对象决定了院前急救工作的自身特点,具备以下几方面的特点。

1.社会性广

院前急救涉及社会的各个方面,跨出纯粹的医学领域,需与公安、交警、居委会、消防、铁路交通、建筑运输、食品服装等政府部门和相关行业打交道,解决一些非医疗性问题。院前急救是整个城市和地区应急防御功能的组成部分,也是履行政府职能的社会公益性事业,体现了很强的社会性。

2.随机性大

院前急救往往无时间规律,主要表现在患者何时呼救、重大事故或灾害何时发生都难以预知。意外伤害可能发生在任何时间、任何地点,再加上急救前所获得的信息常常不充分,所以在医护人员到达现场后出现很多意料之外的情况。因此,要求救护人员在药品、器材、人力不足的情况下采取灵活方式就地取材、自救互救,才能把握更多的抢救时机。

3.紧迫性强

院前急救的对象常常是突然发生的各种危及生命的急症、创伤、中毒、灾难事故等的患者,有时甚至患者成批出现,更显抢救之紧迫,所以平时要普及和提高广大公众的自救互救知识和技能,相关部门要有预案,一旦出现突发事件,就能及时进行自救互救和专业救援,充分体现"时间就是生命"的抢救意识。

4.流动性大

院前急救的流动性非常大,急救地点可以分散在区域内每个角落;患者的流向一般也不固定,可能送往区域内每一个综合性医院;平时救护车一般在本区域内活动,如遇突发灾害事故,可能会超越行政医疗区域分管范围跨区去增援,前往出事地点往返距离常可达数百公里。

5.急救环境条件差

现场急救的环境多数较差,如地方狭窄难以操作、光线暗淡不易分辨;有时在马路街头,围观人群拥挤、嘈杂;有时事故现场的险情未排除,极易造成人员再伤害;运送途中,救护车颠簸、震动和马达声也会影响诊疗工作。

6.病种多样复杂

呼救的患者疾病种类涉及临床各科,对无法做出明确诊断的急症或危重症患者,在短时间内要做初步的病情判断和紧急处理。对急救人员的身体素质、专业素质及现场局面的把握和决策能力都有相当的考验。

7.对症处理为主

院前急救工作强调的是速度,因无充足的时间和良好条件做鉴别诊断,故要做出明确的医疗诊断和精确处理很难,只能以对症处理为主达到初步救生的目的,为院内急救治病创造时间和机会。

8.体力劳动强度大

随车救护人员到现场要经过途中颠簸,到现场时要随身携带急救箱及其他急救器材;因为路况的影响,可能要弃车徒步前往,也有可能需要爬楼梯;到达现场后,须立即对患者开展抢救,抢救后又要搬运患者,运送途中还要不断密切观察患者病情,以处理突发状况,这些环节均会消耗一定的体力。

第二节 院前急救的基本任务

一、负责对"呼救"患者的院前急救

一般情况下,呼叫救护车的患者可被分为三类。

1.短时间内有生命危险的危重或急症患者

对这类患者必须现场抢救,目的在于挽救患者的生命或维持基础生命体征。如急性心肌梗死、急性呼吸道梗阻、急性中毒、严重创伤、出血等患者,占呼救患者的10%~15%,需要就地进行心肺复苏的患者低于5%。

2.病情紧急但短时间内无生命危险的急诊患者

现场急救处理的目的在于稳定病情,减少患者在运送过程中的痛苦和并发症。如骨折、急腹症、高热、哮喘等,大约占60%。

3.慢性病患者

目的是需要救护车提供转运服务,而不需要现场急救。占10%~15%。

二、灾害或战争时对急危重症者的院前急救

灾害包括自然灾害和人为灾害。对急危重症者的急救除应做到平时急救的要求外,还需要与现场的其他救灾系统,如消防、公安、交通等部门密切配合,本着先救命后治伤、先治重伤后治轻伤的原则,并注意急救者的自身安全。当有大批患者时,需加强患者的分类和现场救护,合理分流并及时运送。

三、参加特殊任务的救护值班

特殊任务指当地的大型集会、重要会议、国际比赛、外国元首来访等。执行救护值班任务的急救系统处于一级战备状态,加强责任心,严防擅离职守。

四、急救知识的宣传和普及

大力宣传和普及急救知识可以提高院前急救医疗服务的成功率。对医护人员和管理人员应给予不断的继续教育与定期培训,以更新知识,满足人民对健康的需求。同时,普及公民的急救知识,增强公民的急救意识,在社区中开展群众性救护知识教育,增强应急能力是全社会的共同责任。平时可通过广播、电视、报刊或定期举行义务急救员培训班等对公民普及心肺复苏术(CPR)及其相关急救知识,开展现场救护及复苏知识的教育,以提高社会人群对突发灾难事故和急危重症自救和互救的应急能力。

第三节　院前急救的目的和原则

一、院前急救的目的

1.维持和挽救生命

维持和挽救生命是院前急救最根本的任务。

2.防止伤势或病情加重

力争降低死亡率，阻止可能留下的后遗症，并减少后期急救、治疗和康复的医疗成本。

3.促进恢复

给予患者合理、及时的初步救治和提供心理上的抚慰与疏导，以利其恢复。

二、院前急救的原则和步骤

院前急救的基本原则是先救命、后治病。院前急救总的任务是采取及时、有效的急救措施和技术，最大限度地减少患者的疾苦，降低致残率，减少死亡率，为医院抢救打好基础。因此，总的原则是经过院前急救能存活的患者优先抢救。具体包括以下 7 点：

1.现场安全

应先排险后施救。指在实施现场救护前应先进行环境评估，确定事发现场及周围环境是否安全、是否会对施救者和患者都构成威胁，是院前急救的首要原则和步骤。因此，要小心谨慎地接近患者，确保无危险因素存在或者安全脱离险境后，方可实施抢救。常需警惕的现场危险因素包括电、火、煤气、交通车辆、爆炸物、毒性物、易燃物、后续灾害（余震、坍塌等）。

施救者应尽快使患者脱离危险区，如因电击伤导致的意外事故现场，应切断电源后再进行救护；如为有害气体造成的中毒现场，施救者应先做好自身防护，将患者脱离险区后再进行救护。为避免交叉感染，施救者应该佩戴手套；若存在疫情，还应做好相应的自身防护。

2.评估伤情

应先救命后救伤、先重伤后轻伤。快速而简捷地进行初步检查，重点是评估有无威胁生命的伤势或病情。一般是先抢救危重症患者，后抢救较轻者；先进行心跳呼吸骤停患者的心肺脑复苏术，后进行骨折的固定；先采取大出血的止血措施，后进行开放性伤口的包扎。但遇到大批患者时，在有限的时间、人力和物力情况下，应在遵循"先重后轻"原则前提下，重点抢救有可能存活的患者。

3.寻求救援

应急救与呼救并重。及时进行 120 电话呼救，启动急诊医疗服务体系（EMSS），以获得当地急救网络机构的紧急医疗救援。在遇到成批患者时，如现场有多人在，应同时呼救以尽快争取到急救外援；单人在现场时，应先施救，后在短时间内进行电话呼救。

4.就地抢救

应先施救后转运。对严重损伤和急危重症患者，应实施就地初步抢救，不能盲目等待救援或者贸然搬动、转运。如处在电击、火灾、煤气中毒等特殊事故现场，则应先将患者安全转移脱离险境之后再进行抢救。患者在现场经过初步紧急处理后，方可在严密的医疗监护下转送至医院，以进行进一步的救治。

5.统一指挥

应安全、有序的救护。当发生群体性伤害或大型灾难事故时，院前急救就转变为整个社会参与的紧急救援。事故现场患者多，病情复杂，参与抢救的人员涉及非专业医护人员，必须听从政府有关部门的统一指挥、听从当地急救指挥中心的统一应急调度，从而协调组织、团结作战，以便将灾害区域的应急反应能力提高到最大限度。

6.送救一致

应转送与医疗监护相结合。患者在事故现场经有效的止血、包扎、固定等急救处置后，需及时转送医院。从患者的需要和科学技术进步的角度来说，急救和搬运不能分离，应创造条件合二为一。在运送急危重症患者时，继续给予生命体征等的实时监护和基本救治，密切观察患者的病情变化，充分利用急救车上的仪器和设备，必要时给予相应的急救处理，如除颤、气管插管等，最大限度地减少痛苦、减少死亡，安全到达目的地。

7.内外衔接

应交接与记录完整。院前急救措施完善，并按规范填写或记录医疗文本，做好与院内的交接工作，避免前后重复、遗漏或其他差错，保证急救工作的连续性、有效性。

第四节 院前急救的工作阶段

院前急救是为进入医院以前的急危重症患者提供的特殊医疗服务，急救过程主要有以下几个阶段：

一、院前呼叫急救阶段

在急危重症患者发病或受到意外伤害到达医院前的阶段，患者既是伤病当事人，也可能是第一发现者。多数患者能够表达呼叫请求援助，有的可能就地采取自救措施。但是也有不少患者已失去表达能力，不能呼救，只能等待被其他人发现、呼救。

大型灾害发生时，院前呼叫的人可能都是受到伤害的患者，在进行呼救的同时，有能力积极开展自救和互救。这时的急救呼救包括两个内容：一是呼叫周围的人给予帮助；二是启动EMSS，向专业院前急救机构进行呼救。

二、急救信息处理阶段

求救信息汇集于急救信息中枢，并立即向院前急救医疗机构发出急救指令。通常院前急救医疗机构收到急救呼救信息后，立即对院前急救指令做出反应或执行急救指令。

三、急救出诊准备阶段

良好的准备是急救人员快速出诊的先决条件。所有值班或待命的急救单元都应该事先做好院前急救出动的准备,人员、物资、车辆时刻处于待命状态,需要时立即出发。急救人员还应进行特殊的准备(中毒、传染病现场防护用品),以备特殊病情的应急之需。

四、赶赴现场阶段

急救人员抵达急救现场的过程,即急救资源移动的过程,简单地讲就是医护人员赶赴急救现场的过程。因此,救护车行驶的道路选择要求便捷、速度快、安全,尽可能缩短路途时间,到达院前急救现场定位要准确,携带的药品和器械尽可能符合患者病情的需求。

五、现场抢救措施实施

1.检查诊断过程

医护人员利用最短的时间进行快速地检查和诊断,保证自身和患者的安全后再给予救治。

(1)环境检查:医护人员到达现场后,应迅速查询周围环境,保证环境安全后立即展开救治。

(2)初步诊断或病情判断:与实施医疗抢救阶段密不可分,有时几乎是同时进行,可以一边询问检查,一边采取救护措施。

2.实施医疗救护

现场的救治会因为客观条件的限制无法全面落实,急救人员需针对患者病情的严重程度和紧急程度进行恰当合理的处置。

(1)识别和确立主要危险因素:对威胁生命的病因,进行即时快速的诊断和鉴别诊断,有时这一过程可能要持续到病情有所好转或基本控制为止。

(2)病情评估:急救人员对患者的病情进行快速评估,以患者当时发病情况为据,客观而实际地进行分析,做出恰当合理的解释,为治疗提供依据。

(3)稳定病情:根据初步诊断和病情评估,应用现代化医疗技术或其他各种方法,使患者病情趋于稳定。

六、患者搬运阶段

将经过院前抢救需要到医院进行后续治疗的患者抬上担架,并迅速安全地运送到急救运输工具上的过程,叫做搬运阶段。搬运过程含有科学、规范的技术成分,方法主要包括徒手搬运法、器械搬运法、特殊伤患者搬运法。搬运阶段应遵循"及时、迅速、安全、节力"的原则,防止再次损伤。这个阶段主要任务是:

1.把握好搬运时机

即病情相对稳定,至少生命体征稳定,避免途中发生意外。

2.手法正确

搬运过程中还应注意手法适度,任何过力、过猛、粗暴的动作或行为,都可能增加患者的痛苦,甚至导致不应该发生的后果。

3.患者的配合

对于一般患者,还应嘱咐其配合。

4.安全防护

在恶劣的野外环境、狭窄的楼道里搬运患者时,尤其在道路斜坡和拐弯处,要防止患者从担架上摔下来,引起严重后果或进一步损伤。

5.搬运者的要求

搬运者的步伐要平稳快捷,步调一致,方可避免搬运中发生意外。

6.成批伤员,危重优先

搬运成批伤员时,遵循先运送危重患者,如大出血、胸背部开放伤、颅脑损伤出血、合并休克的腹部伤或多处伤等患者。并事先通知有关医院,做好抢救的准备。

七、安全运送阶段

运送阶段是急救单元运载患者抵达医院的过程。要根据患者的病情,本着就急、就重、就近、就医院能力、就患者意愿等原则选择合适的医院。急救运输人员根据所要到达的医院选择最佳路线,保证途中快速和安全。一旦患者进入了救护车,就要充分地利用车上的设备对患者的病情进行监护,密切观察患者神志、面色、瞳孔、生命体征变化、肢端循环等,注意检查包扎是否牢固,输液管道是否通畅,各种监护治疗设备是否运行正常等,及时发现病情变化,延续院前抢救的治疗措施,必要时进行抢救。转运途中要通过通信设施为院内急救提供可靠信息。在运送途中,做好各种记录,保证用药及时准确。

八、抵达医院阶段

在患者抵达医院后应立即采取以下措施:

1.接诊

将患者从急救运输工具搬运到医院急诊科进一步救治。

2.就诊

直接送入相关科室病房或ICU。

3.处置

院前虽已做过相应处理,若病情需要直接进入手术室。

4.记录和交接

不论患者去向如何,都要与医院工作人员进行交接班,做好记录,履行应有的手续。

九、返回待命状态

完成上述院前急救任务后,急救人员向调度汇报完成任务并随救护车返回基地,为执行下一次院前急救任务进行准备工作,如短暂休整、急救药品、器材物品及大输液补充、车辆维护及保养等。

第五节　院前急救护理

现代院前医疗救援包括三大组成部分:一是抢险救护,指的是将患者从危险的境遇中解救出来;二是现场急救,指的是对危重患者不得不立即进行的救命处置;三是设法将全部患者及时、安全、合理地疏散转运到有条件的医院接受进一步治疗。这对降低患者的病死率和伤残率至关重要。

一、现场评估与呼救

在对急危重症患者进行病情评估的过程中必须树立挽救生命第一的观点,应强调边评估边救治的原则。

1.现场评估

评估要迅速而轻柔,不同病因患者评估的侧重点不同,这有赖于评估者的经验和选择,但绝不可因为评估而延误抢救及后送时机。

(1)到达现场,应立即通过实地感受、眼看、耳听、鼻嗅来判断现场异常情况,自身和伤者及旁观人群是否身处险境等。

(2)及时评估事件或疾病的发起原因、受伤人数及严重程度,现场有哪些可利用资源,需要何种支援及可采取的行动等。

(3)保障环境安全,注意危险电源、急救者自身体力、水性及能力等。

(4)可能情况下,应使用呼吸面罩、呼吸膜、医用手套、眼罩等个人防护用品。

2.判断危重病情

急救一般按照先重后轻的原则抢救患者,所以评估病情时一定要区分病情的轻重缓急。

(1)意识状态:呼唤、轻拍、推动,观察患者神志是否清醒,无反应则表明意识丧失,已陷入危险。

(2)气道是否通畅:梗阻者不能说话及咳嗽。

(3)呼吸:正常成人 12～18 次/分,危重者变快、变浅、不规则、叹息样或停止。

(4)循环体征:看皮肤、黏膜颜色是否苍白或青紫,数脉搏,正常成人 60～100 次/分,以判断有无心脏危险信号。

(5)瞳孔大小及反应:判断有无颅脑损伤、脑疝、脑水肿或药物中毒。

(6)检查头、颈、胸、腹、骨盆、脊柱和四肢,有无开放性损伤,骨折畸形、触痛肿胀和活动性出血;有无表情淡漠、冷汗、口渴等。

3.紧急呼救

目前,我国各地医疗急救中心统一呼救电话号码为"120",不仅受理发生急危重症、意外伤害的紧急呼救,而且为公众提供及时有效的现场急救应对指导。世界上其他国家均有自己规定的紧急呼叫号码。

作为第一反应者,遇到紧急情况时,都应该本着人道主义和友爱精神去救助他人,立刻利用可以获得的一切通信工具,拨打"120"寻求援助。与此同时,选用正确有效的简单方法施救,维持患者的生命,等待医护人员和救护车的到达,为患者尽可能多地争取抢救条件和时间。

(1)对日常呼救的要求:呼救者打通"120"后,首先要讲明患者的身份(姓名、性别、年龄);选择普通话或地区性流通语言,精练、清晰、准确地叙述目前现场最危急的病情或受伤状况,以及受伤部位、发生时间、过程、有何症状以及既往的患病史和服药史等;详细叙述患者的现场地址或方位,保证急救人员能及时赶到现场;呼救最后,要留下有效的电话号码,以便调度指挥人员和急救人员与您保持联系。

(2)对灾害呼救的要求:除上述呼救要求外,还需要讲明灾害或突发事件的性质和总体伤(亡)患者的数量以及事件有可能的发展趋势,随着事态发展将导致的伤亡人数估计。动态地向急救调度中心汇报现场条件、所需要的医护人员、物资、医疗器械和药品,以便及时补充,为急救人员的成功抢救提供前提和保障。

二、现场患者的分类和急救标志

根据患者的生命体征、受伤部位、出血量多少来判断伤情的轻重,对患者进行简单分类,并分别将不同颜色的伤病情识别卡别在患者的左胸部或其他明显部位,便于医疗救护人员辨认,以便按先后予以处置并采取针对性的急救方法。患者伤情划分等级:

1.重伤

即危重症患者——红色标签,在短时间内伤情可能危及生命,需立即采取急救措施,并在医护人员严密的监护下送往医院救治,应优先处置、转运。

2.中度伤

即重症患者——黄色标签,伤情重但暂不危及生命,可在现场处理后由专人观察下送往医院救治,次优先处置、转运。

3.轻伤

即轻症患者——绿色标签,伤情较轻,能行走,经门诊或手术处理后可回家休养,可延期处置、转运。

4.死亡

即濒死或死亡者——黑色标签,一般由其他的辅助部门处理,可暂不做处置。

三、现场救护

做出初步评估后,护理人员应遵医嘱,配合医生对患者实施救护措施,这些救护措施的实施可穿插在评估和体检过程中,有的可由护理人员独立完成,有的则需要医护人员合作完成。

1.现场救助生命的原则

无论是在家庭、医院或在户外,发现急危重症患者时,"第一反应者"对患者的救护原则都必须十分明确。

(1)保持镇定、沉着大胆、细心负责、理智科学地进行判断。

(2)评估现场,应确保伤者和自身的安全。

(3)分清轻重缓急,先救命,后治伤,先危后重、先急后缓的原则进行,果断施救。

(4)尽可能采取减轻患者痛苦的措施。

(5)充分利用可支配的人力、物力,协助救护。

2.现场救护的基本措施

现场情况非常紧急且复杂,但是抢救患者的目的都是一样的,即保证其生命体征的平稳,维持其基本的生理功能,等待进一步的救治。

(1)判断意识和病情,立即呼救。

(2)摆好救护体位,注意保暖:根据病情的轻重与不同,原则上是在不影响急救处理的情况下,采取相适应的体位。

①心跳骤停者:采用平卧位,即 CPR。

②昏迷者或舌后坠伴呕吐者:应采用平卧位头偏向一侧或屈膝侧俯卧位。

③休克患者:可取头和躯干抬高 20°～30°、下肢抬高 15°～20°的中凹位,使患者放松并保持呼吸道通畅。

④面部朝下者:必须要移动时,应整体翻转,即头、肩、躯干同时转动,始终保持在同一个轴面上,避免躯干扭曲。

(3)维持呼吸系统功能:护理措施包括吸氧、清除痰液及分泌物、进行口对口人工呼吸或配合医生进行气管插管及呼吸兴奋剂的应用,以保持呼吸道通畅。

(4)维持循环系统功能:护理措施包括测量生命体征,对于高血压急症、心力衰竭、急性心肌梗死或各种休克进行心电监护,必要时配合医生进行电除颤及体外心脏按压。对心脏、呼吸骤停者,应立即行胸外心脏按压。

(5)维持中枢神经系统功能:强调在现场急救实施基础生命支持时,即开始注意脑复苏,及早头部降温,以提高脑细胞对缺氧的耐受性,保护血脑屏障、减轻脑水肿、降低颅内压、减少脑细胞的损害等。

(6)及时建立静脉通道:尽量选用静脉留置套管针,选择较大静脉穿刺,固定牢靠,使患者在烦躁或搬运时,针头不易脱出血管外或刺破血管,保证液体快速而通畅地输入体内,尤其对抢救创伤出血、休克等危重患者在短时间内扩容极为有利。

(7)对症处理:协助医生进行止血、包扎、固定及搬运,应用药物或其他方法,进行降温、引流、解毒、解痉、止痛、止吐、止喘、止血等对症处理。

(8)心理护理:要注意对清醒患者不要反复提问,不要在患者面前讨论病情,应给予安慰性语言,尽量使患者能安静休息并减轻其心理压力。大多数院前急救患者病情复杂、症状严重。对于遭受突然的意外伤害,缺乏思想准备,因此常表现为惊慌、焦虑和恐惧,此时患者及家属视医护人员为"救星"。因此,医护人员要有良好的应急能力、敏锐的观察力,既要沉着冷静又要迅速敏捷、忙而不乱、急而有序的态度,熟练、精湛的技术,以运用非语言交流手段给予患者及家属安全感和信任感。

(9)脱去患者衣服的技巧:在院外现场中处理猝死、窒息、创伤、烧伤等患者,为便于急救,均需要适当地脱去患者的某些衣服、裤子、鞋、帽等。需要掌握一定的技巧,以免因操作不当加重病情。

①脱上衣法:解开衣扣,将衣服尽量向肩部方向推,背部衣服向上平拉。如为一侧上肢受伤,可遵循先健侧后患侧的原则,提起一侧手臂,屈曲健侧手臂,将肘关节和前臂及手从腋窝拉出,并脱下其衣袖,将扣子等硬物包在里面,打成圈状,从颈后或腰部平推至患侧,拉起衣袖,脱下患侧衣袖即可。如患者生命垂危,情况紧急或肢体开放性损伤,或者患者穿着套头式衣服较难脱出时,为避免医患纠纷,应快速征得患者或其家属同意后,可直接使用剪刀剪开衣服,为抢救争取时间。

②脱长裤法:患者呈平卧位,解开腰带和裤扣,将裤子由腰部退至髋以下,平拉脱出,注意保持双下肢平直,切勿随意抬高或屈曲。如确认无下肢骨折者,可以屈腿抬高将裤子脱下。病情危急者,同样可以选择剪刀剪开法。

③脱鞋袜法:托起并固定踝部,以减少震动和旋转,解开鞋带,先向下再向前顺脚趾方向脱下鞋袜。

④摘头盔法:头部受伤患者因其所戴头盔妨碍呼吸或出现呕吐时,应及时去除头盔。去除头盔的方法是用力将头盔的边向外侧扳开,解除夹头的压力,再将头盔向后上方托起,缓慢脱出。整个动作要稳妥,不能粗暴,尤其考虑有颈椎创伤者,要与医生合作处理,避免加重伤情。

(10)保存离断的肢体:及时妥善处理好离断肢体。如手指或肢体被截断时,将断离面用生理盐水冲洗后,用无菌纱布包好放入塑料袋内,同时将碎冰放在塑料袋外面,带到医院以供再植。注意不可将断离肢体直接放入碎冰中,否则断离的黏膜组织无法修复再植。

四、转运及途中监护

转运包括搬运和运输,理想的转运是由受过专项训练的转运组实施。同时,危重患者转运中的监护和生命支持是不可缺少的,人员与设备也要足以应对预想和突发的抢救需要。

1.急诊患者的转运

现场急救只是整个急救医疗的第一阶段,急诊患者,尤其是病情严重的患者都需要到设备齐全、资源丰富的医疗机构内接受进一步的救治。因此,转运就成了必不可少的环节。

(1)转运目的:转运是当本地的医疗救治条件和水平不能满足患者的救治时将患者转运至符合救治条件的医疗卫生机构。

其目的包括:①使受伤患者脱离危险区,实施现场救护;②尽快使患者获得专业治疗;③防止损伤加重;④最大限度地挽救生命,减轻伤残。

(2)转运的基本原则:①迅速观察受伤现场和判断伤情;②对生命体征不稳定者,或在转运途中有生命危险的患者,应暂缓转运;③做好患者现场的救护,先救命后治伤;④应先止血、包扎、固定后再搬运;⑤患者体位要适宜;⑥不要无目的地盲目移动患者;⑦保持脊柱及肢体在一条轴线上,防止损伤加重;⑧动作要轻巧、迅速,避免不必要的振动;⑨注意伤情变化,并及时做急救处理,如行驶中不能操作,应立即停车急救。

(3)转运前准备:转运前要保证患者病情稳定、运输车辆及通信设施准备妥当后,方可出发。

①患者准备:危重患者经过紧急处置后病情稳定或相对稳定,直接威胁生命的危险因素得到有效控制或基本控制,无直接威胁生命因素存在,在此情况下可考虑进行转运。危重患者须由有经验的专业急救人员护送,转运前必须认真检查患者并了解受伤经过及现场治疗情况,记录患者生命体征、确定气道通畅情况、静脉通道的可靠性、骨折临时固定的牢固程度、患者标记物是否清楚准确等。有家属随行时,应讲明病情及途中可能发生的危险情况,请家属签字,表明家属已经了解情况,同意运送并承担相应责任,配合转运工作。

②运输准备:运送危重患者时,为应付运送途中可能遇到的紧急情况,所用运输工具的可靠性、适用性和稳定性必须要有保证。

a.救护车车况正常,车内配备担架且担架牢固,还有必需的医疗器械和出诊箱等;b.监护仪器设备和急救物品必须齐备并性能良好,例如多参数监护设备、除颤仪、吸氧装置、吸引器,以及气管插管或气管切开置管等物品、绷带敷料、骨折临时固定器材和抢救用药、液体;c.当进行长途转运,有必要时保障直升机、救护飞机、飞艇、火车和船舶等运输工具安全可靠。其监护抢救仪器设备和物品的准备与车载运输基本相同。指挥并组织好这些运输工具与汽车运送的衔接亦十分重要。

③通信准备:安全转运患者的另一个重要因素就是通信和联络必须通畅可靠,包括车载电话和专用无线电台。指挥中心除了随时向急救车护送人员发布命令定向疏散患者,还要及时通知灾情变化、道路交通拥堵情况并通知司机;护送人员也需要及时向指挥中心汇报患者伤情变化和任务完成情况,并需提前联络接收医院。目前部分急救车还安装了全球卫星定位系统,有利于指挥者随时掌握车辆转运情况并就近调度派车。

(4)运送工具选择及应用:选择合适的交通工具,将患者妥善地送往医疗机构,也是保证院前急救任务顺利完成的重要措施之一。运载工具的选择多数根据院前急救任务、患者的数量、性质、区域环境来确定。

a.一般个体或群发意外事故,现场急救多根据需要选择不同类型的救护车;b.路途较远、现场环境较差等特殊情况可选择直升机和飞机;c.沿海、岛屿等水域环境还可选择救护船艇;d.距离医院较近的急性病患者,可选择方便的运送工具,如平板车、三轮车、担架、轮椅等。

2.转运途中的监护

转运急诊患者有很多不确定因素,因此转运中的监护和生命支持是不可缺少的。

(1)体位:患者在途中的体位,应根据病情进行安置和调整。在不影响治疗、病情的前提下,应协助患者采取舒适、安全的体位,一般以患者舒适、利于治疗和观察为主。仰卧位是一般重伤患者最常用的体位。

(2)严密监护:加强转运途中病情监测,保证安全转送。

①观察患者病情和生命体征的变化，如神志、血压、脉搏、心率节律、呼吸及口唇黏膜的颜色等。

②使用心电监护仪对患者进行持续心电监测，对气管插管患者要给氧或机械通气，保持气道通畅。

③妥善固定各种管道，包括输液管、吸氧管或气管插管、胸腔引流管、导尿管等，同时要保证各管道的通畅和无菌操作。

④动态观察治疗措施的效果，如创面出血有无改善、止血措施是否有效、肢体末梢循环情况等，尤其是应用止血带者。

⑤注意与清醒患者的语言交流，除能了解患者的意识状态以外，还可以及时给予心理护理，帮助缓解紧张情绪，有利于稳定患者的生命体征。

（3）途中病情变化的处理：院前急救不仅仅指在现场急救，还包括转运途中病情变化时的紧急处置。

①正确实施院前急救技术：包括体外除颤、气管插管、静脉穿刺、胸腔引流穿刺、导尿术等，并严格执行院前急救护理无菌操作原则。

②具体伤情变化的处理：若呼吸、心跳突然出现危象或骤停，则应在救护车等环境中立即进行心肺复苏（CPR）；如肢体包扎过紧，造成肢体缺血而使手指、足趾变凉发紫，则应立即调整包扎；远距离长时间转运患者，止血带需定时放松；患者频繁剧烈的抽搐、呕吐等，需立即作相应处理。若病情变化，车辆行进影响操作，应立即停车急救。

（4）注意事项：不同转运工具运送患者时，要结合转运工具的特点，扬长避短，尽可能安全地送达目的地。

①担架搬运患者时：将患者头在后、脚在前放置，利于后位担架员随时观察患者神志变化。长途搬运时，务必系好保险带，防止跌落摔伤。同时应该采取加垫、间接按摩等措施，防止出现局部压伤。担架员行进步调应一致，以减少颠簸。同时还要注意雨雪、雷电天气时的遮雨、保暖和安全工作，避免人员遭受雷电袭击或淋雨挨冻等。

②救护车运送患者时：尽量选择近程路径、平整路面，少走弯路、减少颠簸，车辆行驶途中要避免急拐弯、急刹车等，以免增加患者不适、痛苦或加重病情。为保证患者安全，须妥善固定患者及车载担架，并酌情阶段缓行。

③火车运送患者时：一般比较平稳，多用于大批患者长距离转移。因此，患者分类标记务必清楚牢固，重伤患者应放置在下铺，容易观察治疗。长时间的运送，途中还需注意生活护理，要勤巡回、勤询问、勤查体、勤处理。

④船舶运送患者时：晕船容易引起恶心呕吐，可以造成患者窒息并严重污染船舱内环境。因此，提前用药防止晕船、及时发现呕吐者并给予相应处理是非常重要的。呕吐物需及时清扫并适当通风换气，防止舱内污染和发生传染。

⑤飞机运送患者时：存在晕机呕吐的现象。要注意机舱内压力的变化可以影响患者的呼吸循环状态，导致颅、胸、腹及受伤肢体内压改变，引起一系列严重后果。所以尽量实行低空飞行，保持舱内压力恒定是非常重要的。使用高速喷气式飞机运送时，飞机的起飞降落时的加速运动和减速运动，可以直接影响患者的脑部血供。因此，应该尽量将患者垂直飞行方向放置或

头后脚前位,防止飞机起飞时因惯性作用造成患者一过性脑缺血而引起晕机、恶心、呕吐等。

⑥特殊患者:应采取适当的防护隔离措施。工作人员接触和运送特殊患者时,如传染病和一些特殊中毒患者,应该做好自身的防护工作。对于有特殊需要的患者,应在途中采取避光、避声等刺激或防震的措施。

(5)记录:详细做好抢救记录,内容包括患者症状、体征,所做抢救措施、用药名称、剂量、用后效果等,记录要客观、真实、准确、及时,以备医护人员交班查询。

(6)无缝隙衔接:畅通的"急救绿色通道"是保证院前急救与院内救治无缝隙衔接的基础。院前急救人员应在现场抢救急危重症患者的同时,及时与院内急救科室沟通,电话告知患者的情况,必要时通过电话获得对患者更准确的抢救指导。院内急救科室立即做好抢救准备,安排医护人员在急诊门口迎接。患者到达医院后,院前急救人员与接诊医院的医护人员一起投入抢救,并严格做好交接工作,从而确保院前院内急救的无缝隙衔接。这种连续性的无缝隙衔接模式可以缩短患者获得确定性治疗和救护的时间,更好地保障了急危重症患者的生命安全。

第二章

急性中毒

第一节　一氧化碳中毒

　　一氧化碳（CO）是无色、无嗅、无味的气体，故易被忽略而吸入中毒。CO中毒俗称煤气中毒，是因吸入高浓度一氧化碳所致急性脑缺氧性疾病。凡含碳物质在燃烧不全时均会产生CO。中毒通常发生于冬季，在密闭的住室中用煤炉或炭炉取暖时不注意通风或处理不当引起。在工业生产过程中，由于冶炼、铸造、热处理、煤气或水煤气生产所致大量CO生成，如处理不当，也可引起中毒。在CO浓度115mg/m³环境中至多2小时即可发生中毒。

一、病因与中毒机制

　　在生产和生活中，凡含碳物质燃烧不完全时，均可产生CO气体，如炼钢、炼焦、矿井放炮、内燃机排出的废气等。在合成氨、甲醇及甲醛生产过程中需用CO作原料。因此，如防护不周或通风不良时，生产过程中可发生CO中毒。失火现场空气中CO浓度高达10%，可引起现场人员中毒。家庭用煤炉产生的CO（CO浓度可高达6%～30%）及煤气泄漏，则是生活性CO中毒最常见的原因。每日吸烟一包，可使血液碳氧血红蛋白（HbCO）浓度升至5%～6%，连续大量吸烟也可致CO中毒。CO被人体吸收的量依赖于每分钟通气量、CO暴露时间、CO浓度及环境含氧量。

　　CO中毒主要引起组织缺氧。CO经呼吸道吸入体内后，立即与血液中血红蛋白（Hb）结合，形成稳定的HbCO。空气中的CO越多，HbCO饱和度越大，空气中如含CO10%，则60%的Hb将在1分钟内形成HbCO。活动时HbCO形成量比静止时高3倍。HbCO无携氧能力，CO与Hb的亲和力比氧与Hb的亲和力大200～300倍。HbCO一旦形成，其解离又比氧合Hb（HbO$_2$）慢3600倍，且HbCO的存在还抑制HbO$_2$的解离，阻碍氧的释放和传递，导致低氧血症，引起组织缺氧。CO可与肌球蛋白结合，影响细胞内氧弥散，损害线粒体功能。CO还与线粒体中细胞色素a$_3$结合，阻断电子传递链，延缓还原型辅酶I（NADH）的氧化，抑制组织呼吸。

　　CO中毒时，体内血管吻合支少且代谢旺盛的器官，如大脑和心脏最易受到损害。急性CO中毒导致脑缺氧后，脑血管迅即麻痹扩张，脑容积增大。脑内神经细胞ATP很快耗尽，钠泵不能运转，钠离子积累过多，结果导致严重的细胞内水肿。血管内皮细胞肿胀，造成脑血液循环障碍,进一步加剧脑组织缺血、缺氧。由于酸性代谢产物增多及血脑屏障通透性增高,发生细胞间水肿。由于缺氧和脑水肿后的脑血液循环障碍,可造成皮质或基底节的血栓形成、缺血性局灶性软化或坏死,以及皮质下白质广泛的脱髓鞘病变,致使一部分急性 CO 中毒患者,在昏迷苏醒后,有 2～60 天的假愈期,随后又出现多种精神神经症状的迟发性脑病。动物实验证实,急性 CO 中毒致中枢神经系统损害是体内自由基产生增加、导致生物膜脂质过氧化增强的结果。心肌对缺氧可表现为缺血性损害或心内膜下多发性梗死。

二、诊断

(一)病史

职业性中毒多为意外事故,常有集体中毒。生活性中毒常见于冬季,通常与通风不良、煤炭在燃烧不完全的情况下取暖有关。使用煤气加热洗澡、密闭房间吃炭火锅或者长时间在没有熄火的汽车里等情况也容易引起急性 CO 中毒。询问病史时,应注意患病时环境、通风情况及同室人有无中毒等。

(二)临床表现

1.急性中毒

正常人血液中 HbCO 含量,非吸烟者为 1%～2%,吸烟者可达 5%～10%,急性 CO 中毒的中毒程度受以下因素影响:①CO 浓度越大,CO 暴露时间越长,中毒越重;②伴有其他有毒气体,如二氧化硫、二氯甲烷等会增强毒性;③处于高温环境、贫血、心肌缺血、脑供血不足、发热、糖尿病及各种原因所致低氧血症者,病情严重。

按中毒程度可分为三级。

(1)轻度中毒:HbCO 饱和度在 10%～30%。患者有头晕,头重感、头痛、四肢无力、视物不清、感觉迟钝、恶心、呕吐、心悸等,甚至有短暂的晕厥。若能及时脱离中毒现场,吸新鲜空气后,症状可迅速好转。

(2)中度中毒:HbCO 饱和度 30%～40%。除上述症状加重外,患者呼吸困难,面色潮红,口唇、指甲、皮肤、黏膜呈樱桃红色,出汗多,心率快,烦躁,昏睡,常有昏迷与虚脱。初期血压升高,后期下降。如能及时抢救,脱离中毒环境吸入新鲜空气或氧气后,亦能苏醒,数日后恢复,一般无并发症和后遗症。

(3)重度中毒:HbCO 饱和度 40%～60%。除上述症状外,患者迅速出现深昏迷或呈去大脑皮质状态,出现惊厥,呼吸困难以至呼吸衰竭,即所谓"卒中型"或"闪击样"中毒。可并发脑水肿、肺水肿、心肌损害、心律失常或传导阻滞、休克、上消化道出血;昏迷时间较长者可有锥体系或锥体外系症状;肝、肾损害及皮肤水疱(常见于受压部位);偶可并发筋膜间隙综合征,表现为肢体局部肿胀、疼痛、麻木,易致肢体坏死或功能障碍。死亡率高,抢救后存活者,常有不同程度的后遗症。

2.急性一氧化碳中毒迟发性脑病

少数重症患者(约 3%～30%)抢救苏醒后经约 2～60 天假愈期,可出现迟发性脑病的症状,主要表现如下。

（1）急性痴呆性木僵型精神障碍：一般清醒期后，突然定向力丧失，记忆力障碍，语无伦次，狂喊乱叫，出现幻觉。数天后逐渐加重，出现痴呆木僵。

（2）神经症状：可出现癫痫、失语、肢体瘫痪、感觉障碍、皮质性失明、偏盲、惊厥、再度昏迷等，大多为大脑损害所致，甚至可出现"去大脑皮质综合征"。

（3）帕金森病：因 CO 中毒易发生基底神经节损害，尤其是苍白球，临床上常出现锥体外系损害。逐渐出现表情淡漠、四肢肌张力增高、静止性震颤等症状。

（4）周围神经炎：在中毒后数天可发生皮肤感觉障碍、水肿等；有时发生球后视神经炎或其他脑神经麻痹。

（5）头部 CT 检查可发现脑部有病理性密度减低区；脑电图检查可发现中度及高度异常。

容易发生迟发性脑病的高危因素：①年龄在 40 岁以上；②昏迷时间长；③患有高血压、糖尿病、高脂血症等基础疾病；④在假愈期中受到重大精神刺激；⑤急性中毒时有并发症，如感染、脑梗死；⑥中重度患者在急性中毒后过早停止治疗或急性期治疗不当。

（三）辅助检查

1.血液 HbCO 测定

血液 HbCO 测定是有价值的诊断手段，不仅能明确诊断，而且有助于分型和估计预后。常用的简易 HbCO 测定法有三种，即加碱法、煮沸法和硫酸铜法。但采血标本要早（8 小时内），因为脱离现场后数小时 HbCO 逐渐消失。

2.动脉血气分析

PaO_2 明显降低，最低可至 20～30mmHg。

3.脑电图检查

可呈两半球有弥漫性 δ 或 Q 波活动。

4.头部 CT 检查

严重者可见大脑深部白质或双侧苍白球部位有病理性密度减低区（典型者呈猫眼征）。

（四）鉴别诊断

急性 CO 中毒应与急性脑卒中、颅脑损伤、脑膜炎、脑炎、糖尿病酮症酸中毒，以及其他中毒引起的昏迷相鉴别。既往史、体检、实验室检查有助于鉴别诊断。

三、治疗

重点是纠正缺氧和防治脑水肿。

（一）终止 CO 吸入与现场处理

由于 CO 比空气轻，救护者应俯伏入室。立即打开门窗或迅速转移患者于空气新鲜处，终止 CO 继续吸入。松解衣领腰带，保暖，保持呼吸道通畅。将昏迷患者摆成侧卧位，避免呕吐物误吸。呼吸停止时，应行气管内插管，吸入 100％纯氧，进行机械通气。

（二）纠正缺氧（氧疗）

应迅速纠正缺氧状态。吸入氧气可纠正缺氧和促使 HbCO 解离。吸入新鲜空气时，CO 由 HbCO 释放，排出半量约需 4 小时；吸入纯氧时可缩短至 30～40 分钟。吸入 3 个大气压的纯氧可缩短至 20 分钟,且在此条件下吸纯氧,物理溶解氧从 0.3mL 提高到 6.6mL,此时溶解氧已可满足组织需要。故高压氧下既有利于迅速改善或纠正组织缺氧,又可加速 CO 的清除。高压氧治疗不但可降低病死率,缩短病程,且可减少或防止迟发性脑病的发生;同时也可改善脑缺氧、脑水肿,改善心肌缺氧和减轻酸中毒。故对 CO 中毒稍重患者应积极尽早采取高压氧治疗。尤其对孕妇、新生儿和老年人更应尽快应用。

高压氧治疗指征:急性中、重度 CO 中毒,昏迷不醒,呼吸循环功能不稳定,或一度出现过呼吸、心脏停止者;中毒后昏迷时间 >4 小时,或长期暴露于高浓度 CO 环境 >8 小时,经抢救后苏醒,但不久病情又有反复者;中毒后恢复不良,出现精神、神经症状者;意识虽有恢复,但血 COHb 一度升高,尤其 >30% 者;脑电图、头部 CT 检查异常者;轻度中毒患者持续存在头痛、头晕、乏力等,或年龄 40 岁以上,或职业为脑力劳动者;孕妇和婴儿 CO 中毒病情较轻者也建议给予高压氧治疗;出现 CO 中毒性脑病,病程在 6 个月~1 年之内者。高压氧治疗最好在 4 小时内进行。一般轻度中毒治疗 5~7 次;中度中毒 10~20 次;重度中毒治疗 20~30 次。对危重病例亦可考虑换血疗法。

（三）防治脑水肿

急性中毒后 2~4 小时,即可显现脑水肿,24~48 小时达高峰,并可持续多天。可快速滴注 20% 甘露醇液 125~250mL,6~8 小时 1 次,待 2~3 天后颅内压增高现象好转可减量。亦可用呋塞米（速尿）、布美他尼（丁脲胺）等快速利尿。肾上腺皮质激素能降低机体的应激反应,减少毛细血管通透性,有助于缓解脑水肿。根据病情需要,可以考虑用糖皮质激素改善重症病情。常用氢化可的松 200~300mg 或地塞米松 10~30mg 静滴,或与甘露醇合用。脱水过程中应注意水、电解质平衡,适当补钾。频繁抽搐者可用地西泮、水合氯醛、氯丙嗪等控制,忌用吗啡。

（四）亚低温治疗

对昏迷患者可早期应用亚低温疗法,昏迷未清醒的患者亚低温持续 3~5 天。特别注意复温过程,复温不宜过快。

（五）促进脑细胞功能的恢复

可适当补充 B 族维生素、细胞色素 C、辅酶 A、胞磷胆碱、脑活素、神经节苷酯（GM$_1$）、神经生长因子等。

（六）防治并发症

昏迷期间加强护理,保护呼吸道通畅,加强对症支持疗法,防治肺部感染、压疮等的发生。

第二节　急性乙醇中毒

急性乙醇（酒精）中毒,俗称酒醉,系由一次饮入过量乙醇（酒精）或酒类饮料引起的中枢神经系统由兴奋转为抑制的状态,严重者出现昏迷、呼吸抑制及休克。

一、病因与中毒机制

各种酒类饮料中含有不同浓度的乙醇:一般黄酒含 10%~15%、白酒含 50%~60%、果酒含 16%～48%、啤酒含 2%～5%。成人饮用乙醇的中毒剂量有个体差异，一般为 70～80g，而致死剂量为 250～500g。小儿的耐受性较低，致死量婴儿 6～10g，儿童约 25g。许多毒物如汞、砷、硝基苯等使人体对乙醇的耐受性下降，反之酒后对上述毒物的感受性也增加。在 32℃高温条件下，乙醇的毒性可提高 1～2 倍。饮入的乙醇 80% 由小肠上段吸收，其余由胃吸收。空腹饮酒时，在 1 小时内有 60% 被吸收，2 小时吸收量已达 95%。胃内有食物存在，可延缓乙醇的吸收。乙醇被吸收后，通过血流遍及全身，约 90% 在肝脏由乙醇脱氢酶和过氧化氢酶氧化为乙醛，由醛脱氢酶进一步氧化为乙酸，最后经三羧酸循环氧化为 CO_2 和水。约 2% 乙醇不经氧化而缓慢经肺、肾排出。

乙醇的急性毒害作用：①抑制中枢神经系统。乙醇对中枢神经系统的抑制作用，随着剂量的增加，由大脑皮质向下，通过边缘系统、小脑、网状结构到延髓。小剂量出现兴奋作用，这是由于乙醇作用于大脑，细胞突触后膜苯二氮草-GABA 受体，从而抑制 GABA 对脑的抑制作用。随着乙醇血中浓度增高，作用于边缘系统、小脑，患者表现为步态蹒跚、共济失调等运动障碍，继而功能抑制出现精神失常；作用于脑干网状结构，引起昏睡或昏迷；最后由于抑制延髓血管运动中枢和呼吸中枢出现休克、呼吸衰竭，呼吸中枢麻痹是致死的主要原因。此外，由于血管扩张及缺氧可导致脑水肿。②代谢异常。乙醇在肝细胞内代谢生成大量还原型烟酰胺腺嘌呤二核苷酸（NADH），使之与氧化型的比值（NADH/NAD）增高，可高达正常的 2～3 倍，相继发生乳酸增高、酮体蓄积导致的代谢性酸中毒以及糖异生受阻所致低血糖。饮酒发生的低血糖多见于嗜酒者，在无肝脏病者或营养良好的人也可能发生，此时血糖浓度降低是由于肝脏葡萄糖异生减弱、释放葡萄糖减少所致；糖异生受抑制是由于肝脏 NADH/NAD 的比例增加所致。NADH/NAD 比值上升，使肝脏中乳酸的利用降低，另一方面丙酮酸被 NADH 还原成乳酸，易发生乳酸性酸中毒，

此外，过量饮酒可诱发消化道出血、胰腺炎、发作性心律失常、脑梗死、脑出血及蛛网膜下隙出血，个别可引起急性乙醇中毒性肌病（肌痛、肌无力、肌肉肿胀，横纹肌溶解而导致急性肾衰竭）。

二、诊断

（一）饮酒史

有过量饮酒史，应询问饮酒的种类和饮用量、平素酒量、饮酒的具体时间，有无服用其他药物。

（二）临床表现

一次大量饮酒中毒可引起中枢神经系统抑制，症状轻重与饮酒量、血中乙醇浓度、个体的耐受性有关。临床上大致分三期，各期界限不很明显。

1. 兴奋期

当饮酒后，血中乙醇浓度达到 11mmol/L（50mg/dL）时，即感头痛、欣快、兴奋。血中乙醇浓度超过 16.5mmol/L（75mg/dL）时，健谈、饶舌、情绪不稳定、自负、易激怒，可有粗鲁行为或攻击行动，也可能沉默、孤僻。血中乙醇浓度达到 22mmol/L（100mg/dL）时，驾车易发生车祸。

2.共济失调期

血中乙醇浓度达到 33mmol/L(150mg/dL)时,即可出现共济失调,表现为动作笨拙,步态蹒跚,语无伦次,且言语含糊不清。血乙醇浓度达到 44mmol/L(200mg/dL)时,出现恶心、呕吐、困倦。

3.意识障碍期

血中乙醇浓度达到 54mmol/L(250mg/dL)时,即转入昏睡状态,面色苍白或潮红,皮肤湿冷、口唇轻度发绀、心跳加快,呈休克状态。瞳孔散大,呼吸缓慢带鼾声,严重者大小便失禁、抽搐、昏迷,最后发生呼吸麻痹直至死亡。

患者呼出气及呕吐物均有酒味。小儿饮中毒量乙醇后,很快进入沉睡,不省人事,一般无兴奋过程。由于严重低血糖,可发生惊厥,亦可发生高热、休克、吸入性肺炎和颅内压升高等。老年人肝脏功能相对较差,如饮用等剂量的酒,血中乙醇浓度较青壮年人高,故症状较重,死亡率亦高。

(三)戒断综合征

长期酗酒者在突然停止饮酒或减少酒量后,可发生下列 4 种类型戒断综合征的反应:

①单纯性戒断反应:在减少饮酒后 6~24 小时发病。出现震颤、焦虑不安、兴奋、失眠、心动过速、血压升高、大量出汗、恶心、呕吐。多在 2~5 天内缓解自愈。②酒精性幻觉:幻觉以幻听为主,也可见幻视、错觉及视物变形。多为被害妄想,一般可持续 3~4 周后缓解。③戒断性惊厥反应:常与单纯性戒断反应同时发生,也可在其后发生癫痫大发作。多数只发作 1~2 次,每次数分钟,也可数日内多次发作。④震颤谵妄反应:在停止饮酒 24~72 小时后,也可在 7~10 小时后发生。患者精神错乱,全身肌肉出现粗大震颤。谵妄是在意识模糊的情况下出现生动、恐惧的幻视,可有大量出汗、心动过速、血压升高等交感神经兴奋的表现。

(四)实验室检查

依病情查血糖、淀粉酶、肌酸磷酸激酶、血气分析等。

(五)诊断注意事项

(1)需检查患者有无摔倒或碰撞致外伤,尤其是颅脑外伤致颅内出血引起意识障碍。

(2)下列情况需行颅脑 CT 检查:经治疗意识未恢复或意识状态发生改变;出现定位体征;饮酒量与临床表现不符;癫痫发作;有外伤史。

(3)急性中毒主要与引起昏迷的疾病相鉴别,如镇静催眠药中毒、CO 中毒、急性脑血管病、糖尿病昏迷、颅脑外伤等。

(4)戒断综合征主要与精神病、癫痫、窒息性气体中毒、低血糖症等相鉴别。

三、治疗

(一)急性中毒的治疗

急性中毒的轻型患者,一般无需特殊治疗。可使其卧床休息、保暖、饮浓茶或咖啡,即可逐渐恢复。患者昏睡或昏迷时应注意保暖、侧卧位,保持呼吸道通畅,及时清理呕吐物,以防误吸及窒息。对重症患者应迅速采取下述救治措施:

1.清除毒物

由于乙醇吸收快,一般洗胃意义不大;如在 2 小时内的重度中毒患者,可考虑应用 1% 碳酸氢钠或生理盐水洗胃。对昏迷时间长、呼吸抑制、休克的严重病例,或血中乙醇浓度超过110mmol/L(500mg/dL),伴酸中毒或同时服用甲醇或其他可疑药物时,应尽早行血液透析治疗,可成功挽救患者生命。

2.纳洛酮的应用

纳洛酮对乙醇中毒所致的意识障碍、呼吸抑制、休克有较好的疗效。用法:0.4～0.8mg 加入 25% 葡萄糖液 20mL 中静脉注射,必要时 15～30 分钟重复 1 次;或用 1.2～2mg 加入 5%～10% 葡萄糖液中持续静滴,直至达到满意效果。

亦可选用醒脑静脉注射液和胞磷胆碱治疗重度乙醇中毒。成人为醒脑静脉注射液 20mL加入 5%～10% 葡萄糖溶液 250mL 中静滴;胞磷胆碱 0.5～1g 加入 5%～10% 葡萄糖溶液500mL 中静滴。

3.促进乙醇氧化代谢

可给予 50% 葡萄糖液 100mL 静脉注射,同时肌内注射维生素 B_1、维生素 B_6 和烟酸各100mg,以加速乙醇在体内氧化代谢。

4.对症支持疗法

①维持呼吸功能:吸氧,畅通呼吸道,防治呼吸衰竭。②防治酸中毒:补充血容量,早期纠正乳酸性酸中毒,初剂量先给予 5% 碳酸氢钠液 150mL 静滴,其后可根据血气分析结果补碱。必要时给予血管活性药物如多巴胺等。③防治脑水肿:可选用 20% 甘露醇液 125～250mL,50% 葡萄糖液 60mL,地塞米松 5～10mg 静脉注射。可按病情需要和血压情况,4～6 小时后重复应用。④迅速纠正低血糖:部分病例可出现低血糖昏迷,应注意与乙醇直接作用所致的昏迷鉴别。故急性中毒的重症患者应检测血糖,如有低血糖,应立即静脉注射高渗葡萄糖液。⑤镇静剂的应用:应慎用。对躁动不安、过度兴奋的患者,可用地西泮(安定)5～10mg 肌内注射或静脉注射,或氯丙嗪 25～50mg 肌内注射,或水合氯醛 0.5～1.0g 口服或保留灌肠。给药后注意病情变化。禁用吗啡及巴比妥类药物。⑥预防感染:昏迷患者可预防性应用抗生素。

(二)戒断综合征的治疗

1.单纯性戒断反应的治疗

主要选用与乙醇有类似药理作用的苯二氮䓬类药物来缓解戒断反应。首次要足量,不仅可以抑制戒断症状,还可以预防震颤谵妄、戒断性癫痫的发生。通常地西泮 10～20mg 静脉注射,或口服 30mg/d,分 3 次口服,2～3 日后逐渐减量,不必加用抗精神病药物。也可选用奥沙西泮和劳拉西泮。用药时间不宜太长,以免发生新的药物依赖。如戒断后期有焦虑抑郁和睡眠障碍,可试用抗抑郁药物。

2.震颤谵妄的治疗

首选苯二氮䓬类药物。地西泮一次 10mg,2～3 次/日。若口服困难,则选择注射途径,地西泮 30～40mg 加入补液中静脉滴注,可根据严重程度调整剂量,最大剂量一般不超过 120 毫克/日,一般持续 1 周,直到谵妄消失为止。控制精神症状可选用氟哌啶醇肌内注射,5 毫克/次,1～3 次/日,剂量可根据反应增减;也可选用非典型抗精神病药物。恰当的护理、水与电解质和酸碱平衡紊乱的纠正、B族维生素及叶酸的补充、感染的预防等也十分重要。

3.戒断性癫痫的治疗

首选静脉注射地西泮。也可选用丙戊酸或苯巴比妥类药物治疗。原有癫痫病史者,在戒断初期就应使用大剂量苯二氮䓬药物或预防性使用抗癫痫药物。

第三节 镇静催眠药中毒

能缓和激动、消除躁动、恢复安静情绪的药物称为镇静药。能促进和维持近似生理性睡眠的药物称为催眠药。同一药物,在较小剂量时起镇静作用,在较大剂量时则起催眠作用。一次服用大剂量可引起急性镇静催眠药中毒,多因企图自杀而自服或误服(常见精神病患者)。大量或多种镇静催眠药,主要抑制中枢神经系统,严重者可抑制呼吸及血管运动中枢。

一、苯二氮䓬类药物中毒

苯二氮䓬类(BZD)药物是近年来迅速发展的一类镇静催眠药。与巴比妥类或其他类镇静催眠药比较,具有选择性高,安全范围大,对呼吸抑制小,不影响肝药酶活性,长期应用虽可产生耐受性与依赖性,但相对发生率低等优点,几乎取代了所有老药,成为应用最广泛的镇静催眠药,还常被用于抗癫痫、抗惊厥和全身麻醉等,因而本类药引起的急性过量中毒也最为常见,也是城市人群急性中毒最常见的原因。

(一)病因与中毒机制

本类药物也称弱安定药,包括超短作用时(<6小时)的三唑仑(海乐神);短作用时(6~20小时)的阿普唑仑(佳静安定)、劳拉西泮(氯羟安定,罗拉)、替马西泮;中作用时(≥20小时)的地西泮(安定)、氯氮䓬(利眠宁);长作用时(≥40小时)的氟西泮(氟安定)、普拉西泮等。本类药物是特异性BZD受体激动剂,该受体广泛分布于中枢神经细胞的突触部位(尤其是大脑边缘系统如杏仁核,与人的情绪、记忆密切相关),与 γ-氨基丁酸(GABA)受体、氯离子通道形成复合物;激动BZD受体能增强GABA对氯离子通道的门控作用,使突触膜过度极化,最终增强GABA介导的中枢神经系统抑制作用。大剂量时除可抑制中枢神经系统外,还可抑制心血管系统。一次误服大量或长期内服较大剂量,可引起毒性反应;同时摄入乙醇、中枢抑制剂及环类抑制剂等可使其毒性增强。老年人对本类药物敏感性增高。因本类药物的中毒剂量与治疗剂量比值非常高,由本类药物中毒直接致死罕见,以利眠宁为例,成人的治疗口服量5~50mg,最小致死量约2g。地西泮的成人最小致死量约1g。

(二)诊断

1.病史

有误用或自服大剂量本类药物史。

2.临床表现

服用本类药物过量中毒者,中枢神经系统抑制较轻,主要表现有嗜睡、眩晕、乏力、言语含糊不清、意识模糊和共济失调,偶有中枢兴奋、锥体外系障碍及一时性精神错乱。老年体弱者易有晕厥、血压下降。较少出现长时间深度昏迷和呼吸抑制等严重症状。但同服其他中枢抑制剂或乙醇者,存在基础心肺疾病患者或老年人则可发生长时间深昏迷、致死性呼吸抑制或循环衰竭。静脉注射速度过快、剂量过大,也可引起呼吸抑制。

长期应用本类药物可有食欲和体重增加,久用可成瘾。大剂量持续用药数月,易产生依赖性,突然停药可出现抑郁、情绪激动、失眠以及癫痫发作。

3.实验室检查

①毒物检测:对可疑中毒者,有条件时行血、尿定性试验;血药浓度测定对诊断有意义,但与临床毒性表现相关性差;②其他检查:对重症患者应进行肝肾功能、血清电解质、动脉血气及心电图等检查。

4.鉴别诊断

应与其他原因的昏迷如肝性脑病、糖尿病、急性脑卒中等相鉴别。若怀疑本类药物急性中毒,可用氟马西尼作诊断性试验。

(三)治疗

1.洗胃

口服中毒者,立即用微温清水或 1∶5000 高锰酸钾溶液洗胃,然后用硫酸钠导泻。

2.对症支持治疗

①重症患者应监测生命体征,保持呼吸道通畅,高流量吸氧;②维持循环稳定:低血压者经静脉输液多可恢复,少数血压仍低者,可加用血管活性药物如多巴胺或间羟胺静滴;③昏迷患者应注意保暖,维持水、电解质平衡,防治肺部及泌尿系感染。

3.特异性解毒剂

氟马西尼(安易醒)是 BZD 受体特异性拮抗剂,能与 BZD 类药物竞争受体结合部位,从而逆转或减轻其中枢抑制作用。昏迷患者可于静脉注射后 1 分钟清醒,因而本品适用于可疑 BZD 类药物中毒的诊断和重症 BZD 类中毒者的急救。对乙醇和阿片类药物中毒无效。用药方法:先用 0.2～0.3mg 静脉注射,继之以 0.2mg/min 静脉注射直至有反应或达 2mg。因本品半衰期短(0.7～1.3 小时),故对有效者每小时应重复给药 0.1～0.4mg,以防症状复发。曾经长期使用 BZD 类药物的患者,如快速注射本品,会出现戒断症状,如焦虑、心悸、恐惧等,故应缓慢注射;戒断症状较重者,可缓慢注射地西泮 5mg。本品禁用于已合用可致癫痫发作的药物,尤其是三环类抗抑郁药的患者;不用于对苯二氮䓬类已有躯体依赖性和为控制癫痫而用苯二氮䓬类药物的患者。

4.纳洛酮治疗

纳洛酮是阿片受体特异拮抗剂,能阻断和逆转内阿片肽的毒性作用,可使患者清醒时间明显缩短,心率加快,血压升高,可作为抢救镇静催眠药急性中毒的首选药物之一。用药方法为依病情 0.4～1.2mg 用静脉注射,必要时 30 分钟重复 1 次,或用 2～4mg 加入 5%～10% 葡萄糖液 100～250mL 中静滴。

5.中药醒脑静脉注射液

中药醒脑静脉注射液是由麝香、冰片、郁金、栀子等提取精制而成的中药针剂。具有醒神止痉、清热凉血、行气活血等功效。可显著缩短镇静催眠药中毒的意识障碍时间,具有极好的促醒功效。应用安全,治疗前后血压、心率等血流动力学指标无显著变化。常用 5～20mL 加入 5%～10%葡萄糖液 250～500mL 中静滴。

6.胞磷胆碱

胞磷胆碱是脑代谢活化剂,通过促进卵磷脂的合成而促进脑组织代谢,并降低脑血管阻力,增加脑血流,改善大脑物质代谢,从而改善大脑功能。同时,可增强脑干网状结构上行激活系统功能,促进苏醒。用法:0.25～0.5g/d 加入 5%～10%葡萄糖液 250～500mL 中静滴。

7.血液净化疗法

对重症患者上述治疗措施无效时,可考虑血液灌流治疗,部分病例可取得较好效果。

既往身体健康的轻度中毒患者经急诊处理后神志清楚、生命体征稳定,可回家休息。中度至重度中毒的患者应留院观察治疗;对合并其他药物中毒和(或)伴有脏器功能障碍的重度中毒患者应入 ICU 监护治疗。

二、巴比妥类药物中毒

(一)病因与中毒机制

巴比妥类药物曾经是常用的镇静和催眠剂,是巴比妥酸的衍生物。由于苯二氮䓬类已成为临床最常用的镇静催眠药物,故巴比妥类药物中毒已逐渐少见。人工合成的巴比妥类药物有 2500 余种,其中临床应用的有 10 种左右。临床常用的巴比妥类药物,根据其起效时间和作用持续时间可分为四类。

①长效类:包括巴比妥和苯巴比妥(鲁米那),开始作用时间 30～60 分钟,作用持续时间 6～8 小时;其催眠剂量分别为 0.3～0.6g/次和 0.03～0.1g/次。②中效类:包括异戊巴比妥(阿米妥)和戊巴比妥,开始作用时间 15～30 分钟,作用持续时间 4～6 小时,其催眠剂量为 0.2～0.4g/次。③短效类:包括司可巴比妥(速可眠),开始作用时间 15～20 分钟,作用持续时间 2～3 小时,其催眠剂量为 0.1～0.2g/次。④超短效类:主要为硫喷妥钠,开始作用时间 30 秒内,作用持续时间 30～45 分钟,其催眠剂量 0.5～1.0g/次。

一般由于误服过量或因其他原因应用过多而引起中毒,临床上以中枢神经系统的抑制为主要表现。半衰期短、脂溶性大的巴比妥类比半衰期长、脂溶性低的巴比妥类毒性大,如苯巴比妥的口服致死量为 6～10g,而司可巴比妥、异戊巴比妥约为 3g。发生毒作用时的血内药物浓度:中、短效为 30mg/L,长效为 80～100mg/L。一次摄入本类药物的 5～6 倍催眠剂量,即会引起中毒;实际吸收的药量超过其本身治疗量 15～20 倍,即可致死。

口服巴比妥类,自肠道吸收较快,其钠盐的水溶液易自肌肉吸收,在体内可分布于一切组织和体液中,也易透过胎盘而分布到胎儿组织。组织中的浓度几乎与血浆中的浓度相同,故血中浓度能够代表组织中的含量。进入脑组织的速度取决于脂溶性的高低,脂溶性高者(如速可巴比妥)容易进入脑组织,因之作用快;脂溶性低者(如苯巴比妥)则作用慢。巴比妥类在体内主要经两种方式消除,一种是经肝脏氧化,另一种是以原型由肾脏排出。中及短效类药物主要经肝脏代谢,因此维持时间短;苯巴比妥主要经肾脏排出,因肾小管的再吸收,排泄较慢,故作用较持久。如巴比妥钠75%以原型由尿中排出,在第8～12天仍可由尿中检出痕迹量。硫喷妥钠在肝脏内几乎全部被氧化破坏,仅0.3%以原型从尿中排出。苯巴比妥有48%左右在肝脏氧化,15%～20%以原型由尿排出,其排泄速率取决于尿的pH,当尿呈酸性时,苯巴比妥有一部分不解离而被肾小管重吸收,当尿呈碱性时则被解离而随尿排出。当服用大量巴比妥或苯巴比妥后,血中浓度下降速率为24小时降低10%～15%,戊巴比妥与司可巴比妥24小时降低50%～70%。乙醇在增加巴比妥类吸收速率的同时又可阻碍其在肝的代谢而延长巴比妥类的作用,加重其毒性作用。

本类药物能抑制丙酮酸氧化酶系统,从而抑制中枢神经系统,特别是对大脑皮质、下丘脑和脑干网状结构上行激活系统有抑制作用。随着剂量由小到大,抑制程度由浅到深,反射功能逐渐消失,表现为镇静→催眠→止惊→麻醉作用。大剂量巴比妥类可直接抑制延脑呼吸中枢,导致呼吸衰竭,是致死的主要原因;抑制血管运动中枢,使周围血管扩张,发生休克。某些短效巴比妥类药物中毒早期,即可引起肺水肿;应用长效巴比妥类药物,在中毒后期,可发生坠积性肺炎。对中枢神经系统的抑制程度取决于其类型(长效或速效)、剂量、用法(口服或注射)和机体的耐受性。其作用速度、持续时间与其脂溶性大小有关,而其脂溶性与第5位碳原子取代基团侧链的结构有关,取代基团侧链加长或有分枝、不饱和链,或第2位碳上的氧原子被硫取代,则脂溶性增高,其作用快,强度大,持续时间短(如司可巴比妥、硫喷妥钠);如侧链为短链或为苯环,则脂溶性降低,作用慢,强度低,持续时间长(如巴比妥)。精神抑郁,肝、肾功能不全和饮酒后,易致中毒或使病情更加严重。

(二)诊断

1.毒物接触史

有误服或应用大量巴比妥类药物史,或现场查出有残留的巴比妥类药物。

2.临床表现

中毒症状的轻重,取决于进入人体内药物的种类、途径、剂量、作用长短,以及抢救时间的早晚和患者肝、肾功能及全身状态等。依病情轻重分为以下几类。

(1)轻度中毒:发生于2～5倍催眠剂量。患者入睡,推动可以叫醒,反应迟钝,言语不清,有判断及定向力障碍。

(2)中度中毒:发生于5～10倍催眠剂量。患者沉睡或进入昏迷状态,强刺激虽能唤醒,但并非全醒,不能言语,旋即又沉睡。呼吸略慢,眼球有震颤。

(3)重度中毒:发生于误服10～20倍催眠剂量。患者深度昏迷,呼吸浅而慢,有时呈陈-施呼吸。短效类药物中毒偶有肺水肿。吸入性肺炎很常见。脉搏细速,血压下降,严重者发生休克。由于药物对下丘脑垂体系统作用的结果,ADH分泌增加,患者有少尿。昏迷早期有四肢强直,腱反射亢进,锥体束征阳性;后期全身弛缓,各种反射消失,瞳孔缩小,对光无反应。常伴有肝、肾功能损害的表现。低温在中毒后的深昏迷患者中常见。

对本类药物有超敏反应者,可出现各种形态的皮疹,如猩红热样疹、麻疹样疹、荨麻疹、疱疹等,偶有剥脱性皮炎。皮肤受压部位可出现表皮水疱。

3.辅助检查

血液、呕吐物及尿液巴比妥类药物测定,有助于确立诊断。对重度中毒患者应做血气分析及肝、肾功能检查。

4.鉴别诊断

巴比妥类药物中毒是药物中毒致昏迷者中常见的原因之一,因此,必须与其他药物(如吗啡类、水合氯醛)中毒和其他原因的昏迷如肝性脑病、糖尿病、急性脑卒中等相鉴别。

(三)治疗

治疗重点在于维持呼吸、循环和肾脏功能。

1.清除毒物

口服中毒者早期用 1∶5000 高锰酸钾溶液或大量清水洗胃,服药量大者即使超过 4～6 小时仍需洗胃,以清除残留毒物。洗胃后由胃管灌入硫酸钠 30g 导泻及活性炭混悬液于胃内,以吸附未被吸收的药物。注意忌用硫酸镁导泻,因镁离子可能被部分吸收而加重中枢神经系统的抑制。

2.促进巴比妥类药物的排泄

①静脉滴注 5%～10% 葡萄糖液及生理盐水,每日 3000～4000mL;②利尿剂:巴比妥类由肾小球滤过之后,部分由肾小管重吸收,但肾脏对巴比妥类的廓清是随尿量的增多而增加的,尤其对长效类更如此。利尿可使血浆中巴比妥类的浓度下降加快,缩短患者的昏迷时间。可快速滴注渗透性利尿剂甘露醇(0.5g/kg),每日 1～2 次;亦可用呋塞米(速尿)40～80mg 静脉注射,要求每小时尿量达 250mL 以上。③碱性尿液:有利于巴比妥类由周围组织释出并经肾脏排泄。对长效药物作用较大,对短效者作用较差。实验研究发现通过碱化尿液(pH 7.8～8.0)可使苯巴比妥的排出增加 10 倍。静脉滴注 4%～5% 碳酸氢钠液 100～200mL,若同时加用乙酰唑胺(0.25g,每 6 小时一次),可能会使尿液最大限度地碱化(pH 8.0)。须注意发生代谢性碱中毒和肺水肿的危险。

3.维持呼吸与循环功能

保证气道通畅和充分的换气,持续给氧;必要时气管插管或气管切开,人工呼吸机呼吸。尽速纠正低氧血症和酸中毒,有利于心血管功能的恢复。如有休克应及时抗休克治疗,巴比妥类药物中毒引起的休克为中枢抑制所致,缩血管药物如去甲肾上腺素、间羟胺等常有较好抗休克效果。

4.血液净化疗法

对严重中效药物中毒或肾功能不全者,可考虑(血液或腹膜)透析疗法,以排除体内过多毒物,纠正高钾血症和酸中毒,降低氮质血症。对短效类药物中毒,利尿和透析的效果不理想,因该类药物与血浆蛋白结合较多,并且主要在肝脏代谢。病情危重或有肝功能不全时可试用活性炭树脂血液灌流。当患者服用苯巴比妥量＞5g 或血苯巴比妥浓度＞80mg/L 时,应尽早予以血液净化治疗,首选血液灌流。

5.纳洛酮治疗

纳洛酮治疗的用法参见"苯二氮䓬类药物中毒"。

6.中枢兴奋剂的应用

这类药物并非解毒剂,不参与巴比妥类药物的代谢或排泄,仅在深昏迷或有呼吸抑制现象时使用,其目的在于恢复和保持反射,使机体在消除过量的巴比妥类药物以后逐渐苏醒。不可企图用中枢兴奋剂使患者完全清醒,因该类药物易致惊厥,增加机体耗氧量,反而加重中枢抑制和衰竭。若中枢兴奋剂使用过量引起惊厥,可注射短效或超短效的巴比妥类,以解除其作用。当患者有:深昏迷,处于完全无反射状态;明显呼吸衰竭;积极抢救 48 小时患者仍昏迷不醒等三项中一项时才可考虑酌情选用下列中枢兴奋剂中一种:①贝美格(美解眠):100～200mg 加入葡萄糖液 250～500mL 中静滴,或用 50mg 静脉注射,3～5 分钟 1 次,直至血压、呼吸和反射恢复正常;②尼可刹米(可拉明):可用 0.375g 静脉注射、肌内注射,或 3～5 支(0.375g/支)加入液体中静滴,直至患者稍清醒,反射恢复和出现肌肉震颤;③多沙普仑:20mg 用 5％葡萄糖注射液稀释至 1mg/mL 后缓慢静脉注射,或 100mg 加入 5％葡萄糖注射液 100～250mL 中静滴,每小时用量不超过 300mg。

7.对症支持疗法

如抗感染、维持水与电解质平衡、防治心力衰竭、脑水肿等。

本类药物中毒的患者应留院观察治疗;重度中毒患者应入 ICU 监护治疗。

三、其他镇静催眠药物中毒

其他镇静催眠药物是指巴比妥类和苯二氮䓬类以外的镇静催眠药物。现临床少用的有甲丙氨酯(眠尔通、安宁、安乐神、氨甲丙二酯)、格鲁米特(导眠能、多利丹)、水合氯醛、甲喹酮(安眠酮、海米那、眠可欣)等。

(一)甲丙氨酯中毒

甲丙氨酯在小肠吸收完全,治疗剂量口服后 1 小时能被完全吸收,在服用大量时吸收约持续 1～13 小时,平均为 4 小时;肌内注射在 10～15 分钟内吸收。在体内约 15％与血浆蛋白结合,在肝脏迅速降解后从肾脏排出,一般 24～36 小时完全排出。服治疗剂量时的 $t_{1/2}$ 约 8 小时,超量服用时 $t_{1/2}$ 延长至 12 小时左右。甲丙氨酯中毒原因多为自杀吞服过量,成人口服中毒量约为 8g,最小致死量约为 12～40g。中毒血药浓度值为 60～100μg/mL,致死血药浓度值大于 200μg/mL。甲丙氨酯中毒表现与巴比妥类药物中毒相似,严重的患者表现为心动过速、低血压、心律不齐、休克、呼吸衰竭、肺水肿,甚至昏迷。中毒剂量在不同的患者差别较大。长期服用可出现慢性中毒,其中毒剂量要比急性中毒时大,多表现为眩晕、共济失调、言语不清等。急诊处理要点:①口服中毒者立即洗胃,并用硫酸钠导泻。用胃管洗胃时要注意甲丙氨酯在胃内形成胃石影响洗胃效果。②静脉输液以促进排泄。③出现抽搐者用地西泮或苯巴比妥治疗。④血液透析和血液净化用于危重患者的治疗。⑤对症与支持治疗。

(二)格鲁米特中毒

格鲁米特呈脂溶性,消化道吸收极不规律。一般多在服药后 30 分钟起效,持续 4～8 小时。与血浆蛋白结合率为 35％～59％,在肝脏代谢为水溶性高的物质后从肾脏排出,体内 $t_{1/2}$ 为 10～12 小时,但在达稳态浓度后,$t_{1/2}$ 延长至 22 小时;中毒量时 $t_{1/2}$ 进一步延长。格鲁米特成人中毒量>3g,致死量>5～10g,儿童中毒量为 500mg。格鲁米特中毒的临床表现:①意识障碍,意识障碍呈周期性波动,共济失调,严重者可有抽搐、昏迷。②循环系统抑制作用突出,多表现为肺水肿、低血压休克。③可出现视物模糊、眼球震颤、瞳孔扩大、对光反射迟钝、视盘水肿、口干、便秘、尿潴留等。④成瘾性,突然停药可产生戒断综合征。急诊处理:①口服中毒者立即洗胃,并用硫酸钠导泻。格鲁米特中毒所引起的副交感神经作用及吸收的不规则性,使其在胃内停留时间较长,所以即使就诊较迟也要尽量洗胃。②静脉输液以促进排泄。③出现抽搐者给予地西泮或苯巴比妥治疗;应用呋塞米等利尿剂及糖皮质激素治疗脑水肿。④重症患者应尽早行血液净化治疗(血液透析或血液灌流)。⑤对症与支持治疗。

(三)水合氯醛中毒

水合氯醛在胃内吸收迅速,血浆蛋白结合率约 40%,在肝脏经乙醇脱氢酶的作用降解为三氯乙醇(活性成分)、三氯乙酸及数种葡糖苷酸。三氯乙酸的 $t_{1/2}$ 为 $34\sim35$ 小时,三氯乙醇的 $t_{1/2}$ 为 $10\sim13$ 天。水合氯醛中毒常见原因为误服、自杀吞服过量和用药过量引起。水合氯醛成人中毒量为 $4\sim5g$,儿童中毒量为 $1.5g$,成人最小致死量为 $5\sim10g$。中毒血药浓度值为 $100\mu g/mL$,致死血药浓度值为 $250\mu g/mL$。水合氯醛中毒的临床表现:①治疗量下可出现消化道刺激症状,如恶心、呕吐、腹泻等;②过量服用后 $2\sim3$ 小时出现明显的中毒症状,呼出气体有梨样气味,初期瞳孔缩小,后期可扩大,并出现低血压、心律异常、肺水肿、呼吸困难、组织缺氧、言语表达异常、抽搐、昏迷等表现;③肝肾功能损害表现。急诊处理:①口服中毒者立即洗胃,并用硫酸钠导泻。由直肠给药引起的中毒者应即时洗肠。水合氯醛中毒时洗胃要注意防止食管、胃穿孔;②静脉输液以促进排泄;③对出现室性心律不齐的患者可应用 β 受体阻滞剂,如普萘洛尔(心得安),也可用利多卡因。氟马西尼对改善呼吸衰竭和昏迷有一定疗效;④重症患者应尽早行血液净化治疗(血液透析或血液灌流);⑤对症与支持治疗。

(四)甲喹酮中毒

甲喹酮脂溶性高,口服后 2 小时内约全部被吸收,$70\%\sim90\%$ 与血浆蛋白结合,在肝脏羟化酶的作用下完全降解,降解产物主要通过肾脏排出。治疗剂量血中 $t_{1/2}$ 为 $33\sim40$ 小时,超量服用时 $t_{1/2}$ 延长。甲喹酮中毒原因多为自杀吞服过量引起。甲喹酮(安眠酮)成人口服>800mg 可出现中毒,最小致死剂量为 8g,儿童 1 片即可出现中毒,一般成人致死量为 $10\sim20g$。甲喹酮中毒临床表现:①小量可出现欣快感,无力、恶心、呕吐、上腹部不适、流涎、共济失调、意识障碍等;②锥体束征,肌阵挛、肌张力增高,腱反射亢进,肌束震颤及全身肌肉抽动,甚至癫痫大发作;③可出现心动过速、低血压等改变;④有成瘾性,突然停药可出现戒断症状;⑤部分患者可出现非心源性肺水肿。急诊处理:①口服中毒者立即洗胃,并用硫酸钠导泻;②静脉输液以促进排泄;③对症与支持治疗;④血液透析和血液净化多用于危重患者的治疗。

四、戒断综合征

各种镇静催眠药均可产生耐受性与依赖性,因而均可引起戒断综合征。长期服用苯二氮䓬类使苯二氮䓬类受体减少,是发生耐受的原因之一。长期服用苯二氮䓬类突然停药时,发生苯二氮䓬类受体密度上调而出现戒断综合征。巴比妥类、非巴比妥类以及乙醇发生耐受性、依赖性和戒断综合征的情况更为严重。发生依赖性的证据是停药后发生戒断综合征。戒断综合征的特点是出现与药理作用相反的症状,如停用巴比妥类出现躁动和癫痫样发作;停用苯二氮䓬类出现焦虑和睡眠障碍。

　　临床表现：长期大剂量服用镇静催眠药患者，突然停药或迅速减少药量时，可发生戒断综合征。主要表现为自主神经兴奋性增高和轻重度神经和精神异常：①轻症：最后一次服药后1天内或数天内出现焦虑、易激动、失眠、头痛、厌食、无力和震颤。2～3天后达到高峰。可有恶心、呕吐和肌肉痉挛。②重症：突然停药后1～2天，有的在7～8天后出现癫痫样发作，有时出现幻觉、妄想、定向力丧失、高热和谵妄，数天至3周内恢复，患者用药量多为治疗量5倍以上，时间超过1个月。滥用巴比妥类者停药后发病较多、较早，且症状较重，出现癫痫样发作及轻躁狂状态者较多。滥用苯二氮䓬类者停药后发病较晚，症状较轻，以焦虑和失眠为主。

　　戒断综合征应与以下疾病鉴别：原发性癫痫以往有癫痫发作史；精神分裂症、酒精中毒均可有震颤和谵妄，但前者有既往史，后者有酗酒史。

　　治疗原则是用足量镇静催眠药控制戒断症状，稳定后，逐渐减少药量至停药。具体方法是将原用短效药换成长效药如地西泮或苯巴比妥。地西泮10～20mg或苯巴比妥1.7mg/kg肌内注射，每小时1次，直至戒断症状消失。然后以其总量为一天量，分为3～4次口服，待情况稳定2天后，逐渐减少剂量。在减量时，每次给药前观察患者病情，若不出现眼球震颤、共济失调、言语含糊不清，即可减少5%～10%。一般在10～15天减完，停药。

第三章

呼吸系统急危重症

第一节　重症哮喘

哮喘病急性发作期按病情分为轻度、中度、重度和危重型哮喘。重症哮喘包括重度和危重型哮喘。重症哮喘发作持续 24 小时以上,常规疗法不能缓解,称哮喘持续状态,包括在重度或危重型哮喘之中。

一、病因与发病机制

1.重症哮喘发生的有关因素

主要有呼吸道感染,包括病毒、细菌、肺炎支原体和衣原体;抗原或刺激性物质持续存在或突然大量暴露;长期应用糖皮质激素过早减量或停用;长期单独使用短效 β_2 受体激动剂使 β_2 受体功能下调,加重气道炎症和高敏状态;中度哮喘发作未得到及时有效处理;精神过度紧张;缺氧和二氧化碳潴留所致酸中毒加重支气管痉挛;痰栓阻塞小气道或并发肺不张;阿司匹林或其他非甾体类抗炎药物的使用;并发气胸、纵隔气肿、肺不张等。

2.重症哮喘的病理和病理生理

重症哮喘的病理和病理生理改变主要是由于广泛支气管平滑肌痉挛、支气管黏膜及黏膜下嗜酸细胞性炎症、水肿和气道内黏液栓形成所致管腔狭窄,气道阻力增加,吸入气多于呼出气,肺泡过度充气,内源性呼气末正压(PEEPi)增大,导致吸气功耗增大。由于气道阻塞部位和程度不一,各部肺泡潴留气量不同,肺内气体分布不均,肺泡内压不等,对肺泡周围毛细血管血流灌注产生不同影响,导致血流分布不均,通气血流比值失调。痰栓所致肺小叶不张和肺实质炎症增加肺内分流,进一步加重通气血流比值失调,导致低氧血症。动脉血氧降低,刺激颈动脉窦和主动脉体化学感受器,使呼吸频率增加,呼吸幅度加大。哮喘发作初期,通气可代偿性增加,动脉血二氧化碳分压降低;重症哮喘发作时其气道阻力进一步增加,可大于健康对照组的 10～20 倍,此时呼吸肌不仅要克服强大的气道阻力,还要克服肺弹性回缩力和胸部弹性回缩力,持续时间一长,易产生呼吸肌疲劳,使肺通气量降低,二氧化碳分压逐步上升。

此外,在重症哮喘,因肺泡过度充气,用力呼气时,胸内压更高,右心回心血量减少,在强有力的负压吸气期,回心血量增加,右心充盈,室间隔移向左心室,致使舒张期左心室充盈不全;同时吸气期巨大负压不利于收缩期心室排空,相当于心室后负荷增加,使吸气期收缩压下降,出现奇脉。

肺过度充气会加重吸气肌肉的负荷,降低肺的顺应性。PEEPi 也是增加呼吸肌肉负荷的一个重要因素,肺过度充气时膈肌血流减少。哮喘持续状态患者若血清肌酐和乳酸水平升高可能提示呼吸肌肉的疲劳,此时若气道阻塞不迅速解除,潮气量将进行性下降,最终将会发生呼吸衰竭。

3.识别具有高死亡风险的哮喘患者

增加哮喘死亡风险的高危因素包括:①因哮喘急性发作需要气管插管或机械通气的病史;②在过去几年间曾有过因哮喘急性发作需住院治疗或急诊医疗措施紧急处理的情况;③近期应用口服糖皮质激素或停用糖皮质激素患者;④目前没有使用吸入糖皮质激素;⑤过量应用 β 受体激动剂患者,尤其是舒喘灵每月应用超过 1 瓶的患者;⑥精神疾病或心理问题的历史;⑦哮喘药物治疗依从性差及哮喘诊疗依从性差;⑧具有食物过敏史的哮喘患者。

二、诊断

(一)临床表现

1.一般情况

重症哮喘患者多有喘息、咳嗽、呼吸困难,呼吸频率增加(＞30 次/分)。部分重症患者常常呈现极度严重的呼气性呼吸困难、吸气浅、呼气延长且费力。患者有强迫端坐呼吸、不能平卧、不能讲话、大汗淋漓、焦虑、表情痛苦而恐惧。病情严重的患者可出现意识障碍、甚至昏迷。

2.体格检查

重症哮喘典型发作时患者脸色苍白、口唇发绀,可有明显的三凹征。常常有辅助呼吸肌参与呼吸运动,胸锁乳突肌痉挛性收缩,胸廓饱满。有时呼吸运动呈现为矛盾运动,即吸气时下胸部向前、而上腹部则向内侧运动。呼气时间明显延长,呼气期两肺满布哮鸣音。但是危重患者呼吸音或哮鸣音可明显降低甚至消失,表现所谓的"静息胸"。可有血压的下降,心率大于120 次/分。如果患者出现神志改变、意识模糊、嗜睡、精神淡漠等则为病情危重的征象。

(二)实验室及其他检查

1.肺功能

呼气流速峰值(PEFR)＜150L/min 或＜预计值 30％,患者应住院治疗;1 秒钟用力呼气量(FEV_1)＜25％预计值、肺活量(VC)＜1.0L 时常常提示严重哮喘发作。但 PEFR 或 FEV_1 低于预计值的 30％时需做血气分析检查以监测病情,通常 FEV_1＜25％预计值或 PEFR＜100L/min 时,血二氧化碳分压开始升高,大多数成人哮喘患者最大呼气流速(PEF)＜50％预计值则提示重症发作,PEF＜33％预计值提示危重或致命性发作。多次重复测定最大呼气流速的目的是为了评估患者的治疗反应以及肺功能受损的情况。

2.血气分析

重症哮喘患者大多有低氧血症,PaO_2＜8.0kPa(60mmHg),极少数患者的 PaO_2＜6.0kPa(45mmHg)。低碳酸血症常见于轻至中度的哮喘发作。"正常"的 $PaCO_2$ 往往是哮喘恶化的指标,常需给予足够的重视。出现高碳酸血症即是哮喘危重的表现。由于使用脉搏氧饱和仪,有的临床医师忽视了血气分析,这样易掩盖 $PaCO_2$ 的水平以及酸碱平衡的情况。对于 PEFR<30％预计值和呼吸窘迫的患者,测定动脉血气非常重要。PaO_2 的假正常化或水平升高很可能是哮喘患者呼吸衰竭的早期征象,在呼吸衰竭出现之前,动脉血氧可以在一个比较稳定的水平。

单纯性呼吸性碱中毒是重症哮喘最常见的酸碱平衡紊乱,哮喘进一步加重时出现呼吸性酸中毒。代谢性酸中毒也较常见,且常和呼吸性酸中毒及呼吸性碱中毒混合存在。当存在代谢性酸中毒时,往往可见阴离子间隙增大,多为乳酸酸中毒所致。

3.X 线胸片

哮喘急性发作时常见的 X 线表现为肺过度充气,胸部 X 线检查对于哮喘持续状态患者来说十分重要。对重症哮喘必须作胸片检查,目的在于检测有无气胸、纵隔气肿发生,因为气胸是重症哮喘的严重并发症。偶可发现肺实变和肺不张。

4.常规实验室检查

重症哮喘患者可有电解质的紊乱,但无特异性。文献报道 17％患者可有低钾血症,低钾血症与 β_2 受体激动剂及糖皮质激素的临床应用有关。呼吸性酸中毒代偿后也可有低磷血症。重症哮喘合并呼吸衰竭患者若血清肌酐水平升高,则需要监护。

重症哮喘时中性粒细胞和嗜酸性粒细胞数升高也常见,中性粒细胞数升高提示可能存在阻塞性感染,也可能与 β_2 受体激动剂及糖皮质激素关系更为密切。但中性粒细胞和嗜酸性粒细胞数升高与哮喘的严重程度无关。

5.痰液检查

哮喘患者的痰液中可见到大量嗜酸性粒细胞、脱落的上皮细胞、Charcot-Leyden 晶体(即嗜酸性粒细胞溶血磷脂)、Curshmann-螺旋体(细支气管管型),若怀疑过敏性支气管肺曲菌病,则需查痰液中是否存在菌丝。

6.心电图检查

急性重症哮喘患者的心电图常表现为窦性心动过速、电轴右偏、偶见肺性 P 波。重症哮喘患者在使用大量糖皮质激素(甲泼尼龙)和 β_2 受体激动剂后,可有房性或室性的期前收缩、室上性心动过速,但可随着哮喘病情的控制而缓解,无需特殊治疗。

(三)重症哮喘或危重发作的诊断标准

重症哮喘或危重发作的诊断标准见表 3-1-1。

表 3-1-1　重症哮喘或危重发作的诊断标准

项目	重度	危重(呼吸停止)
气短	休息时	
体位	前弓位	
谈话方式	仅能说出字和词	不能说话
精神状态	常有焦虑或烦躁	嗜睡或意识模糊
出汗	大汗淋漓	
呼吸频率	常>30 次/分	

续表

项目	重度	危重(呼吸停止)
辅助肌肉活动及胸骨凹陷	常有	胸腹部矛盾运动
喘鸣	常响亮	哮鸣音消失
脉率	>120次/分	脉率变慢或不规则
奇脉	常有	无,提示呼吸肌疲劳
使用支气管舒张剂 PEF 占预计值或本人最高值	<60%,成人<100L/min	
PaO_2(吸入空气)	<8kPa(60mmHg),可有发绀	
$PaCO_2$	>6kPa(45mmHg)	
SaO_2(吸入空气)	≤90%	
pH	降低	

三、鉴别诊断

(一)心源性哮喘

(1)中老年人多见,多有高血压、冠心病等心脏病史。

(2)咳大量粉红色泡沫痰。

(3)常并有心源性肺水肿,两肺底常有湿性啰音。

(4)胸片及心电图符合左心病变。

(5)强心、利尿效果显著,吗啡有效。

(二)喘息型慢性支气管炎

年龄常在50岁以上,咳嗽、咳痰与喘息等症状严重,多在冬季发病,感冒后加重,除平喘外尚需控制呼吸道感染才有效。

(三)急性肺栓塞

(1)下肢静脉或盆腔静脉有血栓形成或心血管疾病史。

(2)突发性的剧烈胸痛,可伴咯血,发绀明显,常伴血压下降。

(3)胸部 X 线呈楔形阴影,血乳酸脱氢酶(LDH)升高,血清胆红素升高。

(4)心电图呈 $S_IQ_{III}T_{III}$,完全性右束支传导阻滞。

(四)急性呼吸道异物、肿瘤、梗阻

(1)有异物吸入史,为吸气性呼吸困难。

(2)可闻及单侧、局限性吸气相哮鸣音。

(3)平喘药物治疗效果不佳。

此外,还应和代谢性酸中毒的过度通气、过敏性肺泡炎与自发性气胸等相鉴别。

四、重症哮喘的治疗原则

危重症哮喘一般需转入 ICU 治疗。若无此条件,则应严密观察病情,随时发现、处理突然

出现的病情变化,并及时进行相应的监护和治疗。

抢救危重型哮喘的成功要点首先是分析哮喘加重的原因并及时解除。无诱因的恶化者预示着病情严重,有诱因而不能及时发现对症治疗可致疾病继续恶化。第二,对病情要有正确的估计,并识别有无并发症的存在,避免使患者发展为多脏器功能衰竭,使治疗更加困难。第三,合理的重症哮喘治疗必须在全面治疗的基础上加特殊治疗。

(一)恶化诱因必须及时消除

如不按医嘱用药、气道湿化不足、激素量不足必须及时纠正。哮喘伴发咳嗽时,有时误认为感染的存在,只重视抗生素的治疗而忽视支气管扩张药及抗变态反应的治疗,则使病情加重。其他气胸、纵隔气肿、肺感染等必须摄胸片证实及行血气检查,以便制定合理的抢救方案。

(二)对病情客观估计是抢救成功与否的另一重要环节

有的患者发病后很快昏迷,故有人主张用重症哮喘患者代替持续性哮喘一词。重症哮喘的处理主要是防止心脏骤停,一旦发生则复苏比较困难。有心脏呼吸暂停较大可能者则应及时插管以保证氧的供给和适当的通气,$PaCO_2$ 高一些关系不大,PaO_2 一定得保证在 8kPa(60mmHg)以上。

(三)气道分泌物湿化

包括充足液体的供应及雾化吸入。松解痰栓是哮喘的基本治疗,保持尿量 50mL/h,1000mL/d 以上是液体足量的标志。雾化液以生理盐水加支气管扩张药为宜,但氨茶碱吸入无效。

(四)支气管哮喘治疗的新概念

哮喘的处理分为两大类。支气管扩张药属于症状治疗,对症治疗即刻效应明显,但药物作用消失后症状再次出现,不能真正持久地缓解病情。特异性治疗如激素类药物属于根本治疗,但需要一定时间,数小时、数日、数周才起作用。缓解症状后就可以稳定一定时间,数周、数月不等。

临床上单纯用支气管扩张剂控制症状,未用抗变应性炎症治疗,使病情潜行发展,这可能是近年来哮喘死亡逐年增加的原因之一。哮喘发病机制中气道变应性炎症重要性远远大于支气管平滑肌痉挛。变态反应性炎症是哮喘病理的基础而支气管高反应性是生理功能的表现,其治疗原则为持续的抗炎症治疗辅以支气管扩张药的治疗,在急性加重期应当两者并用。支气管扩张药可以缓解症状,抗炎症治疗可以使哮喘得到长期稳定的症状改善。

近年来国内外报道一氧化氮(NO)是一种重要的支气管扩张剂,可用于支气管哮喘,作为支气管痉挛缓解的一个手段。吸入 NO 对正常人气道无影响,但对抗乙酰胆碱激发的支气管收缩,对支气管哮喘患者的气道有舒张作用,对慢性阻塞性肺疾病(COPD)慢性气道阻塞无作用。其治疗机制可能与抑制炎症介质释放有关。扩张支气管是与通过升高细胞内的环磷酸鸟苷水平有关。

五、重症哮喘的治疗

(一)标准化的治疗方法

1.氧疗

吸氧浓度一般 30% 左右,必要时增加至 50%。如有严重的呼吸性酸中毒和肺性脑病,此时吸氧浓度最好控制在 30％以下。大部分急性重症哮喘患者临床上并没有显著的低氧血症，因此仅需适当地补充氧就能维持一定的氧合水平。应指出的是即使重症哮喘患者，氧疗仍可改善低氧血症。如果低氧血症仍难以纠正，提醒临床医师应考虑哮喘诊断的正确性或应进一步观察患者是否出现了哮喘的并发症，如气胸或肺不张。

2.肾上腺能 β 受体激动剂（简称 β 激动剂）

β 激动剂可舒张支气管平滑肌，增强黏液纤毛的清除功能，减少微血管通透性并抑制肥大细胞和嗜碱粒细胞脱颗粒释放炎性介质。β 激动剂是治疗重症哮喘发作的一线药物。

沙丁胺醇、特布他林等通过药物结构的改变，对 β_2 受体的选择性提高，兴奋作用强，且不易被儿茶酚胺氧位甲基转移酶（COMT）和单胺氧化酶（MAO）降解而使作用时间延长至 4～6 小时，对心血管系统不良反应减少。给药方法经呼吸道吸入、口服及经皮下或静脉注射均可。用计量吸入器（MDI）吸入不适用于重度哮喘发作。其溶液经雾化泵吸入适用于轻至重度哮喘发作。急性重症哮喘患者气道阻塞程度重，吸入剂进入气道的量以及在肺内分布明显减少，为了更好地改善症状，可以使用较大剂量的 β_2 受体激动剂（针对常规剂量而言）并且必要时可重复使用。急性重症患者吸入沙丁胺醇的起始剂量为 2.5mg，每隔 20 分钟可重复 1 次，共 3 次，以后再根据患者的病情决定给药的时间间隔（一般以小时为间隔时间）。如果气道阻塞严重并且持续不缓解，吸入沙丁胺醇的起始剂量可增加至 5mg，给药间隔时间也可缩短甚至可连续使用。但给药过程中一定要注意诸如窦性心动过速以及手颤等不良反应，一旦出现则需要严密观察甚至停药。长期、单一应用 β_2 受体激动剂可造成细胞膜 β_2 受体的向下调节，表现为临床耐药现象，故应予避免。重症哮喘发作缓解后可改用口服或吸入第三代 β_2 受体激动剂维持疗效。

长效 β_2 受体激动剂：这类 β_2 受体激动剂有较强的脂溶性和对 β_2 受体较高的选择性。其舒张平滑肌的作用可维持 12 小时以上。目前我国上市的吸入型长效 β_2 受体激动剂有两种：

福莫特罗：经都保装置给药，给药后 3～5 分钟起效，平喘作用维持 8～12 小时以上。平喘作用具有一定的依赖性，推荐剂量 4.5～9μg，每日 2 次吸入。

沙美特罗：经气雾剂装置给药，给药后 30 分钟起效，平喘作用维持 12 小时以上。推荐剂量 50μg，每日 2 次吸入。

总之，口服 β_2 受体激动剂与吸入剂的效果差不多。若患者不能接受雾化吸入治疗（如在谵妄、昏迷、心脏呼吸骤停等情况下）或雾化吸入治疗效果不好，应皮下注射肾上腺素或特布他林。特布他林较肾上腺素更易引起心动过速，在老年人尤为常见。肾上腺素容易引起胎儿的先天畸形和子宫血流的减少，故妊娠哮喘患者不宜使用肾上腺素。拟交感神经类药除引起胃肠道不良反应外，还可能引起乳酸性酸中毒、低钾血症、心律失常和心肌缺血。哮喘持续状态的治疗应首选 β_2 受体激动剂，该药心血管不良反应小。

有学者研究了不同程度哮喘患者 β_2 受体激动剂吸入方法问题，结果表明定量吸纳器加一个储药罐的效果与雾化吸入一样。急性哮喘者吸入 4 喷（400μg）沙丁胺醇与吸入 2.5mg 沙丁胺醇雾化液的效果相同。

3.糖皮质激素

糖皮质激素主要作用是干扰花生四烯酸代谢，减少白三烯和前列腺素的合成，减少微血管渗漏,抑制细胞因子生成,预防炎性细胞的活化和转移,增加气道平滑肌 $β_2$ 受体合成等。系统使用糖皮质激素的最佳时机应在哮喘急性发作之前。若常规治疗方法不能控制症状并且PEFR 波动率增大,此时应考虑使用口服糖皮质激素,但许多患者因为顾虑其不良反应而不愿使用糖皮质激素。口服糖皮质激素的起效时间约需几小时,使用后气道炎症逐渐消退,患者的肺功能也是逐渐改善。因为糖皮质激素的效果在短短的几小时内很难显现,故哮喘持续状态患者宜及早使用糖皮质激素。目前口服糖皮质激素的合适剂量尚不肯定。

各种激素制剂均可用于重症哮喘的发作,但应首选短效制剂氢化可的松,如氢化可的松首剂给予 200mg,后每 6 小时 1 次,遇酒精过敏者改用琥珀酸氢化可的松静脉给药(400~1000mg/d)或甲泼尼龙(80~160mg/d)。激素使用的剂量文献报道差异很大,最低者每日仅用氢化可的松 250mg,最大者高达每日 1g。有学者建议首次给氢化可的松 200mg,继以每小时 3~5mg/kg 维持,直到哮喘发作明显缓解。无糖皮质激素依赖倾向者可在短期内停药;有激素依赖倾向者应延长给药时间,控制哮喘症状后改用口服或吸入给药,逐渐减少口服或静脉激素的用量。地塞米松抗炎作用较强,但由于血浆半衰期长、对垂体-肾上腺轴的抑制时间长,故应尽量避免使用或短时间使用。使用激素后通常 4~6 小时才能起作用,故应及早用药,并与其他支气管扩张剂同时应用。

大剂量糖皮质激素的不良反应包括高血糖、低钾血症、性情的改变、高血压、代谢性碱中毒、周围水肿。如果机械通气的患者在使用糖皮质激素的基础上加用神经肌肉阻断剂,可发生心肌肥大,最终导致通气机依赖现象。

(二)纠正水、酸碱失衡和电解质紊乱

重症哮喘尤其是哮喘持续状态的患者,由于摄入水量不足、呼吸道水分丢失以及多汗、感染、发热、茶碱的应用等原因,患者常常伴有不同程度的脱水,从而造成气道分泌物黏稠难以排出,使气道进一步阻塞和影响通气。适当补充液体有助于纠正脱水、稀释痰液和防止痰栓形成。如果患者不能经口摄入,通常每日静脉补液 2500~3000mL 足以纠正脱水。但对临床上无明显脱水的哮喘患者,则应避免过量补液。过多的补液并不能降低呼吸道分泌物的黏稠度,也不可能增加分泌物的清除,反而可造成血管内静水压的增加,降低血浆胶体渗透压,增加肺水肿的危险性。尤其在哮喘急性发作的情况下,胸腔内的负压急剧增加,更易造成液体渗出的增加。重症哮喘患者由于血管升压素分泌增多,可出现低钾、低钠,如补液量过多可使低钾、低钠加重,故大量补液时更应注意补充钾、钠等电解质,防止电解质紊乱。

重症哮喘患者由于缺氧、呼吸困难、呼吸功的增加等因素使能量消耗明显增加,往往合并代谢性酸中毒。由于严重的气道阻塞造成 CO_2 潴留,又可伴发呼吸性酸中毒。在酸血症的情况下,细支气管和肺血管可发生痉挛,使气道阻力和通气/血流比例失调加剧。此外在酸血症的情况下,许多支气管扩张剂均不能充分发挥疗效,故及时纠正酸中毒尤为重要。临床上通常把 pH 低于 7.2 作为补碱指征。但补充碳酸氢钠中和氢离子后可生成 CO_2,从而加重 CO_2 潴留。所以临床上以呼吸性酸中毒为主的酸血症,应以改善通气为主。如 pH 失代偿明显且不能在短时间内迅速改善通气以排出 CO_2,则可补充少量 5% 碳酸氢钠 40~60mL,使 pH 升高到 7.2 以上。以代谢性酸中毒为主的酸血症可适当增加补碱量。切忌矫枉过正。因为碱血症时血液携带的氧难以释出,会加重组织缺氧。但若以呼酸为主应积极改善肺通气,以排出潴留

的二氧化碳。

（三）二线治疗药物的应用

二线药物的扩张支气管效果不如一线药物（糖皮质激素和 β_2 受体激动剂）。二线药物主要包括黄嘌呤类药物和抗胆碱药。

1.茶碱（黄嘌呤）类药物

许多研究表明 β_2 受体激动剂的单一效果优于茶碱类药物,当茶碱类药物与吸入的大剂量 β_2 受体激动剂合用时,茶碱类药物扩张支气管的效果不明显。但茶碱类药物具有抗炎作用、提高哮喘患者的耐力、恢复呼吸肌肉的疲劳。重症哮喘发作期常静脉给药,首剂 $4\sim6mg/kg$ 加入 $100\sim200mL$ 液体中静脉滴注,0.5 小时滴完作为负荷量,继以每小时 $0.8\sim1mg/kg$ 的速度静脉滴注以维持持续的平喘作用,这样较为安全。由于氨茶碱有效血浓度与引起毒性反应的血浓度接近,且个体差异大,故应了解近期是否用过氨茶碱。有效而安全的血浓度应保持在 $6\sim15\mu g/mL$,若 $>20\mu g/mL$ 则毒性反应明显增高。由于氨茶碱的清除率受多种药物和疾病影响,必要时做血药浓度监测。茶碱类药物的不良反应有恶心、焦虑、手颤、心悸、心动过速、充血性心力衰竭、肝衰竭。西咪替丁、喹诺酮类抗菌药物、大环内酯类抗生素、奎尼丁可通过肝细胞色素 P_{450} 提高茶碱类药物的血药浓度。多索茶碱的作用与氨茶碱相同,但不良反应较轻。双羟丙茶碱（喘定）与氨茶碱作用相同,但作用较弱,不良反应少,可肌内注射或静脉注射。

2.抗胆碱药

抗胆碱药如溴化异丙阿托品不是治疗哮喘的一线药物,该类药物缓解气道狭窄速度较慢、扩张支气管的效应不明显,对急性哮喘效果不甚肯定。近年来认为对 COPD 扩张支气管作用优于 β_2 受体兴奋药。吸入抗胆碱药如溴化异丙托品可阻断节后迷走神经传出支,通过降低内源性迷走神经张力而舒张支气管,尚可阻断吸入刺激物引起的反射性支气管收缩。但一般认为对重症哮喘的治疗作用较 β_2 激动剂弱,且吸入后起效时间需 $30\sim60$ 分钟。但长期应用不易产生耐药,对老年人的疗效不低于青年人。当 β_2 激动剂有较大不良反应时可改用吸入溴化异丙托品或与 β_2 激动剂联合应用。近年来出现了将 β_2 受体激动剂（沙丁胺醇）和溴化异丙托品组合制成的气雾剂——可必特,已用于哮喘的治疗。

溴化异丙阿托品对 β_2 激动剂和糖皮质激素治疗效果不佳的患者可能有帮助。但也有的学者认为不宜将该药作为治疗急性重症哮喘的常规疗法。对于 β_2 受体激动剂和单胺氧化酶抑制剂所引起的支气管痉挛,抗胆碱药的治疗效果好。溴化异丙阿托品可定量吸入（$18\mu g/$喷）或雾化吸入（0.5mg 溶于生理盐水）,但多大量合适目前尚不清楚。急性重症哮喘对标准治疗反应差时联用溴化异丙阿托品和沙丁胺醇雾化吸入 3 小时,可能会取得良好的效果。若治疗效果不明显,则需立即停用溴化异丙阿托品。

3.氯酮胺

可减少气道阻力,用此药必须有呼吸机做好准备,插管前或插管后仍气道痉挛严重者可短期应用。镇静药物在重度哮喘、$PaCO_2$ 有上升趋势者不宜使用,人工通气后则无禁忌。

4.挥发性麻醉剂

如乙醚、氟烷、异氟烷和安氟醚。这些药物常用于各种药物治疗无效的患者,因该类药物可松弛支气管平滑肌痉挛,故有时这些挥发性麻醉剂可起到满意效果。但这些药应用中存在一定的问题:①给药技术问题,必须有一个特殊装置送入气道,同时这些药物可污染室内空气。②该药对心脏抑制和低通气后 $PaCO_2$ 上升、脑血管扩张、脑血流和颅内压增加导致脑水肿问题。以上两个问题在应用时必须给予注意。

5.临床上正在试用的药物

(1)硫酸镁:有些小规模临床研究表明静脉注射硫酸镁有助于扩张支气管,作用机制尚不清楚。但前瞻性研究还未能证实硫酸镁对中到重度哮喘的治疗作用。如果患者的肾功能正常,静脉注射硫酸镁<2g,大于20分钟是安全剂量。但此种方法不宜应用于哮喘持续状态的患者。但如果患者同时合并低镁血症,可使用硫酸镁。

(2)抗生素:病毒感染是诱发哮喘的一个重要原因。急性哮喘患者咳出大量脓性痰表明气道有大量嗜酸粒细胞浸润,而非中性粒细胞浸润。即使局部出现空洞可能为嗜酸粒细胞性肺炎或痰液阻塞所致,并不表明是细菌性肺炎。此时的治疗不应像 COPD 那样常规使用抗生素。有临床研究表明,哮喘持续状态患者使用氨苄西林既不能改善呼气流速也不能缩短住院时间。有作者认为若哮喘者除非合并发热、痰中含大量中性粒细胞、细菌性肺炎或鼻窦炎,一般不宜使用抗生素。但是,目前有报道大环内酯类抗生素除具有抗感染作用外,对支气管哮喘也有一定的治疗作用。哮喘的发病新理论认为,肺炎衣原体和支原体感染对哮喘的发病起了一定的作用,临床应用大环内酯类抗生素可对哮喘有一定的治疗效应。此外,大环内酯类抗生素还有抗炎作用,可以升高茶碱的血浓度和刺激肾上腺皮质增生。临床上对哮喘患者应用大环内酯类抗生素后,可表现为症状、体征的改善,一秒钟呼气容积(FEV_1)升高、气道反应性(BHR)降低,但是临床上仍需进一步验证。

其他治疗哮喘的药物如抗组胺和抗变态反应药物作用较弱,有嗜睡的不良反应。某些口服免疫抑制剂(甲氨碟呤、环孢素、金制剂等)和静脉应用免疫球蛋白等,其疗效尚待进一步研究。

(四)促进排痰

痰液阻塞气道,影响通气和换气功能,因此重症哮喘患者促进排痰疏通气道很重要,尤其痰液黏稠者,需稀释痰液促进痰液的排出。常用药物氨溴索(沐舒坦)每次30mg,每日1～2次静点,效果较好。另外可用沐舒坦每次30mg,每日3次,口服。溴己新(必嗽平)8～16mg,每日3次,口服。祛痰灵10～20mL,每日3次,口服。还应重视翻身、拍背、超声雾化、体位引流和机械排痰等方法的应用。

(五)机械通气

机械通气是抢救危重型哮喘发作和猝死的重要措施,其目的是减少患者的呼吸做功、防止呼吸肌疲劳加剧,减轻氧耗;增加通气,改善二氧化碳的排出和氧的吸入,恢复血气正常值;清除分泌物。

1.无创通气治疗

适用对于哮喘药物治疗反应不佳,出现二氧化碳潴留,但尚不需立即插管机械通气者。重症哮喘患者在以下情况下不宜应用无创正压通气(NIPPV):①血压低于 12kPa(90mmHg)或应用升压药物;②心电图显示心肌缺血或严重心律失常;③昏迷、抽搐或需要建立人工气道清除分泌物;④危及生命的低氧血症。此外,出现以下情况应停用 NIPPV:①气体交换未改善、呼吸困难或嗜睡无明显的好转;②病情变化需要插管;③血流动力学或心电图监护提示病情恶化;④患者不能耐受或面罩不合适。无创通气治疗需要麻醉剂、镇静剂较少,它可减少呼吸道感染、降低中耳炎和筛窦炎发生,患者较舒服。但易于胃充气后引起胃内容物反流吸入、面部受压、出现溃疡。患者的呼吸状态不如有创通气易于控制。

2.机械通气的指征

重症或危重哮喘发作时,经氧疗 β 受体激动剂、氨茶碱及激素等综合治疗后大多数可以得到缓解,但仍有 1‰~3‰ 的患者治疗无效。病情继续恶化者应及时应用机械通气。机械通气能救治重症哮喘患者的生命,但也可发生危及患者生命的并发症。所以临床上当重症哮喘患者出现显著的呼吸困难时,仍应尽可能避免气管插管和机械通气,首先应尽量采用保守治疗方法。

危重哮喘人工通气的指征:通常重症哮喘患者的神志状态改变为气管插管和机械通气的绝对指征。其余指征包括心肌缺血的证据、危及生命的心律失常或代谢性酸中毒。一些合并有严重气流阻塞的临床表现包括听诊有静息胸、不能讲话、交替呼吸和大于 2kPa(15mmHg) 的奇脉。气流阻塞的客观检查指标(峰呼气流速率或 FEV_1)也有助于识别高度危险且预后较差的重症哮喘患者。所有哮喘患者都应作动脉血气分析,作为临床状态的客观指标。单独使用氧饱和度仪来监护重症哮喘患者是不够的。高碳酸血症并不是哮喘预后较差的表现。某些哮喘患者虽然伴有严重的高碳酸血症[$PaCO_2>6.65kPa(50mmHg)$],但常常无需使用机械通气即在 2~6 小时内得到迅速缓解。如果患者的病情在短期内不能得到改善,则应警惕心肺骤停的可能。此外,如果患者在 2~6 小时内已接受最适宜的治疗措施,但病情显著恶化,此时需考虑进行机械通气。重症哮喘患者机械通气的绝对指征:①心脏和呼吸骤停。②意识水平的损害。③濒死呼吸。相对指征:①虽然患者已经接受数小时的积极治疗,仍有进行性呼吸性酸中毒(如 pH<7.2,或 pH 正在下降中)。②伴有严重的代谢性酸中毒。③伴有严重的呼吸问题(如难以纠正的低氧血症)。④心肌缺氧。⑤心律不齐(心动过缓,快速心律失常)。

3.建立人工气道

建立人工气道可保持呼吸道通畅,并与呼吸机相连接进行机械通气,可获得满意疗效。人工气道的建立多选用组织相容好、带高容低压气囊的塑料或硅胶导管,由纤支镜引导下经鼻腔插入,具有对患者损伤小、患者易耐受和易于固定、口腔护理方便及带管时间较长的优点。紧急情况下应迅速在直接喉镜帮助下经口腔插入,一般不行气管切开术。

气管插管需由有经验的医师完成,因气管插管可导致喉头水肿及气管痉挛。插管前使用阿托品和麻醉剂有助于减轻不良反应,还可用适量的镇静剂。为了便于吸痰,气管插管的管径最好为 8mm,还应采用经口气管插管,避免使用经鼻气管插管。此外,哮喘患者常有鼻息肉和鼻窦疾病,也会使鼻气管插管发生困难。

有效的镇静可使患者很好地耐受气管插管,保证患者与通气机协调,降低氧耗及呼吸功耗。注意镇静剂最好用短效制剂。

气管切开适用于痰液黏稠、难以咳出及估计辅助呼吸时间较长的哮喘患者。此方法最为稳妥可靠,患者耐受性最好,且可减少无效腔量约 60mL,对改善通气有好处。但气管切开术本身可有出血、气胸、空气栓塞、皮下纵隔气肿等并发症以及感染、气道狭窄等后期并发症,且气管切开后失去上呼吸道对空气的过滤、加温、湿化作用,易加重肺部感染,因此必须严格掌握气管切开指征。一般估计需要超过 3 周时,应当行气管切开术。

4.机械通气的策略

目前临床上提出"允许性高碳酸血症"的概念,即用相对小的潮气量(8～10mL/kg)、较小的分钟通气量(8～10L/min)使血碳酸控制在"可接受的水平",以达到降低肺部气压伤的危险。较高的吸气流速(如 100L/min)可用于延长呼气时间。低氧血症可通过提高 FiO_2 实现,不能单靠提高呼气末正压(PEEP)实现,因为高的 PEEP 可使肺泡过度充气,有导致气压伤的危险。

应用允许性高碳酸血症的原理不再以正常 $PaCO_2$ 和 pH 为常规治疗目的,即"允许"存在呼吸性酸中毒。以这一方式处理的一组急性重症哮喘的平均 pH 为 7.10,pH 范围 6.87～7.30。这一程度的呼吸性酸中毒可被患者所耐受,并且并发症较少,患者的存活率达 100%。高碳酸血症和酸中毒是两个相当有力的呼吸兴奋剂。因而,以这种方式处理的大多数患者会有明显的呼吸困难,患者均需一定的镇静剂,如应用苯甲二氮卓类药物。使用镇静剂的目的是为了避免患者的自我拔管倾向,并防止患者与通气机相拮抗。归根结底,机械通气时应用镇静剂的目的是消除患者的所有自主呼吸。当然,高碳酸血症可引起脑血管扩张、脑水肿、心肌收缩力减弱、体循环阻力下降及肺血管收缩,但 $PaCO_2$ 不超过 12kPa(90mmHg)对患者仍为安全。

机械通气初期的不良反应常见低血压。胸内正压、镇静剂、肌松剂、低血容量及静脉回流的减低可导致组织低灌注。在插管麻醉诱导前适当补充血容量可避免以上不良反应。避免PEEP 所致的低血压的方法为患者吸入 100% 的纯氧并静脉输注一定量的液体。

总之,机械通气的目的是通过较小的分钟通气降低肺的充气压力,以达到满意的氧合状态。在颅内压不高的情况下,镇静较好的患者一般能耐受严重的呼吸性酸中毒,极少产生心动过速和高血压。在允许性高碳酸血症的范围内,不宜使用碳酸氢盐纠正呼吸性酸中毒,其理由是此时红细胞碳酸酐酶水解碳酸氢盐所释放的 CO_2 不能由肺排出,静脉滴注碳酸氢盐还可导致组织酸中毒的加重。因此,对于中到重度高碳酸血症患者使用碳酸氢盐无益处。

5.机械通气模式的选择

机械通气初可选用容量控制通气模式(VC)。哮喘患者由于气道阻塞所致肺部过度充气和胸膜腔内压增高,机械通气可引起肺部气压伤和低血压,故机械通气开始时可选:低潮气量(VT)(8～10mL/kg)、低呼吸频率(10～14 次/分)、高吸气流量(100L/min)、吸呼比例 1∶3和高吸氧浓度。以后可应用同步间歇强制通气(SIMV)作为初期的通气模式。随着过度充气的进展,患者触发呼吸的能力可下降,可以使哮喘患者在开始通气治疗之后避免产生严重的过度充气。压力通气模式(PSV 或 PCV)可作为选择性的通气模式,因为压力通气模式产生高吸气峰流量,而且允许限制气道压力。然而由于所产生的潮气量较小,临床上应用这些模式较为困难,因为潮气量可随支气管痉挛和过度充气的程度以及肌肉非同步的变化而改变。此外,该模式中吸气时间是固定的,因而当呼吸频率增加时,潮气量下降。进一步来说,随着气流阻塞减轻,潮气量可能增加。这可能导致随着患者支气管痉挛的缓解,而出现反向的动态过度充气增加。较新的容量和压力联合模式目前虽还没有普遍应用,但可能为一种可接受的选择模式。

危重的哮喘患者在急诊时,经紧急气管插管并开始机械通气后,一旦临床上病情稳定,可考虑使用其他通气模式。在急性哮喘患者中进行机械通气治疗时短期应用压力支持通气,获得相同的潮气量,所需的压力与容量—控制通气相比,压力支持通气模式可作为中等严重程度的哮喘发作患者中唯一机械通气方式。但是在较重的哮喘患者中不应使用压力支持通气模式。总之,对重症哮喘患者进行机械通气治疗时,机械通气的处置应个体化,临床上不存在统一的有效模式。

间歇正压通气(IPPV)+呼气末正压(PEEP)通气:IPPV是目前抢救重症哮喘时常规使用的通气方式,多采用容量控制方式,通气后可减少呼吸功,减低氧耗,较快地改善通气,纠正高碳酸血症,恢复正常血气。

一般认为PEEP通气是在肺过度充气的情况下应用PEEP,可增加肺功能残气量而促发气压伤。但近年来IPPV+PEEP治疗重症哮喘取得了满意的临床疗效。这是由于PEEP一方面可改变小气道“等压点”的位置,对缩窄的支气管起机械性扩张作用,进而减低肺泡内压和过度充气;另一方面可对抗哮喘重症发作时产生的内源性PEEP(PEEPi),减轻呼吸肌负荷,降低气道阻力。因此,临床上可观察到哮喘患者随PEEP增加,吸气压反而降低,血压回升,X线胸片肺过度充气减轻的现象。使用时寻找适合于具体患者的PEEP值十分关键。有作者认为PEEP小于0.98kPa(10cmH$_2$O),无益,而过大又可加重病情,提出能使,吸气压最大限度降低的PEEP值就是患者所需要的,并密切观察肺部哮鸣音及血气指标。PEEP的理想值因人而异,但一般不超过1.96kPa(20cmH$_2$O)。而且PEEP应小于PEEPi,否则可能有害。对PEEP治疗哮喘的作用仍有争议,有作者持反对态度。

反比通气:机械通气的吸/呼比一般小于1,以保证呼气充分,避免气体在肺内滞留。如将吸/呼比调至大于1则称为反比通气。国外已有应用反比通气治疗哮喘发作患者获得成功的报道。反比通气治疗哮喘的机制可能与PEEP类似,即应用反比通气时可产生自发的PEEP。应用反比通气时患者多不能很好配合,需要用镇静剂,故一般认为应在PEEP无效时才考虑应用反比通气。

高频通气(HFV):高频通气包括高频正压通气、高频喷射通气和高频震荡。HFV治疗哮喘的机制尚不清楚,可能与HFV可产生一定的气道压力并具有PEEP样效应,加之气体分子弥散作用,达到强制供氧,改善氧合状态,并机械性扩张支气管的效应。此外,高频脉冲气流可松动气道黏液栓,增加黏膜上皮纤毛的清除功能。但HFV存在气道湿化不足、易引起气道黏膜损伤及痰痂阻塞、增加二氧化碳潴留的缺点,故有待进一步探讨。

6.镇静剂和肌松剂的应用

重症哮喘患者的气道反应性极高,且气管插管本身也可能造成致命的并发症。气管插管前事先应用镇静剂可使患者镇静,减少气管插管的刺激。必要时还可以在使用肌松剂后,再进行气管插管。

重症哮喘患者由于严重缺氧出现躁动不安、呼吸急促,使患者与呼吸机对抗,且气管插管及吸痰等操作均可加重气道痉挛。此时可给予麻醉镇静剂,且具有治疗作用:①扩张支气管:如氯胺酮50mg静脉推注。氟烷、氟甲氧氟烷、异氟烷等均可选用;如静脉应用麻醉剂氯胺酮具有明显的拟交感作用,可抑制节后交感神经末梢摄取儿茶酚胺,能直接舒张支气管平滑肌,抑制支气管痉挛。②促进人机配合:重症哮喘患者发作时因呼吸窘迫、烦躁不安、精神紧张,患者常常不能与通气机相配合,使用镇静剂和肌松剂后可使患者与通气机同步,从而迅速改善通气。如地西泮、氯胺酮等。③提高呼吸系统顺应性,降低气道峰压,如安定等。④降低氧耗和二氧化碳生成:使用镇静剂后可使烦躁不安的患者镇静,能量消耗降低,并提高患者的呼吸系统的顺应性。⑤有利于吸痰:黏液栓塞是重症哮喘的特征,应反复冲洗、吸引清除。但频繁的吸痰可诱发支气管痉挛。使用镇静剂后可使患者的气道反应性降低,经常吸痰不至于引起支气管阻力的增加。此外,应用肌肉松弛剂有利于呼吸肌疲劳的恢复,降低气道阻力,增加肺泡通气量,降低氧耗。可用氯琥珀胆碱(司可林)50～100mg 加入 10％葡萄糖 250～500mL 中静滴。值得提出的是使用全身麻醉,尤其是吸入麻醉,要求内科医师与麻醉科医师密切配合,在后者指导下协助进行,以减少全身麻醉的不良反应。此外,应用麻醉剂的患者不能咳嗽,行纤支镜吸痰冲洗也有助于救治成功。

总而言之,重症哮喘患者虽经机械通气治疗,如仍有血气的持续恶化、呼吸肌疲劳、精神神志的改变和各种心肺并发症、给予镇静剂之后仍不能消除患者自主呼吸与通气机之间的拮抗,此时可加用肌松剂,使患者与通气机呼吸同步,达到降低吸气峰压和避免肺不张等并发症的目的。目前推荐使用的肌松剂为罗库溴铵和阿曲库铵(阿曲可宁)。

但是,临床上如对因重症哮喘而进行机械通气的患者使用镇静剂和肌松剂,应密切观察病情和各种监护指标,避免镇静剂和肌松剂的不良反应。尤其应注意,由于镇静剂和肌松剂的应用,患者的自主呼吸消失,必须防止通气机发生故障和避免与通气机脱离。

7.哮喘患者机械通气并发症

(1)肺部气压伤:对急性重症哮喘患者进行机械通气时,据报道多达 37％的患者临床上有肺部气压伤,可表现为气胸和纵隔气肿。多为闭合性,胸膜腔内压高低取决于破裂口类型,因这种并发症而产生的病死率接近 100％。处理方法是排气减压或停止呼吸机治疗。避免所有可能诱发气胸的因素,如慎用 PEEP 和 PSV 等主要预防措施。皮下和纵隔的气体可来源于肺组织,也可来源于呼吸道呼出的气体。肺部气压伤通常发生在气道峰压最高的患者中,肺部气压伤并不是气道压力本身所致,而与肺泡过度扩张有关。这些由于黏液栓塞而造成通气显著分布不均的患者,尤其容易发生肺泡过度膨胀。这种情况下,甚至生理潮气量都很有可能显著地扩张通气良好的肺泡,其结果为肺泡破裂、纵隔气肿和气胸。

(2)通气机相关的肺炎(VAP):较为少见,这与大多数哮喘患者机械通气时间相对较短有关。VAP 的发生与气管插管或切开后,上呼吸道失去应有的防卫机制及与吸引导管、呼吸机和湿化器消毒不严有关。VAP 的病原学特征是多种细菌和真菌同时存在的混合感染,诱发因素很多,如气道开放时空气和环境因素、抵抗力下降、医疗器械污染等。有研究表明,胃肠道反流和误吸是医院获得性肺炎和 VAP 的主要来源。加强气道护理是预防和治疗肺部感染的主要措施,其作用可能超过抗生素的应用。

(3)急性呼吸窘迫:急性、威胁生命的哮喘患者如需要机械通气治疗,最初患者清醒时可发生急性呼吸窘迫,也常称之为"与通气机对抗",这在临床上颇为常见。大部分病例中患者有明显的呼吸困难,并伴有严重的焦虑不安。此时可适当应用镇静剂或肌松剂。吗啡可促使组胺从肥大细胞中释放,导致支气管进一步痉挛,临床上应避免使用。现常使用苯甲二氮卓类药物。异泊酚(普鲁泊福)有舒张气道平滑肌的特性,且作用时间较短,使其成为另一种可供选择的药物。肌松剂最终可使通气机同步,但是仍然应尽可能避免使用,因为这类药物常产生长期的肌肉衰弱现象。目前使用的非去极化剂类神经肌肉阻断剂泮库溴铵(潘龙)、维库溴铵、阿曲库铵(卡肌宁)和皮质激素能适用这一临床情况,但其结果可使患者在数周内依赖于通气机。使用肌松剂不排除镇静剂的应用。

(4)低血压:机械通气时因心排出量的下降可发生低血压。对血压明显下降的患者,除适当调节潮气量、吸/呼之比及选用最佳 PEEP 外,还可选用下述措施:①适当补充血容量,使静脉回流量增加,恢复正常的心输出量。②应用增强心肌收缩药物,选用氯化钙、多巴胺、多巴酚丁胺或洋地黄增强心肌收缩力。

(5)胃肠道并发症:如气囊充气不足,吸入气体可从气囊旁经口鼻逸出,引起吞咽反射亢进,导致胃肠充气。

(6)通气不足:管道漏气或阻塞均可造成潮气量下降,肺部顺应性下降的患者,如使用潮气量偏小,可造成通气不足;自主呼吸与呼吸机拮抗时,通气量也下降。

(7)通气增强:潮气量过大、呼吸频率太快可造成通气增强,短期内排出大量二氧化碳,导致 $PaCO_2$ 骤降和呼吸性碱中毒。

8.机械通气的撤离

哮喘发作控制的指标是气道峰压值降低、每分通气量减少、血气分析恢复到正常,结合全身情况可考虑撤机。急性重症哮喘患者在机械通气后,早期常可有显著的改善,通常机械通气的时间是短暂的(24～72 小时),平均时间为 30 小时。原则上哮喘患者应用机械通气的指征一旦消除,就立即停止机械通气。由于重症哮喘患者在机械通气时常使用镇静剂,使撤机复杂化。虽然哮喘急性发作的症状往往可在几小时内减轻,但是,在机械通气的指征消除后,急性加重的因素仍可持续相当一段时间,因而大多数哮喘患者在拔除气管插管后还会有喘息和动态过度充气的症状。已通气治疗相当长时间的患者甚至可有持久的高碳酸血症。撤离时要求:患者意识清醒、合作;吸入氧浓度(FiO_2)<50%;静息自发通气量<10L/min;患者可自主增加通气量达到静息时的两倍;最大吸气压>-2.45kPa(-25cmH_2O)。当撤机条件具备后停呼吸机,用"T"字管供氧 10～20 分钟,如能耐受且动脉血气未见变化则可拔管。拔管前气管周围需局部麻醉,避免拔管过程中诱发哮喘再次发作。

六、其他治疗方法

(一)氧和氦的混合气体

哮喘患者气流速度增快,并在近段气道形成涡流,使得气道阻力增高。氦为低质量惰性气体,其质量为空气的 0.14 倍,为氧气的 0.12 倍,在气道中主要是层流,可减少气道阻力。因此吸入氦-氧混合气体比吸入空气或吸入氧气时气道阻力要明显降低,其结果可增加通气、降低呼吸功、延缓呼吸肌肉的疲劳及呼吸衰竭的发生。氦-氧混合气体也可促进二氧化碳的弥散,改善肺内气体分布。这一混合气体只有在低吸氧浓度的情况下(FiO_2 为 0.30～0.40)才有治疗效应。氦的应用相当昂贵,在急性重症哮喘患者中不可能被推荐作为常规应用。但因氦-氧混合物在小气道可产生层流现象,对气道明显受限的患者来说,氦-氧混合物无治疗作用。氦-

氧混合物对急性窒息性哮喘有益,但对于重症哮喘的治疗尚无满意的临床资料。

(二)支气管肺泡灌洗

已有报道,使用机械通气治疗某些急性重症哮喘患者时,运用支气管镜作治疗性的支气管肺泡灌洗是一项有用的辅助方法。这一方法的应用旨在清除黏液栓塞,这些黏液栓塞正是急性重症哮喘难于治疗的原因。虽然这种疗法在某些病例中取得了一定的疗效,但是对于支气管肺泡灌洗在哮喘患者中的治疗价值,还没有做系统研究。因此这一疗法不能推荐为常规治疗措施。

七、重症哮喘的预后

有报道重症哮喘的病死率为 16.5%。病死率以出院后 1 年内最高,尤其是年龄>40 岁、吸烟、FEV_1 或 PEF 逐渐恶化、顺应性差和没有定期随访的患者。因此,对于这些具有再次发生重症或致命性哮喘发作的高危患者,必须密切地进行随访,加强哮喘疾病知识的宣传教育,为患者制定长期治疗和发作时的处理方案,提倡患者使用呼气峰流速仪自我监测 PEFR,尽可能避免哮喘触发因素,坚持使用吸入激素治疗或其他必要的抗炎药物,以减少重症哮喘的发作,避免哮喘患者死亡。

第二节　重症肺炎

肺炎是指终末气道、肺泡和肺间质的炎症,可由病原微生物、理化因素、免疫损伤、过敏及药物所致。细菌性肺炎是最常见的肺炎,也是较常见的感染性疾病之一。

目前肺炎按患病环境分成社区获得性肺炎(CAP)和医院获得性肺炎(HAP),CAP 是指在医院外罹患的感染性肺实质炎症,包括具有明确潜伏期的病原体感染而在入院后平均潜伏期内发病的肺炎。HAP 亦称医院内肺炎(NP),是指患者入院时不存在,也不处于潜伏期,而于入院 48 小时后在医院(包括老年护理院、康复院等)内发生的肺炎。HAP 还包括呼吸机相关性肺炎(VAP)和卫生保健相关性肺炎(HCAP),HCAP 的定义和细菌学特征目前还有争议。CAP 和 HAP 年发病率分别约为 12/1000 人口和(5~10)/1000 住院患者,近年发病率有增加的趋势。肺炎病死率门诊肺炎患者小于 1%~5%,住院患者平均为 12%,入住重症监护病房(ICU)者约 40%。发病率和病死率高的原因与社会人口老龄化、吸烟、伴有基础疾病和免疫功能低下有关,如慢性阻塞性肺疾病、心力衰竭、肿瘤、糖尿病、尿毒症、神经疾病、药瘾、嗜酒、艾滋病、久病体衰、大型手术、应用免疫抑制剂和器官移植等。此外,亦与病原体变迁、耐药菌增加、HAP 发病率增加、病原学诊断困难、不合理使用抗生素和部分人群贫困化加剧等有关。

重症肺炎至今仍无普遍认同的定义,需入住 ICU 者可认为是重症肺炎。目前一般认为,如果肺炎患者的病情严重到需要通气支持(急性呼吸衰竭、严重气体交换障碍伴高碳酸血症或持续低氧血症)、循环支持(血流动力学障碍、外周低灌注)及加强监护治疗(肺炎引起的脓毒症或基础疾病所致的其他器官功能障碍)时可称为重症肺炎。

一、病因及发病机制

1.病原菌

重症社区获得性肺炎（SCAP）的发生率占 CAP 6.3%，病死率 45% 与国外相比（20%～50%）相仿。HAP 中重症医院获得性肺炎（SHAP）占 12%，国内 SHAP 病死率是 54.8%，与国外相似。SCAP 病原菌：革兰阳性菌占52.9%，其中金黄色葡萄球菌 24.3%，耐甲氧西林金黄色葡萄球菌（MRSA）66.7%，真菌 6%，主要是念珠菌。革兰阴性菌：主要为非发酵菌、肠杆菌属。SHAP 病原菌：革兰阴性菌占 46%；主要为非发酵菌、肠杆菌属，多为超广谱 β-内酰胺酶（ESBL）及诱导（AMPc）酶阳性的耐多药（MDR）或全耐药（PDR）菌。革兰阳性菌占 26%，主要是 MRSA 阳性的金黄色葡萄球菌。近年来，真菌所占比例增加（19%），其中非白念珠菌比例明显增加。

2.导致重症肺炎治疗失败的原因

重症肺炎治疗失败除了与病原菌有关以外，常有共存的基础病如下。

（1）心脏疾病：冠心病、先心病、瓣膜性心脏病。

（2）肺疾患：病前存在 COPD、哮喘及间质性肺疾病。

（3）病前存在肾疾患，血浆肌酐水平高于正常。

（4）存在病毒性或中毒性肝病。

（5）中枢神经系统疾病：存在急慢性血管或非血管性脑病伴有或不伴有痴呆。

（6）糖尿病：应用胰岛素或口服降糖药。

（7）新生物：存在实体肿瘤，需要抗肿瘤治疗或近期已进行抗肿瘤治疗。

（8）酗酒：近一年来每日饮酒至少 80g。

（9）吸烟者：以前吸烟每日至少 10 支。

上述因素均影响该病抢救成功率，是导致重症肺炎治疗失败的重要原因。

3.影响重症肺炎缓解的原因

（1）宿主相关因素：老年患者免疫功能低下，吸烟者以及合并心脏病、COPD、糖尿病、酗酒等老年患者均可影响该病的缓解。

（2）初始肺炎的严重度：初始是多叶病变及或伴有菌血症性肺炎，可增加肺炎的严重度，影响重症肺炎的缓解。

（3）病原菌的原因：最常见的 CAP 是肺炎链球菌、支原体肺炎、军团菌肺炎、衣原体肺炎、革兰阴性菌及多种病原菌导致肺炎。HAP 早发肺炎是以肺炎链球菌、嗜血流感杆菌、金黄色葡萄球菌为主；而晚期 HAP 则是以 MDR 或 PDR 非发酵菌和肠杆菌属为主；这些菌大都是经抗生素选择出来的院内感染菌。

二、诊断

（一）临床表现

1.社区获得性肺炎

（1）新近出现的咳嗽、咳痰或原有呼吸道疾病症状加重，并出现脓性痰，伴或不伴胸痛。

(2)发热。

(3)肺实变体征和(或)闻及湿性啰音。

(4)WBC>10×10^9/L 或<4×10^9/L,伴或不伴细胞核左移。

(5)胸部 X 线检查显示片状、斑片状浸润性阴影或间质性改变,伴或不伴胸腔积液。

以上(1)~(4)项中任何 1 项加(5)项,除外非感染性疾病可做出诊断。CAP 常见病原体为肺炎链球菌、支原体、衣原体、流感嗜血杆菌和呼吸病毒(甲、乙型流感病毒,腺病毒,呼吸合胞病毒和副流感病毒)等。

近年来病毒引起的重症肺炎受到重视,如 2003 年发生的传染性非典型肺炎(SARS)和此后流行的高致病性禽流感 H5N1、H1N1 肺炎,以及 2013 年的 H7N9 肺炎等,病死率高,临床上诊断应注意是否为病毒性肺炎,需加强病毒的有关检测。

2.医院获得性肺炎

住院患者 X 线检查出现新的或进展的肺部浸润影加上下列三个临床症候中的两个或以上可以诊断为肺炎:①发热超过 38℃。②血白细胞增多或减少。③脓性气道分泌物。

欧洲的 HAP 指南把低氧血症也作为临床症候之一。

HAP 的临床表现、实验室和影像学检查特异性低,应注意与肺不张、心力衰竭和肺水肿、基础疾病肺侵犯、药物性肺损伤、肺栓塞和急性呼吸窘迫综合征等相鉴别。无感染高危因素患者的常见病原体依次为肺炎链球菌、流感嗜血杆菌、金黄色葡萄球菌、大肠埃希菌、肺炎克雷伯杆菌等;有感染高危因素患者为金黄色葡萄球菌、铜绿假单胞菌、肠杆菌属、肺炎克雷伯杆菌等。

(二)重症肺炎的诊断标准

不同国家制定的重症肺炎的诊断标准有所不同,各有优缺点,但一般均注重对客观生命体征、肺部病变范围、器官灌注和氧合状态的评估,临床医师可根据具体情况选用。以下列出目前常用的几项诊断标准。

(1)中华医学会呼吸病学分会 2006 年颁布的重症肺炎诊断标准如下:①意识障碍。②呼吸频率≥30 次/分。③PaO_2<60mmHg、氧合指数(PaO_2/FiO_2)<300mmHg,需行机械通气治疗。④动脉收缩压<90mmHg。⑤并发脓毒性休克。⑥X 线胸片显示双侧或多肺叶受累,或入院 48 小时内病变扩大≥50%。⑦少尿:尿量<20mL/h,或<80mL/4h,或急性肾损伤需要透析治疗。符合 1 项或以上者可诊断为重症肺炎。

(2)美国感染病学会(IDSA)和美国胸科学会(ATS)2007 年新修订的诊断标准如下,具有 1 项主要标准或 3 项以上次要标准可认为是重症肺炎,需要入住 ICU。

①主要标准:a.需要有创通气治疗;b.脓毒性休克需要血管收缩剂。

②次要标准:a.呼吸频率≥30 次/分;b.PaO_2/FiO_2≤250;c.多叶肺浸润;d.意识障碍/定向障碍;e.尿毒症(BUN≥7.14mmol/L);f.白细胞减少(白细胞<4×10^9/L);g.血小板减少(血小板<100×10^9/L);h.低体温(<36℃);j.低血压需要紧急的液体复苏。

说明:a.其他指标也可认为是次要标准,包括低血糖(非糖尿病患者)、急性酒精中毒/酒精戒断、低钠血症、不能解释的代谢性酸中毒或乳酸升高、肝硬化或无脾。b.需要无创通气也可等同于次要标准的 a 和 b。c.白细胞减少仅系感染引起。

（3）英国胸科学会（BTS）2001 年制定的 CURB（CURB）标准，此后在此标准的基础上有衍生了 CURB-65 和 CRB-65，标准如下。

CURB 标准：

标准一：存在以下 4 项核心标准的 2 项或以上即可诊断为重症肺炎：①新出现的意识障碍；②尿素氮（BUN）＞7mmol/L；③呼吸频率≥30 次/分；④收缩压＜90mmHg 或舒张压≤60mmHg。

CURB 标准比较简单、实用，应用起来较为方便。

标准二：

①存在以上 4 项核心标准中的 1 项且存在以下 2 项附加标准时须考虑有重症倾向。附加标准包括：a.PaO_2＜60mmHg/SaO_2＜92％（任何 FiO_2）；b.胸片提示双侧或多叶肺炎。

②不存在核心标准但存在 2 项附加标准并同时存在以下 2 项基础情况时也须考虑有重症倾向。基础情况包括：a.年龄≥50 岁；b.存在慢性基础疾病。

如存在标准二中 a、b 两种有重症倾向的情况时需结合临床进行进一步评判。在①情况下需至少12 小时后进行一次再评估。

CURB-65：即改良的 CURB 标准，标准在符合下列 5 项诊断标准中的 3 项或以上时即考虑为重症肺炎，需考虑收入 ICU 治疗：a.新出现的意识障碍；b.BUN＞7mmol/L；c.呼吸频率≥30 次/分；d.收缩压＜90mmHg 或舒张压≤60mmHg；e.年龄≥65 岁。

CRB-65：在 CURB-65 的基础上减去 BUN 这一参数，去除了需要抽血检查 BUN，使临床应用更为方便，主要适应于基层医师使用。如大于 3 分则为重症肺炎。

（三）严重度评价

评价肺炎病情的严重程度对于决定在门诊或入院治疗甚或 ICU 治疗至关重要。肺炎临床的严重性决定于三个主要因素：局部炎症程度，肺部炎症的播散和全身炎症反应。除此之外，患者如有下列其他危险因素会增加肺炎的严重度和死亡危险。

1.病史

年龄＞65 岁；存在基础疾病或相关因素，如慢性阻塞性肺疾病（COPD）、糖尿病、充血性心力衰竭、慢性肾功能不全、慢性肝病、一年内住过院、疑有误吸、神志异常、脾切除术后状态、长期嗜酒或营养不良。

2.体征

呼吸频率＞30 次/分；脉搏≥120 次/分；血压＜90/60mmHg；体温≥40℃ 或≤35℃；意识障碍；存在肺外感染病灶如败血症，脑膜炎。

3.实验室和影像学异常

白细胞（WBC）＞$20×10^9$/L 或＜$4×10^9$/L，或中性粒细胞计数＜$1×10^9$/L；呼吸空气时 PaO_2＜60mmHg、Pa(h/FiO_2＜300mmHg，或 $PaCO_2$＞50mmHg；血肌酐＞106μmol/L 或血尿素氮（BUN）＞7.1mmol/L，血红蛋白＜90g/L 或血细胞比容＜30％；血浆白蛋白＜25g/L；败血症或弥散性血管内凝血（DIC）的证据，如血培养阳性、代谢性酸中毒、凝血酶原时间和部分凝血活酶时间延长、血小板减少；X 线胸片病变累及一个肺叶以上、出现空洞、病灶迅速扩散或出现胸腔积液。

4.评分系统

为使临床医师更精确地做出入院或门诊治疗的决策,近几年用评分方法作为定量的方法在临床上得到了广泛的应用。

(1)肺炎严重度评分系统:肺炎患者预后研究小组(PORT)的肺炎严重度评分系统(PSI评分)是目前常用的评价社区获得性肺炎(CAP)严重度以及判断是否必须住院的评价方法,其也可用于预测 CAP 患者的病死率(表 3-2-1)。其分值不同可决策门诊和住院治疗及预测死亡风险。分级见表 3-2-2。PSI 评分系统因可以避免过度评价肺炎的严重度而被推荐使用,即其可保证一些没必要住院的患者在院外治疗。

表 3-2-1　PORT 评分系统

患者特征	分值
一般情况	
年龄	+1/岁
男性	
女性	−10
住护理院	+10
并存疾病	
肿瘤性疾病	+30
肝脏疾病	+20
充血性心力衰竭	+10
脑血管疾病	+10
肾脏疾病	+10
体格检查	
神志改变	+20
呼吸频率>30 次/分	+20
收缩血压<90mmHg	+20
体温<35℃或>40℃	+15
脉率>12 次/分	+10
实验室和放射学检查	
pH<7.35	+30
BUN>30mg/dL(>11mmol/L)	+20
Na^+<130mmol/L	+20
葡萄糖>250mg/dL(>14mmol/L)	+10
血细胞比容<30%	+10

续表

患者特征	分值
PaO<60mmHg	+10
胸腔积液	+10

为避免评价 CAP 肺炎患者的严重度不足,可使用改良的 BTS 重症肺炎标准:呼吸频率≥ 30 次/分,舒张压≤60mmHg,血尿素氮(BUN)>19.6mg/dL,意识障碍。四个因素中存在两个可确定患者的死亡风险更高。此标准因简单易用,且能较准确地确定 CAP 的预后而被广泛应用。

表 3-2-2 PSI 评分系统分级

积分	处理
Ⅰ级:0 分,病死率 0.1%,低危	门诊治疗
Ⅱ级:<70 分,病死率 0.6%,低危	门诊治疗
Ⅲ级:71~90 分,病死率 2.8%,低危	考虑住院
	短期观察
Ⅳ级:91~130 分,病死率 8.2%,中危	住院治疗
Ⅴ级:>130 分,病死率 29.2%,高危	住院治疗

(2)临床肺部感染积分(CPIS):主要用于医院获得性肺炎(HAP)包括呼吸机相关性肺炎(VAP)的诊断和严重度判断,也可用于监测治疗效果。此积分从 0 分至 12 分,积分 6 分时一般认为有肺炎。

三、治疗

(一)临床监测

1.体征监测

监测重症肺炎的体征是一项简单、易行和有效的方法,患者往往有呼吸频率和心率加快、发绀、肺部病变部位湿啰音等。目前多数指南都把呼吸频率加快(≥30 次/分)作为重症肺炎诊断的主要或次要标准。意识状态也是监测的重点,神志模糊、意识不清或昏迷提示重症肺炎可能性。

2.氧合状态和代谢监测

PaO_2、PaO_2/FiO_2、pH、混合静脉血氧分压(PvO_2)、胃张力测定、血乳酸测定等都可对患者的氧合状态进行评估。单次的动脉血气分析一般仅反映患者瞬间的氧合情况;重症患者或有病情明显变化者应进行系列血气分析或持续动脉血气监测。

3.胸部影像学监测

重症肺炎患者应进行系列 X 线胸片监测,主要目的是及时了解患者的肺部病变是进展还是好转,是否合并有胸腔积液、气胸,是否发展为肺脓肿、急性呼吸窘迫综合征(ARDS)等。检查的频度应根据患者的病情而定,如要了解病变短期内是否增大,一般每 48 小时进行一次检查评价;如患者临床情况突然恶化(呼吸窘迫、严重低氧血症等),在不能除外合并气胸或进展至 ARDS 时,应短期内复查;而当患者病情明显好转及稳定时,一般可 10～14 天后复查。

4.血流动力学监测

重症肺炎患者常伴有脓毒症,可引起血流动力学的改变,故应密切监测患者的血压和尿量。这 2 项指标比较简单、易行,且非常可靠,应作为常规监测的指标。中心静脉压的监测可用于指导临床补液量和补液速度。部分重症肺炎患者可并发中毒性心肌炎或 ARDS,如临床上难以区分时应考虑行漂浮导管检查。

目前临床已广泛采用 PICCO 技术监测血流动力学,PICCO 是英文 pulse indicator continuous cardiac output 或 pulse index continuous cardiac output 的缩写,其基本原理是利用经肺热稀释技术和脉搏波型轮廓分析技术,进行血流动力监测和容量管理,使大多数患者不再需要放置肺动脉导管。该监测仪采用热稀释方法测量单次的心排血量(C0),并通过分析动脉压力波型曲线下面积来获得连续的心排血量(PCCO)。同时可计算胸内血容量(ITBV)和血管外肺水(EVLW),ITBV 已被许多学者证明是一项可重复、敏感且比肺动脉阻塞压(PAOP)、右心室舒张末期压(RVEDV)、中心静脉压(CVP)更能准确反映心脏前负荷的指标。

5.器官功能监测

包括脑功能、心功能、肾功能、胃肠功能、血液系统功能等,进行相应的血液生化和功能检查。一旦发现异常,要积极处理,注意防止多器官功能障碍综合征(MODS)的发生。

6.血液和生物标志物监测

包括外周血白细胞计数、C 反应蛋白、血培养等。近年还发现某些生物标志物可预测预后。

(1)血糖:近年对 6891 例 CAP 患者(无糖尿病史)入院时血清血糖分析显示,血糖 6～10.99mmol/L 的患者 90 天病死率与正常血糖者对比明显升高(HR 1.56,95％可信限 1.22～2.01;$P<0.001$),如血糖≥14mmol/L,则 HR 上升到 2.37(1.62～3.46;$P<0.001$)。高血糖可预测患者的病死率。

(2)降钙素原:细菌感染可升高,临床上用于与病毒和结核的鉴别诊断。

(3)前肾上腺髓质素(ProADM):与肺炎严重度评分密切相关,如 CAP 患者入院时 ProADM 含量≥0.646nmol/L,与 PSI 和 CURB-65 紧密相关,可作为重症肺炎的判断。

(4)IL-6、IL-10、脂多糖结合蛋白:此组炎症因子与 CURB-65 评分 3、4 相关性很好,如 CURB-65 结合 IL-6 还可提高预测重症肺炎的准确性。但与 CAP 预后关系不密切。

(5)皮质醇:血清皮质醇水平可预测病死率和严重度,与其他临床评分和炎症生物标志物相关性不大。主要限制是采血的时间点,白天皮质醇浓度的变化可能影响结果。

(二)抗生素治疗

抗生素治疗的正确与否对重症肺炎的结局起主要的影响,其影响因素包括应用时间、选择抗生素是否适当、剂量、给药途径、单药或联合用药等。

1.联合或单用

经验性联合应用抗生素治疗重症肺炎的理论依据是联合应用能够覆盖可能的微生物并预防耐药的发生。对于铜绿假单胞菌肺炎,联用β内酰胺类和氨基糖苷类具有潜在的协同作用,优于单药治疗;然而氨基糖苷类抗生素的抗菌谱窄,毒性大,特别是对于老年患者,其肾损害的发生率比较高。临床应用氨基糖苷类时要注意其为浓度依赖性抗生素，一般要用足够剂量、提高峰药浓度以提高疗效，同时也应避免与毒性相关的谷浓度的升高。在监测药物的峰浓度时，庆大霉素和妥布霉素大于 $7\mu g/mL$ 或阿米卡星大于 $28\mu g/mL$ 的效果较好。氨基糖苷类的另一个不足是对支气管分泌物的渗透性较差，仅能达到血药浓度的 40%。此外，肺炎患者的支气管分泌物 pH 较低，在这种环境下许多抗生素活性都降低。因此，有时联合应用氨基糖苷类抗生素并不能增加疗效反而增加了肾毒性。

目前对于重症肺炎，抗生素的单药治疗也已得到临床医师的重视。新的头孢菌素、碳青霉烯类、其他 β 内酰胺类和氟喹诺酮类抗生素由于抗菌效力强、广谱，并且耐细菌 β 内酰胺酶，故可用于单药治疗。即使对于重症 HAP，只要不是耐多药的病原体，如铜绿假单胞菌、不动杆菌和耐甲氧西林金黄色葡萄球菌（MRSA）等，仍可考虑抗生素的单药治疗。对重症 VAP 有效的抗生素一般包括亚胺培南、美罗培南、头孢吡肟和哌拉西林/他唑巴坦。对于重症肺炎患者来说，临床上的初始治疗常联用多种抗生素，在获得细菌培养结果后，如果没有高度耐药的病原体就可以考虑转为针对性的单药治疗。

临床上一般认为不适合单药治疗的情况包括：①可能感染革兰阳性、革兰阴性菌和非典型病原体的重症 CAP；②怀疑铜绿假单胞菌或肺炎克雷伯杆菌的菌血症；③可能是金黄色葡萄球菌和铜绿假单胞菌感染的 HAP。三代头孢菌素不应用于单药治疗，因其在治疗中易诱导肠杆菌属细菌产生 β 内酰胺酶而导致耐药发生。

对于重症 VAP 患者，如果为高度耐药病原体所致的感染则联合治疗是必要的。目前有三种联合用药方案。①β 内酰胺类联合氨基糖苷类：在抗铜绿假单胞菌上有协同作用，但也应注意前面提到的氨基糖苷类的毒性作用。②两个 β 内酰胺类联合使用：因这种用法会诱导出对两种药同时耐药的细菌，故虽然有过成功治疗的报道，仍不推荐使用。③β 内酰胺类联合氟喹诺酮类：虽然没有抗菌协同作用，但也没有潜在的拮抗作用；氟喹诺酮类对呼吸道分泌物穿透性很好，对其疗效有潜在的正面影响。

对于铜绿假单胞菌所致的重症肺炎，联合治疗往往是必要的。抗假单胞菌的 β 内酰胺类抗生素包括青霉素类的哌拉西林、阿洛西林、氨苄西林、替卡西林、羧苄西林；三代头孢菌素类的头孢他啶、头孢哌酮；四代头孢菌素类的头孢吡肟；碳青霉烯类的亚胺培南、美罗培南；单酰胺类的氨曲南（可用于青霉素类过敏的患者）；β 内酰胺类/β 内酰胺酶抑制剂复合剂的替卡西林/克拉维酸钾、哌拉西林/他唑巴坦、头孢哌酮/舒巴坦。其他的抗假单胞菌抗生素还有氟喹诺酮类和氨基糖苷类。

2.重症 CAP 的抗生素治疗

重症 CAP 患者的初始治疗应针对肺炎链球菌（包括耐药肺炎链球菌）、流感嗜血杆菌、军团菌和其他非典型病原体，在某些有危险因素的患者还有可能为肠道革兰阴性菌属包括铜绿假单胞菌的感染。

无铜绿假单胞菌感染危险因素的 CAP 患者可使用 β 内酰胺类联合大环内酯类或氟喹诺酮类（如左氧氟沙星、加替沙星、莫西沙星等）。因目前为止还没有确立单药治疗重症 CAP 的方法，所以很难确定其安全性、有效性（特别是并发脑膜炎的肺炎）或用药剂量。可用于重症 CAP 并经验性覆盖耐药肺炎链球菌的 β 内酰胺类抗生素有头孢曲松、头孢噻肟、亚胺培南、美罗培南、头孢吡肟、氨苄西林/舒巴坦或哌拉西林/他唑巴坦。目前高达 40％的肺炎链球菌对青霉素或其他抗生素耐药，其机制不是 β 内酰胺酶介导而是青霉素结合蛋白的改变。虽然不少 β 内酰胺类和氟喹诺酮类抗生素对这些病原体有效，但对耐药肺炎链球菌肺炎并发脑膜炎的患者应使用万古霉素治疗。

如果患者有假单胞菌感染的危险因素（如支气管扩张、长期使用抗生素、长期使用糖皮质激素）应联合使用抗假单胞菌抗生素并应覆盖非典型病原体，如环丙沙星加抗假单胞菌 β 内酰胺类，或抗假单胞菌 β 内酰胺类加氨基糖苷类加大环内酯类或氟喹诺酮类。

临床上选取任何治疗方案都应根据当地抗生素耐药的情况、流行病学和细菌培养及实验室结果进行调整。关于抗生素的治疗疗程目前也很少有资料可供参考，应考虑感染的严重程度，菌血症、多器官功能衰竭、持续性全身炎症反应和损伤等。一般来说，根据疾病的严重程度和宿主免疫抑制的状态，肺炎链球菌肺炎疗程为 7～10 天，军团菌肺炎的疗程需要 14～21 天。ICU 的大多数治疗都是通过静脉途径的，但近期的研究表明只要病情稳定、没有发热，即使在危重患者，3 天静脉给药后亦可转为口服治疗，即序贯或转换治疗。转换为口服治疗的药物可选择氟喹诺酮类，因其生物利用度高，口服治疗也可达到同静脉给药一样的血药浓度。

由于嗜肺军团菌在重症 CAP 的相对重要性，应特别注意其治疗方案。虽然目前有很多体外抗军团菌活性的药物，但在治疗效果上仍缺少前瞻性、随机对照研究的资料。回顾性的资料和长期临床经验支持使用红霉素 4g/d 治疗住院的军团菌肺炎患者。在多肺叶病变、器官功能衰竭或严重免疫抑制的患者，在治疗的前 3～5 天应加用利福平。其他大环内酯类（克拉霉素和阿奇霉素）也有效。除上述之外可供选择的药物有氟喹诺酮类（环丙沙星、左氧氟沙星、加替沙星、莫西沙星）或多西环素。氟喹诺酮类在治疗军团菌肺炎的动物模型中特别有效。

病毒引起的 CAP 近年报道增多，尤其是流感病毒，如高致病性禽流感 H5N1、H1N1、H7N9 等，表现为重症肺炎的比例高，病死率高。

3.重症 HAP 的抗生素治疗

HAP 应根据患者的情况和最可能的病原体而采取个体化治疗。对于早发的（住院 4 天内起病者）重症肺炎患者而没有特殊病原体感染危险因素者，应针对"常见病原体"治疗。这些病原体包括肺炎链球菌、流感嗜血杆菌、甲氧西林敏感的金黄色葡萄球菌和非耐药的革兰阴性细菌。抗生素可选择二、三、四代头孢菌素，β 内酰胺类/β 内酰胺酶抑制剂复合剂，氟喹诺酮类或联用克林霉素和氨曲南。

对于任何时间起病、有特殊病原体感染危险因素的轻中症肺炎患者，有感染"常见病原体"和其他病原体危险者，应评估危险因素来指导治疗：①如果有近期腹部手术或明确的误吸史，应注意厌氧菌，可在主要抗生素基础上加用克林霉素或单用 β 内酰胺类/β 内酰胺酶抑制剂复合剂。②如果患者有昏迷或有头部创伤、肾衰竭或糖尿病史，应注意金黄色葡萄球菌感染，需针对性选择有效的抗生素。③如果患者起病前使用过大剂量的糖皮质激素，或近期有抗生素使用史，或长期 ICU 住院史，即使患者的 HAP 并不严重，也应经验性治疗耐药病原体。治疗方法是联用两种抗假单胞菌抗生素，如果气管抽吸物革兰染色见阳性球菌还须加用万古霉素（或可使用利奈唑胺或奎奴普丁/达福普汀）。所有的患者，特别是气管插管的 ICU 患者，经验性用药必须持续到痰培养结果出来之后。如果无铜绿假单胞菌或其他耐药革兰阴性细菌感染,则可根据药敏情况使用单一药物治疗。非耐药病原体的重症 HAP 患者可用任何以下单一药物治疗:亚胺培南、美罗培南、哌拉西林/他唑巴坦或头孢吡肟。

ICU 中 HAP 的治疗也应根据当地抗生素敏感情况以及当地经验和对某些抗生素的偏爱而调整。每个 ICU 都有它自己的微生物药敏情况,而且这种情况随时间而变化,因而有必要经常更新经验用药的策略。经验用药中另一个需要考虑的是"抗生素轮换"策略,它是指标准经验治疗过程中有意更改抗生素使细菌暴露于不同的抗生素从而减少抗生素耐药的选择性压力,达到减少耐药病原体感染发生率的目的。"抗生素轮换"策略目前仍在研究之中,还有不少问题未能明确,包括每个用药循环应该持续多久? 应用什么药物进行循环? 这种方法在内科和外科患者的有效性分别有多高? 循环药物是否应该针对革兰阳性细菌同时也针对革兰阴性细菌?

在某些患者中,雾化吸入这种局部治疗可用以弥补全身用药的不足。氨基糖苷类雾化吸入可能有一定的益处,但只用于革兰阴性细菌肺炎全身治疗无效者。多黏菌素雾化吸入也可用于耐药铜绿假单胞菌的感染。

对于初始经验治疗失败的患者,应该考虑其他感染性或非感染性的诊断,包括肺曲霉感染。对持续发热并有持续或进展性肺部浸润的患者可经验性使用两性霉素 B。虽然传统上应使用开放肺活检来确定其最终诊断,但临床上是否活检仍应个体化。临床上还应注意其他的非感染性肺部浸润的可能性。

(三)糖皮质激素

糖皮质激素对重症肺炎的治疗一直存在争论。在随机对照的临床研究中,早期研究显示氢化可的松对入住 ICU 的重症 CAP 可降低病死率。但是,2010 年和 2011 年的两项双盲、随机对照研究使用糖皮质激素治疗 CAP 发现,40mg 甲泼尼龙,应用 7 天,没有发现任何临床的益处;而地塞米松应用 3 天可缩短住院时间 1 天。2011 年报道的两篇糖皮质激素治疗 H1N1 肺炎的对比研究,无论是欧洲还是亚洲患者,使用糖皮质激素没有任何益处,反而增加了病死率。2013 年糖皮质激素治疗重症肺炎的 4 项研究共 264 例患者,应用糖皮质激素可以明显降低住院病死率,但由于资料的不均一性,临床上应用糖皮质激素时应考虑其利弊。因此,糖皮质激素对重症 CAP 的患者的辅助疗效还不明确。

(四)支持治疗

支持治疗主要包括液体补充、血流动力学、通气和营养支持,起到稳定患者状态的作用,而更直接的治疗仍需要针对患者的基础病因。流行病学证据显示营养不良影响肺炎的发病和危重患者的预后。同样,临床资料也支持肠内营养可以预防肺炎的发生,特别是对于创伤的患者。对于严重脓毒症和多器官功能衰竭的分解代谢旺盛的重症肺炎患者,在起病 48 小时后应开始经肠内途径进行营养支持,一般把导管插入到空肠进行喂养以避免误吸;如果使用胃内喂养,最好是维持患者半卧体位以减少误吸的风险。

(五)胸部理疗

拍背、体位引流和振动可以促进黏痰排出的效果尚未被证实。胸部理疗广泛应用的局限在于:①其有效性未被证实,特别是不能减少患者的住院时间。②费用高,需要专人使用。③有时引起 PaO_2 的下降。目前的经验是胸部理疗对于脓痰过多($>30mL/d$)或严重呼吸肌疲劳不能有效咳嗽的患者是最为有用的,例如对囊性纤维化、COPD 和支气管扩张的患者。

使用自动化病床的侧翻疗法,有时加以振动叩击,是一种有效地预防外科创伤及内科患者肺炎的方法,但其地位仍不确切。

(六)促进痰液排出

雾化和湿化可降低痰的黏度,因而可改善不能有效咳嗽患者的排痰,然而雾化产生的大多水蒸气都沉积在上呼吸道并引起咳嗽,一般并不影响痰的流体特性。目前很少有数据支持湿化能特异性地促进细菌清除或肺炎吸收的观点。乙酰半胱氨酸能破坏痰液的二硫键,有时也用于肺炎患者的治疗,但由于其刺激性因而在临床应用上受到一定限制。痰中的 DNA 增加了痰液黏度,重组的 DNA 酶能裂解 DNA,已证实在囊性纤维化患者中有助于改善症状和肺功能,但对肺炎患者其价值尚未被证实。支气管舒张药也能促进黏液排出和纤毛运动频率,对COPD 合并肺炎的患者有效。

第三节　急性肺栓塞

急性肺栓塞(APE)是由内源性或外源性栓子堵塞肺动脉或分支而引起肺循环障碍的临床和病理生理综合征。临床可以表现为无症状,或突发呼吸困难、胸闷、咯血、猝死,症状与栓子大小、栓塞发生速度及基础心、肺功能相关。常见有急性肺血栓栓塞症(APTE)、脂肪栓塞、羊水栓塞、空气栓塞等类型。如果肺栓塞引起肺出血或坏死称为肺梗死。其中急性肺血栓栓塞症(APTE)为急性肺栓塞最常见的类型。国内既往的 PTE 诊断标准:栓塞 2 个肺叶及以上者,或 7 个亚段,虽少于 2 个肺叶但伴血压下降(收缩压低于 90mmHg 或下降超过 40mmHg/15min,10mmHg＝1.33kPa),称为大面积肺栓塞,其余统称为非大面积肺栓塞。非大面积肺栓塞中一部分病例出现右心室功能不全者称之为次大面积肺栓塞亚型。2008 年和 2014 年分别做了更新,分为急性高危 PTE 和非高危 PTE(包括中危和低危 PTE)。

PTE 临床症状缺乏特异性,部分 PTE 为偶然发现,难以获取其精确的发病率。多数 PTE 继发于深静脉血栓形成(DVT),现有的关于发病率、易患因素和自然病程数据来源于一些研究静脉血栓栓塞疾病(VTE)的结论。APTE 是欧美等发达国家最常见的致死性急症,也是各个年龄组主要的致死原因。在美国每年约有 70 万例肺栓塞患者,其发病率及病死率分别占疾病谱及死亡原因的第三位,年发病率 1.5‰,仅次于高血压和冠心病,死亡率仅次于恶性肿瘤和心肌梗死。美国肺栓塞的死亡人数超过艾滋病、乳腺癌、交通事故和意外事件所致死亡数量的总和。肺栓塞在我国并非是少见病,近 10 多年来有关的临床流行病学调查发现患者数呈稳步上升趋势,已引起临床医师的警惕。流入肺动脉的血栓大小、形状、数量及速度的不同,肺栓塞的临床表现呈多样性和复杂性,因此临床上容易漏诊和误诊。尽管近年来国内临床上对肺栓塞的认识大大提高,但在一些地区急性肺栓塞仍呈现较高的漏诊率和误诊率。

一、病因和发病机制

肺栓塞(PE)是以各种栓子阻塞肺动脉系统为其发病原因的一组疾病或临床综合征的总

称。肺血栓栓塞症(PTE)来自静脉系统或右心的血栓阻塞肺动脉或其分支所致疾病,以肺循环和呼吸功能障碍为其主要临床和病理生理特征。最常见的栓子为血栓,血栓随血流到达肺动脉形成肺栓塞,当阻断肺血流而发生肺组织坏死时即为肺梗死。已公认静脉血栓栓塞症包括肺栓塞(PTE)和下肢静脉血栓形成(DVT),而 PTE 和 DVT 是同一种疾病的不同发展阶段,大部分患者先出现 DVT,然后脱落随血流进入肺动脉形成 PTE。因此,肺栓塞的病因和发病机制与静脉血栓类似,包括先天性和获得性抗凝或纤溶异常。原发性危险因素由遗传变异引起;获得性因素指后天获得的易发生静脉血栓栓塞症的多种病理生理异常,包括心脏病、肿瘤、妊娠和分娩、血液病、肥胖、长期制动和口服避孕药等。年龄是急性肺栓塞的独立危险因素,随着年龄的增长,静脉血栓栓塞症的发病率有逐渐升高的趋势。血栓形成的危险因素即 Virchow 三要素包括:血流淤滞、血液高凝、血管壁损伤,导致血管内皮功能障碍、凝血和纤溶系统异常进而导致血栓形成。75%血栓来源于下肢或盆腔的深静脉,血栓脱落到达肺动脉,则可发生 APTE。APTE 是外科手术患者严重并发症,也是手术及创伤后猝死的常见原因。外科手术与 APTE 的关系已有较多研究,除手术前患者的状况外,手术本身对组织、血管壁的损伤导致凝血系统激活,麻醉、体外循环等造成血流缓慢以及输血等引起血液黏度增高,均是手术诱发 APTE 的危险因素。

肺栓塞的栓子最多见为血栓,空气、脂肪、羊水等栓子较少见。栓子的大小可从微血栓到巨大的骑跨型血栓,较大的血栓栓塞多来源于下肢深静脉。脱落的血栓主要由纤维蛋白、红细胞及血小板组成。肺栓塞双侧多于单侧,右肺多于左肺,下肺多于上肺。肺栓塞为一急性过程,一旦发生血管腔被堵塞,血流减少或中断,引起的病理生理学改变主要包括血流动力学和呼吸功能两个方面。心肺功能改变的程度决定于肺动脉堵塞的范围、速度、原心肺功能状态及肺血管内皮功能等。栓塞部位的肺血流减少,肺泡无效腔量增大;肺内血流重新分布,通气/血流比例失调;右心房压升高可以引起功能性卵圆孔重新开放,产生心内右向左分流。神经体液因素可以引起支气管痉挛;栓塞部位的肺泡表面活性物质分泌减少;毛细血管的通透性增高,间质和肺泡内的液体增多或出血;肺泡萎缩,有效换气面积减少;肺的顺应性下降,肺体积缩小并可出现肺不张。可以出现低氧血症、代偿性过度通气(低碳酸血症)或相对性低肺泡通气。若累及胸膜,可有胸腔积液。

轻者可无明显临床症状,重者肺循环阻力突然增加、肺动脉压升高、右心扩大致室间隔左移、心排血量下降、休克,脑动脉和冠状动脉供血不足,导致昏厥,甚至死亡。

二、诊断

由于 APTE 的临床表现缺乏特征性,需提高对 APTE 的诊断水平。结合现有的临床研究及临床应用,遵循目前 PTE 的诊断策略和流程,及早做出 PTE 发生可能的诊断,并开始 PTE 特异性的治疗。

(一)临床表现

1.既往史

既往静脉血栓栓塞(VTE)病史,存在易患因素。了解 VTE 的易患因素,对 PTE 可能性的判断很重要;PTE的可能性随着易患因素的增多而增大。尽管如此,30%PTE患者并未发现明显的易患因素。

2.症状

多数患者有呼吸困难、胸痛、晕厥、咯血等症状。其中,呼吸困难、胸痛和咯血被称为"肺梗死三联征",事实上临床表现为典型肺梗死三联征的不足20%。部分PTE患者无症状,而因其他疾病的诊断被偶然发现。

(1)呼吸困难:发生率高达80%以上,多表现为劳力性呼吸困难。临床医师应注意呼吸困难的诱因、性质、程度和持续时间。中央型的PTE可表现为突发、严重的呼吸困难,而在微小的外周型PTE,呼吸困难往往较为轻微、短暂。对于本已存在心功能不全或肺部疾病的患者,呼吸困难加重可能是PTE的唯一提示症状。以胸憋闷为主诉的呼吸困难应与劳力性心绞痛鉴别。

(2)胸痛:我国PTE患者胸痛发生率高达50%以上,其中"胸膜炎性胸痛"占45.2%,系病变累及胸膜所致。在中央型PTE,患者表现为"心绞痛样胸痛"占30.0%,可能由于冠状动脉痉挛或右心室缺血肥厚所致,需与急性冠状动脉综合征或主动脉夹层相鉴别。

(3)咯血:我国PTE患者发生率26%,血量不多,鲜红色,数天后变为暗红色。

其他症状有咳嗽,多表现为干咳,可伴哮鸣音;惊恐、濒死感、心悸,由胸痛或低氧血症所致。当大块肺栓塞或重症肺动脉高压时,可引起一过性脑缺血,表现为晕厥,也可为肺梗死的首发症状。

3.体征

多数患者体征无特异性,全国80家医院病例追踪研究显示,发绀34.5%,颈静脉充盈20.2%,肺湿啰音25.4%,哮鸣音8.5%,三尖瓣区杂音7.8%,P2亢进41.9%,单侧或双侧下肢水肿28.9%,下肢静脉曲张13.6%。但有部分患者检查无异常体征。

心动过速和血压下降通常提示肺动脉主干栓塞,大块肺栓塞和发绀提示病情严重。胸部检查可无任何异常体征,如一侧肺栓塞范围较大,肺容积缩小。亦可闻及心包摩擦音和胸膜摩擦音,或有胸腔积液、肺动脉高压和右心衰竭体征。重症慢性栓塞性肺动脉高压可并发心包积液。颈静脉充盈和异常搏动有诊断和鉴别诊断意义。

肺栓塞的栓子主要来源于急性血栓性静脉炎患者的下肢静脉,因此,下肢DVT对诊断肺栓塞有重要意义。远端DVT,如腓静脉DVT多无临床症状,如有症状40%～50%由近端DVT延展,近端DVT表现为双下肢非对称性水肿,小腿或整个下肢肿胀,疼痛剧烈,肢体肌肉僵硬,浅静脉扩张,皮肤色素沉着,甚至溃烂等表现,发生PTE的危险性为60%～70%。

由于急性肺栓塞临床表现多样,大多缺乏典型的肺梗死"三联征"(胸痛、咯血及呼吸困难),且急性肺栓塞的症状、体征和其他心肺疾病相似,缺乏特异性,多数容易误诊。肺栓塞的病死率高,未经治疗者病死率可高达30%,诊断明确并经过积极治疗者病死率可降至2%～8%。因此,早期诊断及治疗越来越受重视。提高早期诊断率的关键是强化诊断意识;其次需要确立正确的肺栓塞诊断策略。肺栓塞的诊断策略主要包括疑似诊断、确定诊断和求因诊断三个层面。对临床上有易患因素者特别是有多个危险因素并存时,一旦出现难以解释的呼吸困难、晕厥、呼吸频速、胸痛、低血压、咯血、窦性心动过速、P_2亢进、下肢不对称肿胀等相对特征性的临床表现及体征应立即联想到 APTE 的可能,可行血气分析、心电图(ECG)、超声心动图(UCG)、螺旋 CT、D-2 聚体、肺通气灌注显像等与 APE 有关的检查,尽早诊断。伴有右心室功能衰竭、大块 PTE 患者最严重的临床问题是低血压和休克,最有效的诊断方法是 UCG 和螺旋 CT。

(二)实验室检查及其他辅助检查

1.血浆 D-二聚体

血浆 D-二聚体是纤维蛋白胶连蛋白的代谢产物,凝血系统的激活导致凝血酶生成,凝血酶结合于纤维蛋白原的中央结构域,释放纤维蛋白肽 A(FPA)和纤维蛋白肽 B(FPB),生成纤维蛋白单体和多聚体。在活化 XIII 因子的作用下,生成交联的纤维蛋白。纤溶酶降解交联纤维蛋白,生成多种交联的纤维蛋白降解产物(FbDP),其中包括 D-二聚体和其他的片段。急性肺栓塞时血浆 D-二聚体含量增加,敏感性高,但特异性不强,应排除手术、外伤和急性心肌梗死。如 D-二聚体低于 $500\mu g/L$,可排除急性肺栓塞诊断,不必做肺动脉造影。在英国临床工作中,医院生化室也测定血浆 D-二聚体,作为诊断和排除肺栓塞的一项指标。而在急诊,很多的医院主要应用美国 Shortnessof Breath Panel 来测定肌酸激酶同工酶(CK-MB)、肌红蛋白、肌钙蛋白-I、B 型利钠肽(BNP)、D-二聚体来判别患者的呼吸困难是心源性,还是肺源性。其中还可以诊断患者是否有急性心肌梗死和心衰的严重程度。

2.X 线胸片

X 线胸片可为诊断提供初步线索,X 线胸片多有异常改变,但往往是非特异性的。最常见的征象为肺纹理稀疏、减少,透过度增加和肺血分布不匀。偶见形状不一的肺梗死浸润影;典型表现为底边朝向胸膜或膈肌上的楔形影,可有少至中量胸腔渗液。此外还可见气管移向患侧或较重侧,膈肌抬高。当并发肺动脉高压或右心扩大或衰竭时,上腔静脉影增宽,肺动脉段凸出,右肺下动脉增宽,右心室扩大。

3.CT 肺动脉造影

CT 肺动脉造影(CTPA)可对急性或慢性肺血栓做初步鉴定。CTPA 不仅能证实患者存在肺栓塞,而且还能观察到受累肺动脉内栓子的大小、具体部位、分布、与管壁的关系,以及右心房、右心室内有无血栓,心功能状态、肺组织灌流情况、肺梗死病灶及胸腔积液等。

CTPA 阳性直接征象有肺动脉内低密度充盈缺损,部分或完全包围在不透光的血流之间(轨道征),或完全充盈缺损,远端血管不显影;间接征象包括肺野三角形密度增高影,条带状高密度区或盘状肺不张,中心非动脉扩张及远端血管分支减少或消失。感兴趣区加做高分辨扫描。

4.通气-血流灌注比值显像

通气-血流灌注比值(V/Q)显像发现栓塞后继发的肺实质灌流缺损,但特异性不高,因许多肺部疾病也可以影响其数值,如一些肺实质病变均可导致肺血流缺损。由于 PE 是外源性栓子阻塞肺动脉引起肺循环障碍,而肺通气功能往往正常,因此,V/Q 显像的主要影像特征是肺灌注异常而肺通气大致正常,即 V/Q 显像不匹配。V/Q 对诊断肺动脉亚段及以下的肺栓塞和慢性肺栓塞性肺动脉高压有独到作用。过度吸烟、慢性阻塞性肺疾病或左心衰竭可引起肺灌注显像改变,应注意鉴别。

5.超声心动图(UCG)

可显示右心的大小和功能,对病情危重、血流动力学不稳定的可疑急性高危肺栓塞有诊断价值,在患者就诊2小时内完成。UCG具有:①鉴别诊断价值,可以排除威胁生命的其他器质性心脏疾病,鉴别急性和慢性PTE。②作为确诊PTE手段,尤其栓子位于肺动脉大血管时。③提供PTE右心功能不全的间接征象:右心室壁局部运动幅度降低,<5mm,右心室和(或)右心房扩大,右心室/左心室直径>0.9,三尖瓣反流速度>2.8m/s,肺动脉收缩压增高>30mmHg。

6.下肢静脉超声

可发现DVT。

7.肺动脉造影

是诊断肺栓塞的"金标准",敏感性98%,特异性95%~98%。但它属于有创检查,应严格掌握适应证,现已被CTPA所替代。但对于CTPA阴性者,如仍强烈疑诊APTE者可加做肺动脉造影。

8.心电图

急性肺栓塞的心电图变化是由于肺动脉栓塞引起反射性肺小动脉痉挛,肺动脉压升高,右心室扩张,心排血量下降,致急性肺源性心脏病,右心室突然扩大转位而引起。因而APE可有某些心电图改变,心电图最常见、最早期的改变是胸前导联T波倒置,有报道胸前导联T波改变在APTE中占40%~50%。特别是Miller指数(反映肺动脉段受累程度)大于50%与肺动脉平均压大于30mmHg者易出现心电图改变。与APE有关的心电图改变和肺动脉栓塞程度直接相关,小血栓及较少小动脉栓塞,可以没有任何症状及心电图改变,然而大块肺栓塞则可直接导致猝死,有时甚至没来得及有心电图改变,患者已经死亡。右束支传导阻滞(RBBB)、$S_I Q_{III} T_{III}$及肺型P波的出现提示APTE病情严重,可能为肺动脉干栓塞。文献报道60%左右APE会出现$S_I Q_{III} T_{III}$变化,并早于RBBB,但部分患者仅出现$Q_{III} T_{III}$变化而无SI改变。胸前导联T波的变化在肺栓塞中也较常见,占40%~73%。急性肺栓塞的心电图表现是一柄"双刃剑",使用恰当有助于诊断,用得不当反成为误诊的依据。年龄大者易被误诊为心肌梗死,特别是心内膜下心肌梗死,或在心肌酶正常时误诊为心肌缺血。年轻人易被误诊为心肌炎。究其原因是对急性肺栓塞缺乏警惕性,一见到心电图改变伴有胸闷者多考虑到常见的冠心病等。为了避免和减少误诊,首先要注意急性肺栓塞的心电图改变程度与临床症状不一致。仔细分析心电图特征,了解急性肺栓塞心电图特点及变化规律,有助于急性肺栓塞的诊断和鉴别诊断。

(三)诊断要点

如患者存在肺栓塞危险因素,临床有咯血、晕厥、呼吸困难等症状,有三高三低(低血压、低氧血症、低碳酸血症,肺动脉压高、肺泡动脉血氧分压差高、pH高)的改变,应考虑有无肺栓塞。

1.诊断标准

目前国内外大多数专家学者推荐使用的诊断标准为满足以下四项标准之一者即可确诊PE。

（1）肺血管造影阳性即肺动脉造影阳性或 CTPA 阳性。

（2）放射性核素肺通气/灌注显像高度可疑。

（3）肺核素通气灌注显像中度可疑＋彩色多普勒超声检查发现下肢 DVT。

（4）临床表现高度可疑＋彩色多普勒超声检查发现下肢 DVT。

肺动脉造影目前仍为 PTE 诊断的"金标准"与参比方法，但需注意应严格掌握适应证。随着无创检查技术的日臻成熟，多数情况下可明确诊断，故不推荐将肺动脉造影作为常规检查手段。

2.APTE 规范化诊疗程序

为了不断提高急性肺栓塞的诊断率，便于及早治疗，降低病死率，国际上对急性肺栓塞的诊疗程序进行了完善和更新，提出了新观念和新思维。现将 2014 年欧洲心脏病学会（ESC）急性肺栓塞规范化诊疗流程介绍如下。

（1）对于任何呼吸困难、胸痛、咳嗽和咯血的患者，都要考虑可能是 APTE，增强对 APTE 的诊断意识，只有这样才能减少漏诊和误诊。

（2）尽管 PTE 患者个体症状、体征、常规检查均有敏感性和特异性的局限性，综合这些结果可以提高临床判断的准确度。然而，临床判断缺乏标准化，因此，一些临床可能性测评表已经建立。其中，应用最为广泛的是 Wells 等人建立的可能性评分表。运用该评分表，发生 PE 可能性被划分为低、中、高三个分层，或被归类为疑似 PE 和不似 PE。另外，Geneva 评分表也较为简单和标准化。

三、治疗

（一）急性 PE 的治疗

1.一般性治疗

（1）绝对卧床休息 2～3 周，保持大便通畅，避免用力，以防血栓脱落。

（2）密切监测患者的生命体征，动态监测心电图、动脉血气分析。

（3）对症治疗如胸痛、烦躁给予吗啡；缺氧予以吸氧；心衰按心衰治疗等。

（4）对合并下肢深静脉血栓形成的患者应绝对卧床至抗凝治疗达到一定强度（保持国际标准化比值在 2.0 左右）方可，并应用抗生素控制下肢血栓性静脉炎和预防肺栓塞并发感染。

（5）危险度分层：对疑诊或确诊急性肺栓塞的患者应进行初始危险度分层，出现休克或持续性低血压的血流动力学不稳定为高危患者，一旦确诊，应迅速启动再灌注治疗。肺栓塞严重指数（PESI），或其简化版本主要用以区分中危和低危患者。对中危患者，需进一步评估风险。超声心动图或 CT 血管造影证实右心室功能障碍，同时伴有心肌损伤生物标记物肌钙蛋白升高者为中高危，应严密监测，以早期发现血流动力学失代偿，必要时启动补救性再灌注治疗。

2.溶栓治疗

溶栓治疗是高危 PE 患者的一线治疗方案。对于出现休克或低血压的高危 PE 患者，只要不存在溶栓治疗绝对禁忌证，均应给予静脉溶栓治疗（Ⅰ类，证据级别 A）；而对于非高危患者，不建议常规进行溶栓治疗，只建议对中危患者选择性应用溶栓治疗（Ⅱb 类，证据级别 B）；而对于低危患者,不建议行溶栓治疗(Ⅲ类,证据级别 B)。

溶栓治疗可迅速溶解血栓,恢复肺组织灌注,逆转右心衰竭,增加肺毛细血管血容量及降低病死率和复发率。欧美多项随机临床试验证实,溶栓治疗能够快速改善肺血流动力学指标,提高患者早期生存率。国内一项大样本回顾性研究证实,尿激酶或重组组织型纤溶酶原激活剂(rt-PA)溶栓联合抗凝治疗急性肺栓塞,总有效率达 96.6%,显效率为 42.7%,病死率为 3.4%,疗效明显优于对症治疗组和单纯抗凝治疗组。另外,国内外也有大量临床试验高度肯定了第 3 代溶栓剂重组入组织型纤溶酶原激酶衍生物(r-PA)静脉溶栓治疗急性肺栓塞的方法。

(1)临床常用溶栓药物及用法:我国临床上常用的溶栓药物有尿激酶和 rt-PA 以及 r-PA。目前我国大多数医院采用的方案是 rt-PA5 ～100mg 持续静脉滴注,无须负荷量。国内的研究表明,半量(50mg)rt-PA 溶栓治疗急性肺栓塞与全量相比有效性相似且更安全,尤其是体重<65kg 的患者出血事件明显减少。尿激酶治疗急性肺栓塞的国内推荐用法为 20000U/(kg·2h)静脉滴注。r-PA 的化学名称是瑞替普酶,是目前国内临床上唯一的第 3 代特异性溶栓药,目前大多数研究推荐 r-PA 18mg(相当 10MU)溶于生理盐水静脉推注>2 分钟,30 分钟后重复推注 18mg。也有研究推荐 r-PA 18mg 溶于 50mL 生理盐水静脉泵入 2 小时,疗效显著优于静脉推注 r-PA 和静脉尿激酶的疗效。

(2)溶栓禁忌证:①绝对禁忌证:出血性卒中;6 个月内缺血性卒中;中枢神经系统损伤或肿瘤;近 3 周内重大外伤、手术或头部损伤;1 个月内消化道出血;已知的出血高风险患者。②相对禁忌证:6 个月内短暂性脑缺血发作(TIA);应用口服抗凝药;妊娠或分娩后 1 周;不能压迫止血部位的血管穿刺;近期曾行心肺复苏;难以控制的高血压(收缩压>180mmHg);严重肝功能不全;感染性心内膜炎;活动性溃疡。对于危及生命的高危急性肺栓塞患者大多数禁忌证应视为相对禁忌证。

(3)溶栓时间窗:肺组织氧供丰富,有肺动静脉、支气管动静脉、肺泡内换气三重氧供,肺梗死的发生率低,即使发生也相对较轻。急性肺栓塞溶栓治疗的主要目的是尽早溶解血栓疏通血管,减轻血管内皮损伤,减少慢性血栓栓塞性肺高压的发生。急性肺栓塞发病 48 小时内开始行溶栓治疗,疗效最好,对于有症状的急性肺栓塞患者在 6～14 天内溶栓治疗仍有一定作用。

(4)溶栓注意事项:①溶栓前应行常规检查,血常规、血型、APTT、肝肾功能、动脉血气、超声心动图、胸片、心电图等作为基线资料,用以与溶栓后资料对比判断疗效。②备血,并向家属交代病情,签署知情同意书。③使用尿激酶溶栓期间勿同时使用普通肝素,rt-PA 溶栓时是否停用普通肝素无特殊要求,输注过程中可继续应用。④使用 rt-PA 时,可在第 1 小时内泵入 50mg,如无不良反应,则在第 2 小时内序贯泵入另外 50mg。溶栓开始后每 30 分钟做 1 次心电图,复查动脉血气,严密观察生命体征。⑤溶栓治疗结束后,每 2～4 小时测定 APTT,水平低于基线值的 2 倍(或<80 秒)时,开始规范的肝素治疗。常规使用普通肝素或低分子量肝素。由于溶栓的出血风险,以及有时可能需立即停用并逆转肝素的抗凝效应,推荐溶栓治疗后数小时继续给予普通肝素,然后可切换成低分子量肝素或磺达肝癸钠。如患者在溶栓开始前已接受低分子量肝素或磺达肝癸钠,普通肝素输注应推迟至最近一剂低分子量肝素注射后 12

小时(每天给药 2 次),或最近一剂低分子肝素或磺达肝癸钠注射后 24 小时(每天给药 1 次)。

3.抗凝治疗

抗凝疗法为 PE 的基本治疗方法,可有效防止血栓再度形成和复发,同时可使自身纤溶机制溶解已存在的血栓,有效阻止静脉血栓的进展,预防早期死亡和 VTE 复发。

(1)肠道外抗凝剂:对于高或中度临床可能性的患者,等待诊断结果的同时应给予肠道外抗凝剂。普通肝素、低分子量肝素或磺达肝癸钠均有即刻抗凝作用。初始抗凝治疗,低分子量肝素和磺达肝癸钠优于普通肝素,发生大出血和肝素诱导血小板减少症(HIT)的风险也低。而普通肝素具有半衰期短,抗凝效应容易监测,可迅速被鱼精蛋白中和的优点,推荐用于拟直接再灌注的患者,以及严重肾功能不全(肌酐清除率<30mL/min)或重度肥胖患者。低分子量肝素和普通肝素主要依赖抗凝血酶系统发挥作用,如有条件,建议使用前和使用中检测抗凝血酶活性,如果活性下降,需考虑更换抗凝药物。①普通肝素:首先给予负荷剂量 2000~5000IU 或 80U/kg 静脉注射,继之以 18U/(kg·h)持续静脉滴注。抗凝必须充分,否则将严重影响疗效,增加血栓复发率。在初始 24 小时内需每 4~6 小时测定活化的部分凝血活酶时间(APTT)1 次,并根据 APTT 调整普通肝素的剂量,使其尽快达到并维持于正常值的 1.5~2.5 倍。应用普通肝素可能会引起 HIT,在使用的第 3~5 天必须复查血小板计数。若需较长时间使用普通肝素,应在第 7~10 天和 14 天复查血小板计数,普通肝素使用 2 周后则较少出现 HIT。若患者出现血小板计数迅速或持续降低>50%,或血小板计数<$100×10^9$/L,应立即停用,一般停用 10 天内血小板数量开始恢复。②低分子量肝素:所有低分子量肝素均应按体重给药。一般不需常规监测,但在妊娠期间需定期监测抗 Ⅹa 因子活性,其峰值应在最近一次注射后 4 小时测定,谷值应在下次注射前测定,每天给药 2 次的抗 Ⅹa 因子活性目标范围为 0.6~1.0U/mL,每天给药 1 次的目标范围为 1.0~2.0U/mL。③磺达肝癸钠:磺达肝癸钠是选择性 Ⅹa 因子抑制剂,2.5mg 皮下注射,每天 1 次,无须监测。其清除随体重减轻而降低,对体重<50kg 的患者慎用。严重肾功能不全(肌酐清除率<30mL/min)的患者,可造成磺达肝癸钠体内蓄积而增加出血风险,应禁用。中度肾功能不全(肌酐清除率 30~50mL/min)的患者应减量 50%。

(2)口服抗凝药:应尽早给予口服抗凝药,最好与肠道外抗凝剂同日。50 多年来,维生素 K 拮抗剂(VKA)一直是口服抗凝治疗的基石,其中以华法林为国内最常用。华法林通过抑制依赖维生素 K 凝血因子(Ⅱ、Ⅶ、Ⅸ、Ⅹ)合成发挥抗凝作用。通常初始与普通肝素、低分子量肝素或磺达肝癸钠联用。推荐初始剂量为 1~3mg,某些患者如老年、肝功能受损、慢性心力衰竭和出血高风险患者,初始剂量还可适当降低。为达到快速抗凝的目的,应与普通肝素、低分子量肝素或磺达肝癸钠重叠应用 5 天以上,当国际标准化比值(INR)达到目标范围(2.0~3.0)并持续 2 天以上时,停用普通肝素、低分子量肝素或磺达肝癸钠。近年来大规模临床试验为非维生素 K 依赖的新型口服抗凝药(NOAC)用于急性肺栓塞或 VTE 急性期治疗提供了证据,包括达比加群、利伐沙班、阿哌沙班和依度沙班。达比加群是直接凝血酶抑制剂,利伐沙班、阿哌沙班和依度沙班均为直接 Ⅹa 因子抑制剂。目前这类药物在主要有效性事件(复发症状性 VTE 或致死性急性肺栓塞)方面不劣于华法林,而主要安全性事件(大出血或临床相关的非大出血)发生率更低。但以上 4 种新型口服抗凝药均不能用于严重肾功能损害的患者。

新型口服抗凝剂价格昂贵,且无拮抗剂,虽然利伐沙班 2009 年就已经批准预防关节置换后的 DVT 形成,但 2015 年刚在中国批准治疗 DVT 预防急性肺栓塞的适应证,因预防和治疗剂量不同,目前仅在少数大的医学中心使用,尚需积累更多的安全性和疗效的数据。

（3）抗凝治疗时程：急性肺栓塞患者抗凝治疗的目的在于预防 VTE 复发。目前证据表明急性肺栓塞患者应接受至少 3 个月的抗凝治疗。抗凝治疗 6 或 12 个月与 3 个月相比患者急性肺栓塞复发风险相似。长期抗凝可降低 VTE 复发风险约 90％,但同时大出血风险每年增加 1％ 以上,长时程抗凝治疗应因人而异。

①有明确诱发危险因素的急性肺栓塞：一些暂时性或可逆性危险因素,如手术、创伤、制动、妊娠、口服避孕药或激素替代治疗,可诱发 VTE,称为有明确诱发危险因素的急性肺栓塞。此类患者,如已去除暂时性危险因素,推荐口服抗凝治疗 3 个月。

②无明确诱发危险因素的急性肺栓塞：无明确诱发危险因素的急性肺栓塞患者的复发风险较高,应给予口服抗凝治疗至少 3 个月。此后,根据复发和出血风险决定抗凝治疗时程。可根据下列情况鉴别患者是否具有长期高复发风险：a.既往有 1 次以上 VTE 发作；b.抗磷脂抗体综合征；c.遗传性血栓形成倾向；d.近端静脉残余血栓；e.出院时超声心动图检查存在持续性右心室功能障碍。此外,VKA 停用 1 个月后 D-二聚体阴性预示 VTE 不易复发。

目前,尚无评价接受抗凝治疗的 VTE 患者出血风险评分体系。基于现有证据,出血危险因素主要有：a.高龄（尤其＞70 岁）；b.既往胃肠道出血史；c.既往出血性或缺血性卒中史；d.慢性肾脏疾病或肝脏疾病；e.联用抗血小板治疗；f.其他严重急性或慢性疾病；g.抗凝治疗管理不善；h.未严格监测凝血功能。

对于首次发作的无诱因急性肺栓塞且出血风险低者,可考虑长期抗凝治疗。对于复发的无诱因 DVT 或急性肺栓塞患者,建议长期抗凝治疗。血栓形成倾向分子携带者、系统性红斑狼疮患者、蛋白 C 或蛋白 S 缺陷者、纯合型凝血因子 VLeiden 突变或纯合型凝血酶原 G20210A(PTG20210A)突变者,在首次无诱因 VTE 发作后均需长期抗凝治疗。长期抗凝并不意味终生抗凝,仅指抗凝治疗时程不限于急性发作后 3 个月,对于这些患者需定期评估,根据复发和出血风险决定是否停止抗凝治疗。

③肿瘤合并急性肺栓塞：活动期肿瘤是 VTE 复发的重要危险因素,最初 12 个月的复发率约 20％,肿瘤患者发生急性肺栓塞后应接受长期抗凝治疗。建议给予 VTE 合并肿瘤患者至少 3～6 个月的低分子量肝素治疗。6 个月后给予何种治疗方案尚不明确,建议只要肿瘤仍处于活动期,即应长期给予低分子量肝素或华法林治疗。

④长期抗凝治疗的药物选择：大部分患者可长期应用华法林,肿瘤患者长期应用低分子量肝素更为安全有效。新型口服抗凝剂达比加群、利伐沙班和阿哌沙班治疗 VTE 的长期抗凝效果较常规华法林治疗更安全,可替代后者用于长期抗凝治疗。标准口服抗凝治疗结束后,长期阿司匹林治疗可使无诱因 DVT 或急性肺栓塞患者复发风险降低 30％～35％。虽然降低复发风险的效果不及口服抗凝剂的一半,但阿司匹林相关的出血发生率很低,对不能耐受或拒绝口服抗凝药者,可考虑口服阿司匹林。

4.肺动脉血栓摘除术

由于大块血栓所致 PE 急性期死亡率达 32％,其中发病 1 小时内死亡达 11％,死因为猝死、休克及呼吸循环衰竭。因此对于大块 PE 患者,肺动脉血栓摘除术是迅速有效改善呼吸循环功能障碍的有效方法。其适应证:①急性大面积 PE;②血流动力学不稳定,尤为伴循环衰竭(右心衰竭)或休克者;③肺动脉主干、主要分支完全堵塞,且有溶栓治疗禁忌证或溶栓等内科治疗无效的患者;④训练有素的介入治疗梯队。

5.经皮导管介入治疗

经皮导管介入治疗可去除肺动脉及主要分支内的血栓,促进右心室功能恢复,改善症状和存活率,适用于溶栓绝对禁忌证的患者。介入方法包括猪尾导管或球囊导管行血栓碎裂,液压导管装置行血栓流变溶解,抽吸导管行血栓抽吸以及血栓旋切。对无溶栓禁忌证的患者,可同时经导管溶栓或在机械捣栓基础上行药物溶栓。

(二)深静脉血栓形成的治疗

由于 70%～90% 的 PE 栓子来源于深静脉血栓形成的栓子脱落,其中 90% 以上来源于下肢深静脉及盆腔静脉血栓,故对于急性 PE 治疗同时必须兼顾深静脉血栓形成的治疗,否则 PE 易复发。

1.一般性治疗

①卧床 2～3 周,以防止血栓脱落。②患肢抬高消肿促进血液循环。③抗感染:主要为 G^+ 菌,应用相应抗生素。

2.针对血栓的特殊治疗

包括抗凝、溶栓和取栓治疗。

3.静脉滤器

不推荐急性肺栓塞患者常规置入下腔静脉滤器。在有抗凝药物绝对禁忌证以及接受足够强度抗凝治疗后仍复发的急性肺栓塞患者,可选择静脉滤器置入。观察性研究表明,静脉滤器置入可减少急性肺栓塞患者急性期病死率,但增加 VTE 复发风险。尚无证据支持对近端静脉有漂浮血栓的患者常规置入静脉滤器。永久性下腔静脉滤器的并发症很常见,但较少导致死亡,早期并发症包括置入部位血栓,发生率可达 10%。上腔静脉滤器置入有导致严重心脏压塞的风险。晚期并发症包括约 20% 的 DVT 复发和高达 40% 的血栓后综合征。无论是否应用抗凝剂及抗凝时程的长短,5 年后下腔静脉堵塞的发生率约 22%,9 年后约 33%。非永久性下腔静脉滤器分为临时性和可回收性,临时性滤器必须在数天内取出,而可回收性滤器可放置较长时间。置入非永久性滤器后,一旦可安全使用抗凝剂,应尽早取出。长期留置滤器的晚期并发症发生率在 10% 以上,包括滤器移位、倾斜、变形,腔静脉穿孔,滤器断裂,碎片栓塞以及装置本身血栓形成。

第四节　呼吸衰竭

呼吸衰竭是指各种原因引起的肺通气(肺泡气与外界气体交换)和(或)肺换气(肺泡气与血液之间气体交换)功能严重障碍,以致在静息状态下亦不能维持足够的气体交换,导致低氧血症伴(或不伴)高碳酸血症,进而引起一系列病理生理改变和相应临床表现的综合征。其临床表现缺乏特异性,诊断依赖于动脉血气分析:在海平面、静息状态、呼吸空气的条件下,动脉血氧分压(PaO_2)<60mmHg,伴或不伴有动脉血二氧化碳(CO_2)分压($PaCO_2$)>50mmHg,并排除心内解剖分流和原发于心排出量降低等因素。

呼吸为气体交换过程,完整的呼吸功能包括外呼吸、内呼吸和气体运输。外呼吸由肺通气(肺泡气与外界气体交换)和肺换气(肺泡气与血液之间气体交换)组成,保证氧合和CO_2排出。任何引起肺通气和(或)肺换气功能障碍的因素,均可导致呼吸衰竭。呼吸衰竭是功能失常的病理生理过程,非独立的疾病,为临床常见危重症,必须早期诊断,采取及时有效的救治措施,才能为原发病的诊治争取时间和创造条件,降低病死率。

一、病因与发病机制

(一)病因与分类

外呼吸功能的完成依赖于调节灵敏的呼吸中枢和神经传导系统、完整和扩张良好的胸廓、健全的呼吸肌、畅通的气道、正常的肺组织及与之匹配的肺循环。按照病变的部位,呼吸衰竭常见病因包括以下六类:①脑部疾患:颅脑外伤、脑血管意外、脑炎、颅内肿瘤、镇静镇痛药物中毒等。②神经肌肉疾患:脊髓损伤、脊髓灰质炎、急性脱髓鞘性多发神经病、重症肌无力、破伤风、有机磷中毒、肌营养不良、手术后膈神经损伤、机械通气相关的膈肌功能障碍,肉毒杆菌中毒等。③胸壁胸膜疾患:胸廓畸形、胸壁外伤、手术创伤、大量胸腔积液、气胸及胸膜增厚、粘连等。④上呼吸道疾患:会厌炎、喉水肿、扁桃体脓肿、双侧声带麻痹或痉挛、阻塞性睡眠呼吸暂停综合征等。⑤下呼吸道疾患:气管异物或狭窄、支气管哮喘、急性毛细支气管炎、慢性阻塞性肺疾病、重症肺炎、肺结核、广泛肺纤维化、硅沉着病、肺水肿(包括心源性、非心源性如ARDS)等。⑥肺血管疾患:肺栓塞、肺血管炎和特发性肺动脉高压等。

1.急性呼吸衰竭与慢性呼吸衰竭

根据起病缓急,呼吸衰竭分为急性呼吸衰竭和慢性呼吸衰竭两类。

(1)急性呼吸衰竭:患者既往呼吸功能正常,因突发因素,如溺水、喉水肿、重症肺炎等,在数分钟、数小时甚至数日内发生,病情发展迅速,需及时抢救。

(2)慢性呼吸衰竭:多继发于慢性阻塞性肺疾病(COPD)、重症肺结核、间质性肺疾病,起病缓慢,机体产生相应代偿如血HCO_3^-增高。部分患者因合并呼吸道感染、气胸、肺栓塞等情况,病情在短时间内加重,出现PaO_2进一步下降和(或)$PaCO_2$显著升高,属于慢性呼吸衰竭急性发作。

2.Ⅰ型呼吸衰竭与Ⅱ型呼吸衰竭

若PaO_2低于60mmHg,$PaCO_2$正常或低于正常即为Ⅰ型呼吸衰竭;若PaO_2<60mmHg伴有$PaCO_2$>50mmHg即为Ⅱ型呼吸衰竭。Ⅰ型呼吸衰竭与Ⅱ型呼吸衰竭特点见表3-4-1。

表3-4-1 Ⅰ型呼吸衰竭与Ⅱ型呼吸衰竭

特征	Ⅰ型呼吸衰竭	Ⅱ型呼吸衰竭
病理生理	肺内右向左分流显著增加,过度通气多见	COPD:通气不足、通气血流比例失调、无效腔增加;神经肌肉疾病:分钟通气量减少

特征	Ⅰ型呼吸衰竭	Ⅱ型呼吸衰竭
解剖因素	肺水肿、肺实变、肺不张	黏液腺增生、黏液栓阻塞、上气道阻塞和肺气肿等
病史	体健或原发性高血压、心脏病	体弱、COPD、抑郁症
发病情况	突发	慢性病基础上逐步加重、新发肌力下降等
体检	急性病容；呼吸急促、心动过速、低血压、肺实变体征	呼吸急促、呼气延长、呼吸音减低、意识障碍
胸片	肺体积不变或缩小、多发斑片影、弥漫性浸润影、大叶性肺不张或实变	过度充气、肺大疱、肋间隙增宽、肺纹理增多
心电图	心动过速、急性心肌梗死	右室肥大、肺型 P 波、电轴顺钟向转位、低电压
实验室检查	Hb 正常或减低、呼吸性碱中毒、代谢性酸中毒、氮质血症	Hb 正常或增加、呼吸性酸中毒、代酸合并呼酸、低钾血症

3.泵衰竭与肺衰竭

(1)泵衰竭：呼吸中枢、周围神经、呼吸肌和胸廓等驱动或制约呼吸运动的组织器官统称呼吸泵。因呼吸驱动力不足或呼吸运动受限而引起的呼吸衰竭为泵衰竭，主要表现为通气量不足，出现缺氧伴 CO_2 潴留。上呼吸道阻塞引起的呼吸衰竭与泵衰竭相似，主要表现为通气量不足。

(2)肺衰竭：因气道、肺脏、肺血管疾患引起的呼吸衰竭属肺衰竭，除通气量下降外，主要为氧合功能障碍、通气/血流比值失调。低氧血症是肺衰竭的共同表现，只有当通气量明显下降时才伴有 CO_2 潴留。

(二)疾病相关性呼吸衰竭的特点

因呼吸系统疾病引起的呼吸衰竭较常见，以下主要介绍其他病因所致的呼吸衰竭特点。

1.脑血管疾病引起的呼吸衰竭

不同中枢神经系统部位损害对呼吸功能的影响各异：①间脑和中脑以上病变影响呼吸频率，可出现潮式呼吸，即 Cheyne-Stokes 呼吸；②丘脑下部视前核病变可诱发急性肺水肿；③脑桥受损时，延髓呼吸中枢的调节作用减弱，呼吸变浅而慢；④脑桥和中脑的下端损害时，出现过度通气，呈喘息样呼吸；⑤延髓受损主要改变呼吸节律，出现间停呼吸，即 Biots 呼吸，甚至呼吸暂停。

脑卒中患者多为老年人，存在不同程度的呼吸功能减退；脑疝形成所致呼吸衰竭是脑血管疾病死亡的主要原因之一。脑血管疾病导致呼吸衰竭的机制有：脑桥和延髓的呼吸中枢受到直接损害、颅内压增高、神经源性肺水肿、继发肺部感染、舌根后坠及分泌物排出不畅等。

2.外周神经、肌肉疾患引起的呼吸衰竭

脑神经受累者可出现吞咽困难、呛咳、咳痰无力，分泌物在气道蓄积，诱发呼吸衰竭。周围神经系统(脑神经核、脊髓、神经根、神经干和神经末梢)病变所致的呼吸衰竭以急性炎症性脱髓鞘性多发性神经病为代表，表现为四肢及呼吸肌对称性迟缓性瘫痪，重症患者可出现呼吸衰竭。神经肌肉接头部位病变所致的呼吸衰竭以重症肌无力危象和急性有机磷中毒为代表；肌肉病变本身所致的呼吸衰竭,急性起病者以周期性瘫痪为代表,慢性起病者以多发性肌炎为代表,如肋间肌麻痹时出现胸式矛盾呼吸。

近年来,因机械通气的广泛应用,机械通气相关的膈肌功能障碍诱发呼吸衰竭得到重视。膈肌是重要的呼吸肌,膈肌功能障碍将导致机械通气时间延长、脱机困难、拔管后再发呼吸衰竭;膈肌麻痹时腹式呼吸减弱或消失,出现腹式矛盾呼吸,严重时并发呼吸衰竭。机械通气过程中的脓毒症、激素、神经肌肉阻滞剂等均可影响膈肌功能。

3.外科手术引起的呼吸衰竭

外科患者术后死因约 25% 与肺部并发症相关,因此,麻醉和外科手术对患者呼吸功能的影响不容忽视。

(1)麻醉对呼吸功能的影响:全身麻醉对呼吸中枢、呼吸肌和肺脏均有影响,因全身麻醉可引起膈肌和肋间肌张力丧失,膈肌上抬,胸腔容积缩小,导致功能残气容积减少。麻醉还可引起肺不张,肺不张不仅降低肺泡通气,更使肺内分流增加。对于有肺脏基础疾病如 COPD、间质性肺疾病患者,麻醉剂的上述效应可能诱发术后低氧血症、甚至呼吸衰竭发生;常规剂量麻醉剂在抑制呼吸的同时,也可抑制、甚至阻断机体对低氧血症和高碳酸血症的反应,从而加重呼吸衰竭。

(2)手术对呼吸功能的影响:胸部和上腹部手术对呼吸功能的影响最大:①传统开胸手术直接损害胸廓呼吸肌,影响呼吸功能;②传统开胸手术也抑制膈肌活动,使胸壁顺应性下降;③腹部手术导致膈肌功能不全,进而影响呼吸功能,如上腹部手术后 24 小时内,潮气量可降低50%,下腹部手术后潮气量可下降 25%;④胸腔胃对肺的压迫也会导致呼吸生理紊乱和有效肺通气下降;其他如脊柱侧弯经胸手术对肺功能也有一定损害,最终导致肺活量和功能残气容积显著减少;肺叶切除术对呼吸功能的影响不言而喻;心脏手术如冠状动脉旁路移植术可造成肺组织挫伤、左侧膈神经损伤和肺不张等,严重影响肺的氧合功能;体外循环因缺血再灌注等因素可导致肺泡毛细血管膜损伤,出现肺损伤。胸腔镜和腹腔镜近年来发展迅速,但临床医师需关注:腹腔镜时 CO_2 气腹时间较长可导致高碳酸血症和酸中毒,此外,腹腔镜手术时由于腹压增高、体位影响可导致肺泡通气/血流比例失调和生理无效腔量增加,从而影响呼吸功能。

(3)外科手术后发生呼吸衰竭的常见原因:①肺不张:胸部和上腹部手术后的常见并发症。除手术因素外,麻醉剂的滞留效应、术后疼痛、体质虚弱等致无效咳嗽或咳嗽无力,呼吸道分泌物排出受阻,气道阻塞,出现肺不张。②医院获得性肺炎:胸部和上腹部手术是医院获得性肺炎的独立危险因素。术前存在基础疾病如 COPD、低白蛋白血症、长期吸烟、高龄、昏迷、术后留置鼻胃管、接受机械通气治疗等均为医院获得性肺炎的危险因素。③误吸:系指口咽部和胃内容物吸入喉及下呼吸道的过程。误吸占麻醉相关的死因约 10%~30%。麻醉所致的意识障碍、气管插管对咽喉部的刺激、药物及腹部手术对胃肠动力学影响,容易引起患者恶心、呕吐,加之声门闭合功能不全,胃内容物误吸,形成化学性肺炎,严重者出现 ARDS。肺损伤的程度与吸入发生的频率、吸入物的 pH 和容量以及机体对吸入物的反应等有关。pH<2.5 和胃酸吸入量>0.3mL/kg 被认为是导致肺脏发生炎症的阈值。误吸胃酸早期以化学性炎症为主,多继发细菌性感染。对于存在吞咽困难的老年患者,常误吸含有定殖细菌的口咽部分泌物,此时肺部早期也会出现细菌性炎症。④肺容量减少:肺部手术的肺组织切除后,肺容量减少,有效弥散面积减少,有效通气/血流比例失调,从而导致呼吸衰竭;⑤肺水肿:术后过多的静脉输液加重肺组织灌注负荷,术后肺血管渗出增加,发生肺水肿。

4.药源性呼吸衰竭

药物通过5个方面影响呼吸功能:①中枢性肺泡低通气:除麻醉药外,几乎所有的镇静剂均能抑制呼吸中枢。临床常用的硝西泮和氟西泮容易引起呼吸抑制,COPD伴轻度高碳酸血症患者因精神兴奋而失眠,服用常规剂量的该类药物后常表现缺氧和高碳酸血症进一步加重,出现昏迷甚至死亡。应用重复剂量或大剂量的苯唑西泮对呼吸的抑制作用长于镇静作用,部分患者在没有意识障碍的情况下出现呼吸衰竭。过量的抗精神病药和 H_1 受体拮抗剂也可引起中枢性肺泡低通气。此外,西米替丁、可乐定和利多卡因等也可引起呼吸暂停。②神经肌肉阻滞剂:氨基糖苷类、多黏菌素、新霉素、钙通道阻滞剂等通过影响运动神经冲动传导抑制呼吸肌功能,重症肌无力患者对上述药物特别敏感。氨基糖苷类药物导致的神经肌肉阻滞可选择葡萄糖酸钙对症和新斯的明拮抗,但多黏菌素类药物导致的神经肌肉阻滞为非竞争性阻滞,新斯的明治疗无效,需紧急机械通气。③药物引起肌肉病变:长期大剂量使用氟烷、乙醚等药物可引起肌肉病变,表现为急性疼痛性肌病、慢性无痛性肌病,甚至肌强直,呼吸肌运动受限,严重者发生呼吸衰竭。由糖皮质激素类药物造成的肌无力称为类固醇肌病,其发作有急性、慢性过程,当糖皮质激素与肌松药一起使用时,偶尔导致急性肌病,降低膈肌和全身胰岛素生长因子表达,减少收缩蛋白产生或增加肌纤维分解等,从而导致肌球蛋白细丝的水解,出现呼吸肌无力。神经肌肉阻滞剂常被用于机械通气的管理,铵类和苄基异喹啉类神经肌肉阻滞剂可导致肌肉萎缩和肌细胞膜兴奋性受损、肌丝裂解及蛋白水解等,从而造成呼吸肌无力。④药物性肺水肿:海洛因、水杨酸盐、苯妥英钠、氢氯噻嗪、右旋糖酐、美沙酮、甲氨蝶呤、麻醉药过量等可引起肺微血管通透性增加致非心源性肺水肿。⑤药物性肺间质性病变:胺碘酮、厄洛替尼等导致间质性肺疾病,弥散功能受损,诱发 Ⅰ 型呼吸衰竭。治疗淋巴瘤相关药物如甲氨蝶呤、阿糖胞苷、吉西他滨、氟达拉滨、苯丁酸氮芥和利妥昔单抗等所致肺损伤也主要累及肺间质,出现间质性肺炎、肺泡出血和肺泡弥漫性损伤,可短期进展导致呼吸功能衰竭或 ARDS,也可缓慢进展导致肺纤维化而影响肺功能。

（三）呼吸衰竭发病机制

缺氧和 CO_2 潴留是呼吸衰竭的基本病理生理变化。

1.缺氧的发生机制

(1)通气障碍:健康成人呼吸空气时总肺泡通气量达到 4L/min 才能保证有效的气体交换,维持正常的肺泡 O_2 分压和 CO_2 分压。肺泡通气量严重不足既导致缺氧,又造成 CO_2 潴留。呼吸运动有赖于呼吸中枢驱动、神经传导、吸气肌收缩、横膈下降、胸廓和肺泡的扩张。上述任何一个环节的障碍如呼吸中枢抑制、呼吸肌疲劳、胸廓和肺顺应性降低等均可导致肺扩张受限,出现限制性肺泡通气不足。阻塞性肺泡通气不足主要因气道阻力增加而引起,COPD、支气管哮喘等是常见原因,可表现为每分通气量不减少,甚至增加,但生理无效腔增加,导致肺泡通气量减少。

(2)换气障碍:①通气/血流比例失调,肺有效气体交换不仅要求有足够的通气量与血流量,而且要求二者的比例适当。健康成人呼吸空气时的肺血流量约为 5L/min,故全肺通气/血流比值大约为 0.8。比值小于 0.8 见于部分肺泡通气不足,如肺水肿、肺炎、肺不张等;比值大于 0.8 见于部分肺泡血流不足,如肺栓塞、肺毛细血管床广泛破坏、部分肺血管收缩等。通气/血流比值失调一般只产生缺 O_2,而无 CO_2 潴留,因动脉与混合静脉血的氧分压差为 59mmHg,而 CO_2 分压差为 5.9mmHg;此外,CO_2 的解离曲线呈直线不同于 S 型血红蛋白氧解离曲线,有利于通气良好区对通气不足区的代偿,排出足够多的 CO_2。②弥散障碍,见于呼吸膜增厚(肺水肿)和面积减少(肺不张、肺实变),或肺毛细血管血量不足(肺气肿)及血液氧合速率减慢(贫血)等。因 O_2 的弥散能力仅为 CO_2 的 1/20,故存在弥散障碍时,通常以缺氧为主。单纯换气障碍所致的血气变化特点:PaO_2 下降,$PaCO_2$ 正常或降低;肺泡-动脉血氧分压差 $P(A-a)O_2$ 增大。

(3)肺内动-静脉解剖分流增加:肺动脉内的静脉血未经氧合直接流入肺静脉,导致 PaO_2 下降,常见于肺动-静脉瘘、肺泡萎陷、肺不张和肺水肿等,是通气/血流比例失调的极端形式,提高吸氧浓度不能提高 PaO_2。

(4)氧耗量增加:发热、呼吸困难和应激等均可增加氧耗量,是加重缺氧的常见原因。氧耗量增加,肺泡氧分压下降,正常人借助增加通气代偿,但原有基础疾病的患者会加重缺氧和呼吸衰竭。

2.CO_2 潴留的发生机制

$PaCO_2$ 水平取决于 CO_2 的生成量与排出量。CO_2 生成量增加见于发热、甲状腺功能亢进症等,极少引起 $PaCO_2$ 升高。CO_2 潴留主要因肺泡通气不足引起,因此,$PaCO_2$ 是反映肺泡通气量的最佳指标,其升高表明肺泡通气不足。

急性呼吸衰竭和慢性呼吸衰竭发病机制存在差异。急性呼吸衰竭时,致病因素如脂多糖等激活多形核白细胞、肺泡巨噬细胞、组织细胞,释放花生四烯酸代谢产物、血小板活化因子、超氧阴离子、蛋白酶、白介素等及其相互作用,导致体内过度炎症反应失控,促进肺脏损伤。慢性呼吸衰竭时,机体在低氧或高碳酸血症反应中,内源性阿片肽增多,从而抑制呼吸:①内源性阿片肽降低脑干神经元对 CO_2 的敏感性,从而抑制呼吸;②内源性阿片肽降低延髓腹侧对 CO_2 的反应性,因延髓腹侧对脑细胞外液 pH 和 $PaCO_2$ 变化敏感;③内源性阿片肽作用于颈动脉体,抑制因缺氧引起的通气增强反应。

(四)呼吸衰竭对机体的影响

呼吸衰竭时发生的缺氧和 CO_2 潴留,可影响全身各系统的代谢和功能,它们对机体的危害程度既与 PaO_2 和 $PaCO_2$ 的绝对值有关,更与 PaO_2 下降或 $PaCO_2$ 上升速度、持续时间以及基础状态有关,如慢性呼吸衰竭患者耐受性较高,$PaCO_2$ 达到 100mmHg,仍可保持神志清醒。缺氧或 CO_2 潴留纠正后,部分受损脏器功能,如肝、肾功能可逐渐恢复正常。

缺氧和 CO_2 潴留对机体的影响简述如下。

1.中枢神经系统变化

中枢神经系统对缺氧十分敏感。缺氧程度不同,其影响也各异。PaO_2 降至 60mmHg 时,可出现注意力不集中、智力和视力轻度减退;PaO_2 低于 50mmHg 时,患者烦躁不安、定向与记忆障碍、谵妄;PaO_2 低于 30mmHg 时,患者意识丧失,陷入昏迷;PaO_2 低于 20mmHg 时,几分钟内神经细胞可发生不可逆性损害。缺氧发生的缓急及个体差异性也影响上述变化的出现。

CO_2 参与脑血流调节。当 $PaCO_2$ 在 100mmHg 内，$PaCO_2$ 每增加 10mmHg，脑血流量增加 50%。$PaCO_2$ 大于 80mmHg 时，患者头痛、烦躁不安、扑翼样震颤；$PaCO_2$ 大于 90mmHg 时，可出现昏迷，即所谓"CO_2 麻醉"。$PaCO_2$ 增高引起的昏迷与其发生速度有关。慢性呼吸衰竭患者耐受性较高，$PaCO_2$ 达到 100mmHg，仍可保持神志清醒。

呼吸衰竭引起的神经精神状态综合征称为肺性脑病，早期表现为头痛、头昏、失眠、兴奋、烦躁不安和睡眠倒错，晚期还可出现昏迷、谵妄、精神错乱、抽搐和呼吸抑制。肺性脑病的发病机制为缺氧、CO_2 潴留和酸中毒三个因素共同作用损伤脑血管和脑细胞。正常脑脊液的缓冲作用较血液弱，其 pH 也较低。血液中 HCO_3^- 和 H^+ 不易通过血脑屏障进入脑脊液，因此，脑脊液的酸碱调节需时较长。CO_2 潴留时，脑脊液 pH 降低明显。当脑脊液 pH 低于 7.25 时，脑电波变慢，pH 低于 6.8 时，脑电活动完全停止。缺氧和 CO_2 潴留均会使脑血管扩张。缺氧损伤血管内皮细胞，使其通透性增高，导致脑间质水肿。缺氧导致细胞 ATP 生成减少造成细胞膜 Na^+-K^+ 泵功能障碍，引起细胞内高钠和水增多，形成脑细胞水肿。此外，脑细胞内的酸中毒可引起抑制性神经递质 γ-氨基丁酸生成增多，加重中枢神经系统的功能和代谢障碍。

2.循环系统变化

缺氧和 CO_2 潴留均可兴奋心血管运动中枢，使心肌收缩力增强、心率增快、心排出量增加。它们对机体不同部位血管的作用各异，脑血管和冠状动脉扩张，肺、肾及其他腹腔脏器血管收缩。缺氧可致皮肤血管轻度收缩，而 CO_2 潴留则使之扩张。长期缺氧和 CO_2 潴留可引起肺小动脉收缩、形成慢性肺动脉高压，导致右心室肥大。

3.呼吸系统变化

PaO_2 降低刺激外周化学感受器，反射性增强呼吸运动，此反应在 PaO_2 降至 60mmHg 时才明显，为一种保护性反射调节。当 PaO_2 降至 30mmHg 时，严重缺氧直接抑制呼吸中枢。$PaCO_2$ 升高主要刺激中枢化学感受器，引起呼吸加深加快；长时间严重 CO_2 潴留会造成中枢化学感受器对 CO_2 的刺激效应发生适应；当 $PaCO_2$ 升至 80mmHg 时，反而抑制呼吸中枢，此时，呼吸运动主要靠缺氧对外周化学感受器的刺激而得以维持。

4.其他系统变化

缺氧可引起肝细胞水肿、变性、甚至坏死，使丙氨酸氨基转移酶上升；严重缺氧因使胃壁血管收缩而降低胃肠黏膜的屏障作用、CO_2 潴留则可引起胃酸分泌增多，其共同作用的结果是导致消化不良、食欲缺乏、甚至胃肠黏膜糜烂、溃疡及出血；缺氧和 CO_2 潴留均可引起肾血管收缩，致肾血流量减少，轻者尿中出现蛋白、红细胞、白细胞，严重者发生急性肾衰竭。慢性缺氧产生继发性红细胞增多，血液黏稠度增加等。当缺氧得到纠正时，受损的肝、肾功能可逐渐恢复正常。

二、诊断

(一)临床表现

呼吸衰竭的临床表现因原发病的不同而有很大差异，但均以缺氧和(或)CO_2 潴留对机体的影响为基本表现，出现一些典型的症状和体征。

1.呼吸困难

是呼吸衰竭最早出现的症状。患者主观感为气急,客观表现为呼吸用力,伴有呼吸频率、深度与节律的改变。出现点头或提肩呼吸,有时还可见鼻翼扇动、端坐呼吸。上呼吸道疾患常表现为吸气性呼吸困难,可有三凹征。呼气性呼吸困难多见于下呼吸道不完全阻塞如支气管哮喘等。胸廓疾患、重症肺炎等表现为混合性呼吸困难。呼吸肌疲劳时会出现呼吸浅快、腹式反常呼吸,如吸气时,腹壁内陷。呼吸衰竭并不一定有呼吸困难,如镇静药中毒患者可表现呼吸匀缓、表情淡漠或昏睡。

2.发绀

为中枢性发绀,是缺氧的典型体征。当 PaO_2 低于 50mmHg 或动脉血氧饱和度持续低于 90%时,可在血流量较大的口唇、指甲出现发绀,舌色发绀较口唇、甲床更明显。因发绀是由血液中还原血红蛋白的绝对值增多(超过 50g/L)引起,故重度贫血患者即使有缺氧也并不一定有发绀。严重休克等原因引起末梢循环障碍者,即使 PaO_2 正常,也可出现周围性发绀。

3.神经精神症状

急性呼吸衰竭的神经精神症状较慢性明显。急性严重缺氧可出现谵妄、抽搐、昏迷、意识丧失、死亡。慢性者则可有注意力不集中、智力或定向功能障碍。CO_2 潴留出现头痛、肌肉不自主抽动或扑翼样震颤以及中枢抑制之前的兴奋症状如失眠、睡眠倒错、烦躁等,后者常是呼吸衰竭的早期表现。

4.循环系统症状

缺氧和 CO_2 潴留均可导致心率增快、血压升高。严重缺氧可出现各种类型的心律失常,进而心率变缓、周围循环衰竭、四肢厥冷、甚至心脏停搏。CO_2 潴留可引起多汗、球结膜充血和水肿、颈静脉充盈等。长期缺氧则引起肺动脉高压、右心室肥大,出现相应体征。

5.其他脏器的功能障碍

严重缺氧和 CO_2 潴留可导致肝肾功能障碍,出现黄疸、肝功能异常、上消化道出血;血尿素氮、肌酐增高,尿中出现蛋白、管型等。

6.酸碱失衡和水、电解质紊乱

因缺氧而过度通气可发生呼吸性碱中毒。CO_2 潴留则表现为呼吸性酸中毒。长时间严重缺氧则出现代谢性酸中毒及电解质紊乱。

(二)血气分析与诊断注意事项

呼吸衰竭的诊断主要依靠动脉血气分析。目前仍采用 $PaO_2 < 60mmHg$ 和(或)$PaCO_2 \geq 50mmHg$ 作为诊断指标。临床应用时,应注意以下几点。

(1)一般情况下,只要呼吸平稳,$PaCO_2$ 比较稳定,而 PaO_2 则随年龄、海拔、氧疗和体位等变化而有较大差异。阻塞性睡眠呼吸暂停综合征患者 PaO_2 和 $PaCO_2$ 存在昼夜节律性变化,白天基本正常,夜间出现明显低氧血症和高碳酸血症,达到呼吸衰竭诊断标准。

(2)目前呼吸衰竭的界定以在海平面、静息状态、呼吸空气条件下 $PaO_2 < 60mmHg$ 为判断指标,以是否合并 $PaCO_2 > 50mmHg$ 区分 I 型还是 II 呼吸衰竭。临床存在 PaO_2 正常而 $PaCO_2 > 50mmHg$ 情况,多为医源性,如高频通气、高流量吸氧增加了肺泡氧分压和氧浓度,改善氧合,但气流限制了 CO_2 呼出,从而导致 $PaCO_2$ 升高;其次对于慢性呼吸衰竭患者给予低流量氧疗时氧分压得到提升,而 CO_2 仍潴留在血液中,从而导致 PaO_2 正常而 $PaCO_2 \geqslant$ 50mmHg。

(3)SaO_2 与 PaO_2 的对应关系如下:SaO_2 为 90%时,PaO_2 对应于 60mmHg;SaO_2 在 85%~90%之间,PaO_2 为 50mmHg~60mmHg;SaO_2 在 75%~85%时,PaO_2 为 40mmHg~50mmHg。

(4)低氧血症是氧合功能障碍的共同表现,只有当肺泡通气量明显下降时才伴有 CO_2 潴留。故 PaO_2 降低患者的 $PaCO_2$ 可降低、正常或升高;但 $PaCO_2$ 升高者常有 PaO_2 降低。COPD 以外的疾患如出现 CO_2 潴留,多提示病情危重。

(5)慢性高碳酸血症因肾脏的代偿,pH 常趋于正常。通常可根据 pH 判定 $PaCO_2$ 是否为急性增加,急性呼吸衰竭时,$PaCO_2$ 每升高 10mmHg,pH 下降0.08;慢性呼吸衰竭时,$PaCO_2$ 每升高 10mmHg,pH 下降 0.03。如无代谢性酸中毒,任何水平的高碳酸血症伴有 pH<7.30,均应考虑急性呼吸衰竭。

(6)ARDS 虽属急性呼吸衰竭,但因其发病机制、病理及临床表现具有特殊性,故有其相应的诊断标准。

三、治疗

呼吸衰竭病情复杂,并发症多,治疗上应采取综合措施。

治疗原则:首先应建立一个通畅的气道,给予氧疗,并保证足够的肺泡通气;针对不同病因,积极治疗原发病;及时去除诱因,如呼吸系统感染、痰液引流不畅阻塞气道、心力衰竭及不适当的给氧和使用镇静剂等;维持及改善心、肺、脑及肾功能,预防及治疗并发症,如酸碱失衡、肺性脑病、上消化道出血、心功能不全、心律失常、DIC 及休克等。

(一)保持呼吸道通畅

呼吸衰竭患者,特别是慢性阻塞性肺疾病,各种原因导致昏迷等均有不同程度的气道阻塞,此是呼吸衰竭加重的重要因素,应积极清除痰液或胃反流液阻塞,可用多侧孔吸痰管通过鼻腔进入咽喉部吸引分泌物并刺激咳嗽,必要时用纤维支气管镜吸痰。所有患者应使用雾化、黏液溶解剂、解痉剂等辅助治疗。若以上方法都不能改善气道阻塞,应建立人工气道。

1.清除呼吸道分泌物

(1)呼吸道局部湿化和给药:积痰干结者可局部湿化和给药,使痰液稀释,易于引流咳出。除设法保持室内空气湿润及机体的体液平衡外,可通过雾化吸入或气管内滴注以维持呼吸道湿润,同时局部应用化痰、解痉、消炎等药物,提高清除痰液的效果。

为保持呼吸道湿润,减少痰液干结,可用蒸馏水或生理盐水。若有大量黏痰或脓痰,可用碳酸氢钠、溴己新、乙酰半胱氨酸等;伴有支气管痉挛时,则不宜使用乙酰半胱氨酸,此时可用 β_2 受体激动剂、肝素或糖皮质激素;酶制剂局部刺激性大,不宜长期吸入,此类药物为蛋白质或高分子物质,对有过敏性疾病或过敏性病史者最好不用。

(2)祛痰剂:痰液黏稠可服用祛痰药物,促进痰液稀化,易于引流。常用药物有 10%氯化铵 10mL、溴己新 8~16mg、氨溴索 30mg 或菠萝蛋白酶 3 片,口服,每天 3 次,可根据情况选用。不能口服者，可静脉输注氨溴索。

（3）体位引流和导管吸痰：在采用上述措施外，还可配合以下方法，促进痰液排出。

对神志清晰、病情轻的患者，鼓励经常变换体位和用力咳嗽，帮助咳痰；或用导管刺激咽喉或气管引起咳嗽，并吸出部分痰液；或经环甲膜穿刺吸痰。如分泌物较多阻塞气道，可在吸氧下用纤维支气管镜冲洗及吸引气道分泌物。

环甲膜穿刺法：在患者颈前正中线甲状软骨以下，以手指确定三角形环甲膜之位置，在局麻下用 15 号针头，针头斜面向下，刺入气管。通过针嘴插入硬膜外麻醉用的细塑料管，深度以隆突以上为宜，然后拔除针头，固定塑料管。如欲激发咳嗽排痰，可用 1～2mL 生理盐水，快速滴入。如有效，可保留 1～2 周，定期注药及吸痰。此操作目前已少用。

对昏迷或危重患者，应及早行气管插管或气管切开，用导管吸痰。

2.解除支气管痉挛

引起支气管痉挛的因素很多，除疾病本身所致外，吸痰操作不当、气管内给药浓度过高或给药量过大、吸入气雾过冷、吸入干燥高浓度氧气过久或严重缺氧等均可引起或加重支气管痉挛，必须注意防治。

（1）氨茶碱：除有直接舒张支气管平滑肌作用外，还有兴奋延髓呼吸中枢、提高膈肌收缩力、增强支气管纤毛黏液净化功能、降低肺动脉阻力及利尿、强心等作用。对明显支气管痉挛的患者，用氨茶碱 0.25g（5mg/kg），加入 50％ 葡萄糖 40mL 中缓慢静脉推注（至少 10～20 分钟），然后静脉滴注，有效血浆浓度为 10～20μg/mL，每天用量不超过 1～2g。病情较轻者，可口服茶碱缓释片。低氧血症及高碳酸血症患者用药后易产生毒性反应。老人，心、肾、肝功能减退，发热，肺部感染以及几乎所有呼吸衰竭患者，体内清除氨茶碱的速率都有不同程度的下降，用药量应偏小。

（2）β_2 受体激动剂：常用有沙丁胺醇（万托林）、特布他林（博利康尼）、班布特罗（帮、备）、沙美特罗和福莫特罗等均可选用，可口服或吸入。目前主张吸入疗法，起效快，全身不良反应少。对并发冠心病、心功能不全及糖尿病者慎用，与氨茶碱合并使用时更应注意，剂量宜偏低。

（3）M 胆碱能受体拮抗剂：常用有异丙托溴铵和噻托溴铵。异丙托溴铵除可喷雾吸入外，尚可雾化吸入，并可和沙丁胺醇联合使用。噻托溴铵具有选择性强、持续时间长的特点，对病情较稳定的患者也可使用。新近上市的噻托溴铵软雾剂对呼吸功能受损的患者可能更易于吸入，从而提高治疗效果。

（4）糖皮质激素：除可解除支气管痉挛作用外，还有抗炎、抗过敏、减少支气管分泌及减轻脑水肿等作用。对严重支气管痉挛者，可短期大剂量应用，常用甲泼尼龙 40～240mg，分次静脉推注；或氢化可的松 100～300mg，静脉滴注。疗程依据患者具体情况而定，在 2～3 天停药为宜，或在病程好转后，改为口服泼尼松。必须注意在用药中配合使用有效的抗生素，以控制感染，有消化道出血者应慎用。

（二）氧疗

氧疗的目的是提高肺泡氧分压，增加氧的弥散，提高 PaO_2，从而减轻因缺氧所致的重要器官的损害，缓解因缺氧所致的肺动脉收缩，降低右心室负荷。因此，氧疗应争取短时间内使 $PaO_2 > 60mmHg$，或 $SaO_2 > 90％$。

1.氧疗指征及给氧浓度

给氧浓度可分为低浓度(24%~35%)、中浓度(35%~60%)及高浓度(60%~100%)。应根据呼吸衰竭类型选择不同的氧浓度。Ⅰ型呼吸衰竭以缺氧为主,不伴 CO_2 潴留,可给中或高浓度氧吸入。此类患者呼吸中枢兴奋性主要由血中 CO_2 水平调节,故血氧浓度迅速提高并不会导致呼吸抑制。Ⅱ型呼吸衰竭既有缺氧又有 CO_2 潴留,应低浓度给氧。因为此时呼吸中枢已适应了高碳酸血症,依靠缺氧对颈动脉体的刺激维持通气,血氧浓度迅速提高解除了颈动脉体对呼吸中枢的反射刺激导致呼吸抑制,加重了 CO_2 潴留。开始可用24%的浓度,吸入后如 $PaCO_2$ 升高不超过 $5\sim10mmHg$,患者仍可唤醒或有咳嗽,可把氧浓度提高至28%,如 $PaCO_2$ 上升不超过 $20mmHg$,且病情稳定,则维持此浓度给氧已足够,必要时亦可稍增高氧浓度,但不宜超过35%。

实际吸氧浓度可通过氧流量计算,在鼻导管或鼻塞吸氧时,可按以下公式计算:实际吸氧浓度%=21%+4%×氧流量(L/min)

式中,21%为空气中的氧浓度,4%是每分钟供纯氧1L可增高的氧浓度,即 Andrews 的经验系数。

举例:患者拟用25%的氧浓度吸入,则给予氧流量 1L/min[21%+4%×1(L/min)=25%(实际吸入氧浓度)]。

目前文献上吸入氧浓度多用吸入氧分数(FiO_2)表示,21%~100%氧浓度以0.21~1.0表示。

2.给氧装置和方法

(1)鼻导管:用 2mm 内径导管经鼻孔插入直达软腭上方。导管前端最好剪2~3个侧孔,使氧气气流分散射出,减少气流直接刺激引起局部不适,并可避免分泌物堵塞。

(2)鼻塞:塞入一侧鼻孔前庭吸氧,此法较鼻导管舒服,患者易接受。

(3)双鼻管:将两条短导管插入两侧鼻腔,通过"Y"管与输氧管道相通,此法患者多无不适感,目前在临床广泛应用。

(4)空气稀释面罩(Venturi 面罩):是按 Venturi 的原理设计的,氧射流产生的负压带入一定量的空气,稀释面罩内的氧浓度,故氧浓度可按需要调节。其优点是面罩内的氧浓度较稳定,不受患者潮气量和呼吸类型的影响,不需湿化。

(5)活瓣气囊面罩:是利用控制氧流量来调节吸入氧浓度的一种给氧装置。气囊内的储气量由输入的氧流量来控制,当储气囊的气量少于潮气量,在患者吸气时气囊内的气量被吸尽后,则空气即被吸入气囊,使气囊内氧浓度降低。此法吸氧浓度可达95%以上。

(6)其他:如氧气帐、高压氧舱和呼吸器给氧等,根据需要和条件使用。

以上给氧方法可根据给氧浓度来选择。给氧浓度如低于30%,一般可用鼻塞、鼻导管、双鼻管或可调氧浓度面罩;如给氧浓度高于30%,可用活瓣气囊面罩或空气稀释面罩。如经以上处理都不能改善氧合,则需要进行无创或有创机械通气。

3.氧疗监护

氧疗过程中,特别是重症呼吸衰竭和应用面罩者,应加强监护:①严密观察患者神志、呼吸及心血管状态。②高浓度(大于 60％)氧疗后,应注意可能发生氧中毒。氧中毒多发生于高浓度给氧后 1～2 天,症状包括胸骨后不适或烧灼样痛,吸气时加重,咳嗽、进行性呼吸困难等。胸部 X 线检查可见双肺小斑片状阴影。肺功能示肺活量减少、肺顺应性降低、无效腔与潮气量比值增加、A-aDO$_2$ 明显增加。为了避免氧中毒,对需长时间吸氧者,氧浓度不宜超过 60％,高浓度吸氧的时间不宜超过 1 天,最好每 4 小时改用鼻塞或鼻导管吸入 40％浓度的氧 10～20 分钟,防止氧中毒。③Ⅱ型呼吸衰竭患者伴 CO$_2$ 潴留,在氧疗过程中,应注意氧疗可能引起呼吸抑制导致 CO$_2$ 潴留加重,发生 CO$_2$ 麻醉,表现为呼吸变慢、变浅,或意识障碍加重。此时应即给予呼吸兴奋剂或机械通气,以改善通气,促进 CO$_2$ 排出。④氧疗过程中随着病情改善,可导致电解质变化,应定期复查血电解质,特别应注意血氯、钾的变化,并做相应的治疗。

4.停止氧疗指征

有以下指征可考虑停止氧疗。①神志清醒或改善并稳定;②发绀基本消失;③呼吸困难缓解,潮气量增大;④心率正常或变慢,血压正常及稳定;⑤PaO$_2$≥60mmHg,停止吸氧后不再下降;停氧前应间断吸氧数天,患者一般情况保持稳定后,方可完全停氧。

(三)改善通气

1.呼吸兴奋剂的应用

主要目的在于防止和治疗肺泡低通气,使通气量增加,以纠正缺氧,促进 CO$_2$ 排出。一般适用于中、重度Ⅱ型呼吸衰竭而无气道阻塞者。对氧疗中的患者,为预防氧疗可能导致的呼吸抑制,或在撤离机械通气的前后为减少患者对呼吸机的依赖性,也可适当应用。

(1)尼可刹米(可拉明):可先用 0.375～0.75g(1～2 支)静脉推注,然后以 1.875～3.75g(5～10 支),加入 5％葡萄糖液 500mL 中静脉滴注。

(2)二甲弗林(回苏灵):8～16mg 静脉滴注。起效快,维持时间长。

(3)洛贝林(山梗菜碱):每次 3～9mg 静脉推注,每 2～4 小时 1 次;或 9～15mg 静脉滴注。效果不佳时,宜与尼可刹米交替使用。

(4)哌甲酯(利他林):每次 20mg 静脉推注或静脉滴注。作用和缓,毒性小。

(5)氨茶碱:0.5～0.75g,静脉滴注。除有支气管解痉作用外,尚可兴奋呼吸中枢。

(6)多沙普仑(吗乙苯吡酮):用量可按 1～2mg/(kg·h),静脉滴注。超过 3mg/(kg·h),可有发热感、出汗、恶心、呕吐、血压升高,心率快、震颤等不良反应。一般给药 12～24 小时后,可酌情改为间歇给药,也可夜间给药。慢性呼吸衰竭者可口服。本药能直接刺激颈动脉体的化学感受器,反射性兴奋呼吸中枢,呼吸兴奋作用较强,安全范围较大,治疗量与中毒量之比为 70∶1,是一种有效而安全的呼吸兴奋剂。但半衰期短,不适于长期使用。适用于呼吸中枢功能低下所致的低通气状态。呼吸肌疲劳的慢性阻塞性肺气肿者,最好避免使用;神经-肌肉系统病变引起的呼吸衰竭者应忌用。

对重症并需持续给药的呼吸衰竭患者,可用呼吸三联针:洛贝林 12mg、二甲弗林 16mg 及哌甲酯 20mg,混合于 5％葡萄糖液 250mL 中静脉滴注,滴速一般保持在 10～20 滴/分,根据病情适当调整。

应用呼吸兴奋剂注意事项:呼吸兴奋剂的应用要求患者具备 2 个条件,即气道基本通畅与呼吸肌功能基本正常。为此在应用中必须注意:①对有广泛支气管痉挛如严重哮喘和大量痰液潴留者,先解痉、祛痰、消除气道阻塞,否则 CO_2 不能顺利排出,反而增加呼吸功,使机体耗氧增加。②对神经一肌肉系统病变引起呼吸肌活动障碍者,不宜使用呼吸兴奋剂,因用药后不能发挥更大的通气效应。③脑缺氧或脑水肿导致频繁抽搐者慎用,否则会加重病情。④经治疗后病情好转,如神志转清、呼吸功能改善及循环状况良好时,不可突然停药,宜逐渐减量或延长给药间歇而至停药。⑤神志模糊或嗜睡患者,用药后神志转清时,宜抓紧时机,鼓励咳嗽排痰,加深自主呼吸,改善通气。⑥在治疗过程中,应进行血气监测,观察 $PaCO_2$ 下降速度,随时调整滴速,应注意 $PaCO_2$ 下降不宜过快,否则会引起呼吸性碱中毒或代谢性碱中毒(后者见于慢性阻塞性肺气肿,因碱储备代偿性增加所致),可引起脑血管收缩,血流减少,使脑缺氧加重,导致脑水肿。⑦呼吸兴奋剂作用短暂,且会增加耗氧,如应用 12 小时后病情无改善,则应停用,及早做气管插管或气管切开,进行机械通气;对已应用机械通气的患者,因有效的肺通气已建立,则不必使用呼吸兴奋剂。

2.气管内插管及气管切开

人工气道的建立,可保证气道通气,且便于吸痰、吸氧、滴药及进行机械通气。其指征是:①处于嗜睡或昏迷状态,呼吸表浅,或分泌物较多,阻塞上呼吸道者。②重度呼吸衰竭,严重 CO_2 潴留,经综合治疗 12~24 小时无效,需进行机械通气者。

对病程较短,估计病情在短期内可改善者,可采用气管内插管,可经口或经鼻插入。经鼻插入者,导管易于固定,留置时间可较长,患者较为舒服,可较好保持口腔卫生。其缺点是吸引较为困难,导管在鼻腔受压或扭曲,插入纤维支气管镜时亦较困难。目前认为经鼻插管还易于引起院内感染。经口插管的优点是可用大口径的导管,在紧急情况下操作较易,吸痰亦较容易。但清醒患者不易接受。无论经口或鼻插管,导管留置时间并没有绝对的限制。如肺功能严重损害,估计需长期应用呼吸支持者,或需持续气道滴药者,应及早做气管切开。气管切开时,清醒或半清醒的患者较气管插管易于接受,且可减少无效腔 100~150mL,对改善通气有好处。但气管切开容易引起局部感染、气管内出血、皮下气肿,且切开后失去上呼吸道对空气的过滤、加温及湿润作用,易于加重肺感染。此外,慢性阻塞性肺气肿患者经常反复发生呼吸衰竭,不可能多次切开,因此必须掌握气管切开的指征。

气管内插管或气管切开过程中注意事项:①术前充分给氧,以免操作中因过度缺氧引起心搏骤停。②危重患者如需要气管切开,可先行气管内插管,保证通气的情况下切开,较为安全。③气管内插管深度以导管末端位于气管隆嵴上方 2~5cm 处为宜;如插管位置正常,双侧胸廓活动均匀,双肺呼吸音清晰;如只一侧胸廓活动,则可能插入过深,进入一侧主支气管(常为右主支气管),导致另一侧肺不张,该侧听不到呼吸音;如全胸无呼吸活动,则可能是误插入食管。④气管内插管或气管切开后,应尽量吸出痰液;吸痰前可用 2~4mL 生理盐水或 2% 碳酸氢钠液滴入,稀释痰液,以易于引流吸引;操作中需严格执行无菌规程,最好每次更换吸痰导管。⑤年龄大、病史长、反复发作呼吸衰竭者,一旦气管切开,最好长期带套管,有以下好处:便于在家庭治疗,进行呼吸管理;可定期呼吸道湿化、给药、吸痰及机械通气;慢性阻塞性肺气肿患者如反复发生呼吸衰竭时,可避免多次气管切开。

3.有创机械通气

机械通气是使用人工方法或机械装置产生通气以代替、辅助或改变患者自主呼吸的一种治疗,亦是临床上治疗呼吸衰竭的最后手段。机械通气的目的包括:①增大氧合;②改善通气;③降低呼吸功;④降低心肌功;⑤使通气模式正常化。

(1)适应证及禁忌证

适应证:①原发病治疗无效的进行性低氧血症,氧疗后血氧分压达不到安全水平(低于$60mmHg$)者;②原发病治疗无效的呼吸性酸中毒的进行性低通气者。临床上呼吸衰竭较重,或意识障碍的患者,经综合治疗12~24小时,通气无改善,或呼吸频率过快(超过40次/分)、过慢(低于5次/分)或呼吸暂停者,均可考虑用机械通气。禁忌证:①气胸或纵隔气肿未经引流者;②肺大疱;③出血性休克而血容量尚未补足者;④大咯血或严重肺结核者。

(2)呼吸机的类型和选择:呼吸机的分类方法有多种,以吸气相转换至呼气相的方法分类较为实用,可分为容量切换型、压力切换型和时间切换型。

容量切换型呼吸机:以电为动力,向患者气道送入预先设定的潮气量作为呼吸周期转换。此类呼吸机的特点是通气量较稳定,受气道阻力及肺顺应性的影响较小,且呼吸频率、潮气量和吸呼比(I∶E)等参数容易调节。适用于气道阻力大、肺顺应性差的患者,如哮喘持续状态、肺水肿、广泛性肺实变、ARDS等,对呼吸微弱或呼吸停止的重症呼吸衰竭可用于长期控制呼吸。

压力切换型呼吸机:以氧气或压缩空气为动力,以预定的压力作为呼吸周期转换。其特点是输入压力可以保持恒定,对循环影响较少,且结构简单、轻巧,能同步,可雾化给药。但通气受呼吸道阻力及肺顺应性变化的影响,故通气量不稳定。气道阻力大、肺顺应性差时通气量就小,且呼吸频率、I∶E及潮气量不能直接调节。适用于呼吸能力较强的严重肺疾患所致的呼吸衰竭。

时间切换型呼吸机:以呼吸机向气道内送气达设定的时间作为呼吸周期转换,呼气达到预定的时间则转为吸气。其特点是呼吸道阻力对呼吸时间无影响,只要调节压力,就能保证一定的潮气量,呼吸频率、I∶E及潮气量易于调节,可喷雾给药。

由于时间切换型和压力切换型不能保证稳定的潮气量,故容量切换型呼吸机最为常用。新一代的呼吸机除了容量切换以外,多数并有压力切换或时间切换。

临床上有时亦应用高频喷射呼吸机(HFJV)治疗呼吸衰竭。HFJV是高频通气中常用的一种呼吸机,为非定量、非定压、开放型,以氧气为动力。通过喷射气流,加强患者气道内气体的对流和弥散作用而发挥气体交换效应,达到改善缺氧的目的。但对减轻CO_2潴留基本无效,且对Ⅱ型呼吸衰竭者尚有加重CO_2潴留的危险。本装置的优点:①为开放通气,不对抗患者自主呼吸,易为患者接受,且不存在不同步问题,亦可随时给患者吸痰。②在通气期间能保持较低的通气正压及胸腔内压,对肺及气道不致引起损伤。③由于气道压低,潮气量小(等于或少于解剖无效腔气量),故不影响心排血量及不会引起低血压。但要取得有效的通气量,通气参数较难掌握是其缺点。适用于轻、中度慢性Ⅰ型呼吸衰竭,特别者伴有心血管功能障碍者。对于急性Ⅰ型呼吸衰竭伴有气胸、支气管胸膜瘘及肺大疱者,亦可选用,可以避免常规正压通气可能加重呼吸系统损伤的后果。

(3)机械通气参数的调节:①潮气量:以往把$10\sim15mL/kg$作为机械通气潮气量的标准,但从生理学角度看,该量超过正常人体自发呼吸潮气量的2~3倍,可以引起肺损伤。目前趋向于用 7~10mL/kg 或更少。②通气频率多用 12~18 次/分,新一代呼吸机通气频率的设定取决于通气模式。例如辅助/控制通气时,基础通气频率的设定比患者自主呼吸频率少 4 次/分左右,确保一旦患者自主呼吸中枢驱动突然减少时,呼吸机能够持续提供足够的通气容量;而在间歇强制通气(IMV)时,通气频率应根据患者的耐受情况,开始频率稍高,而后逐渐减少;在压力支持通气(PSV)模式时,则不用设定频率。③I∶E 一般用 1∶1.5 或 1∶2,目前亦有用反比呼吸(IRV),即 I∶E 大于 1∶1,可促进动脉氧合;但用 IRV 时,需使用肌肉松弛剂或镇静剂中止自主呼吸。④触发敏感性:自主呼吸的患者需调节触发敏感性,大多数呼吸机是以气道压的变化触发送气的,其敏感性可调节在 -2~$-1cmH_2O$。新一代呼吸机有些采用流量触发,流量触发即当自主呼吸达到预先设定的流量值时,呼吸机即送气。目前认为流量触发明显优于压力触发,可降低患者的吸气努力,减少呼吸功。流量触发敏感性在 1~15L/min,可根据患者情况调节。⑤吸气流量:辅助/控制通气和 IMV 可使用 60L/min 的吸气流量。⑥输入压力:一般可用 12~20cmH₂O。

（4）通气支持的类型:用于治疗呼吸衰竭患者的通气支持有 2 种基本方式,即 IPPV 和 IMV。两者的区别是 IPPV 时患者没有自主通气,而 IMV 时有部分呼吸是自主的。这两种方式或其他通气方式的选择多根据临床医师的喜好和经验来决定。一般来说,IPPV 用于无自主呼吸和(或)有严重胸痛或胸壁疾病的患者。IMV 则特别适用于呼吸肌功能正常的急性呼吸衰竭者,因为它有维持呼吸肌功能的优点。此外,一些患者觉得 IMV 比 IPPV 易耐受,较舒服;对于机械通气诱发心排血量明显降低的患者亦可采用 IMV,因其对循环的影响较小。对于吸气努力与呼吸机不能同步者,IMV 可提供足够的通气而不需用镇静剂或肌肉松弛剂。

除了上述 2 种基本通气方式以外,新一代呼吸机多有 PSV 或称压力支持自主通气。在患者自主呼吸的前提下,每次吸气都接受事先设定好的一定水平的压力限制(一般为 10cmH₂O 左右)支持通气,以辅助患者的吸气努力,减少呼吸功。故可以改善患者浅促的自主呼吸和帮助患者克服本身气道或人工气道的阻力,增加肺泡通气量。PEEP 是另一种常用的支持通气方式,系指呼气时保持气道内正压,至呼气末仍处于某预先设定的正压水平。PEEP 可提高肺的顺应性,增加功能残气量,避免呼气时肺泡早期闭合,改善换气效果,提高血氧。临床应用应从低水平起,先 2~4cmH₂O,然后根据患者的情况酌情增加,每次增加 2~4cmH₂O,最高一般不超过 15cmH₂O。PEEP 加上 IPPV 成为持续正压通气(CPPV),亦可以和 IMV 结合。此外,PEEP 用于有自主呼吸患者时则成为持续气道正压通气(CPAP)。近年用双水平鼻面罩正压通气(BiPAP)呼吸机治疗呼吸衰竭亦取得满意效果,其优点是非创伤性、简便易行,适用于病情较轻、意识清醒的患者。

（5）停用呼吸机的指征和常用方法:患者短暂间断使用呼吸机时,一般停用呼吸机不会成为问题,而长期连续使用呼吸机人工通气者,在停用呼吸机时可能会出现呼吸困难,此因患者对呼吸机产生依赖思想。故在考虑停用呼吸机时,不要突然撤除人工通气,宜逐步停用,使患者有重新适应的过程。目前,测定呼吸系统气体交换和力学功能可在床边进行。停用呼吸机的常用方法有:①T 管技术,在气管套管上连接一 T 型管,一端与氧源相连,保证局部氧环境的恒定;患者在间歇停用呼吸机期间,主要利用 T 型管内经过湿化的氧,在患者能耐受的情况下,短暂继而逐渐增大间断使用呼吸机的时间,直至最后脱离呼吸机;②IMV 法,逐渐将呼吸机的呼吸频率减少,使患者自主呼吸次数不断增加,最后完全脱离呼吸机,亦可和压力支持并用;③PSV 法,PSV 除了帮助克服套管阻力外,其优点还在于维持患者和呼吸机之间的协调,有认为此法优于前两法。

4.无创通气

一般指无创正压通气(NPPV),指呼吸机通过口/鼻面罩与患者相连,而无须建立有创人工气道。近年来,该技术治疗急性呼吸衰竭已成为急救医学领域中一项重要的进展,其临床应用范围包括各类的急性呼吸衰竭。①急性缺氧性呼吸衰竭:心源性肺水肿,ALI/ARDS,肺炎,手术后或创伤后呼吸衰竭等。②急性高碳酸性呼吸衰竭:COPD 急性加重,哮喘急性发作,阻塞性睡眠呼吸暂停,肺囊性纤维化,胸廓畸形,神经肌肉疾病,肥胖性低通气综合征等。③撤除有创通气后的序贯通气或气管拔管后再发呼吸衰竭等。多数研究证实早期应用 NPPV 可减少急性呼吸衰竭患者的气管插管率、ICU 住院时间和 ICU 病死率。

NPPV 与有创通气相比,其优点表现在:①患者不需要气管插管或气管切开等有创的人工气道,可以讲话、进食,故患者更易接受。②患者不会丧失气道自身的防御机制,因此呼吸机相关性肺炎等与机械通气有关的严重并发症也随之减少。③亦不需要经历拔管的过程。但也正是由于 NPPV 没有建立有创的人工气道,故与有创通气相比,其不足表现在:NPPV 不易对 FiO_2 进行精确调节,无法对危重患者提供有效的气道管理,并且会因口/鼻面罩漏气的问题而影响通气效果。临床上使用 NPPV 时要求患者具备以下基本的条件:①患者清醒能够合作;②血流动力学稳定;③不需要气管插管保护(即患者无误吸、严重消化道出血、气道分泌物过多且排痰不利等情况);④无影响使用口/鼻面罩的面部创伤;⑤能够耐受口/鼻面罩。当患者不具备这些条件时,不宜行 NPPV。

NPPV 的通气模式理论上可包括所有的有创通气模式,常用的有:持续气道内正压(CPAP)通气、双水平气道内正压(BiPAP)通气、压力支持通气(PSV)、成比例辅助通气(PAV)等。其中 BiPAP 是急性呼吸衰竭最常用的通气模式,其包括吸气期气道正压(IPAP)和呼气期气道正压(EPAP)两个重要参数。IPAP 类似于 PSV,主要作用是在吸气时部分替代呼吸肌做功,从而降低自主呼吸作功、改善气体交换、增加潮气量及每分通气量、降低 $PaCO_2$、降低呼吸频率;EPAP 类似于 PEEP,是患者呼气时呼吸机提供的压力,主要作用为支撑气道、增加功能残气量、改善氧合。在 BiPAP 模式中,患者潮气量的大小很大程度上取决于 IPAP 与 EPAP 之间的差值:当调整 EPAP 后,如果想保持潮气量基本不变,需相应调整 IPAP 值。增加 IPAP 和(或)EPAP 均能增加平均气道压力,从而有利于氧合。

急性呼吸衰竭的患者在应用 NPPV 时必须对患者进行密切的监护,其意义不仅在于观察疗效,还在于发现治疗过程中的问题和不良反应,当临床确认 NPPV 效果不佳或患者病情继续恶化时,需及时转成有创通气。监测的内容包括:患者的生命体征(一般状态、神志、舒适程度等);呼吸系统症状和体征(痰液引流是否通畅,辅助呼吸肌动用是否减少或消失,呼吸困难症状是否缓解,呼吸频率是否减慢,胸腹活动度是否正常,双肺呼吸音是否清晰可闻,人-机协调性等);血液循环指标(患者心率、血压、尿量等);无创呼吸机通气参数(潮气量、压力、频率、吸气时间、漏气量等),经皮血氧饱和度(SpO_2)和动脉血气分析结果(pH、$PaCO_2$、PaO_2、氧合指数等);不良反应和并发症(呼吸困难加重、气压伤、胃肠胀气、误吸和排痰障碍、局部皮肤压迫损伤、鼻腔口咽部及眼部干燥刺激、不耐受/恐惧等)及其他(心电监护、胸部 X 线等)。

(四)控制感染

肺部感染常可诱发或加重呼吸衰竭,是呼吸衰竭较常见的原因之一。在综合治疗中应加强抗感染治疗。最好按痰或气道分泌物微生物或血培养的阳性菌株及药物敏感试验选用有效的抗生素,宜用足量、2 种以上的抗生素,全身及局部用药(如雾化吸入或气管内滴药),以提高疗效。如经多种抗生素治疗后肺部感染仍未能控制,应考虑可能存在以下因素,宜做相应治疗:①呼吸道引流不畅,分泌物贮积;②抗生素选择不当或更换过频,剂量不够;③病毒感染或二重感染,应特别注意真菌感染。

(五)纠正酸碱失衡及电解质紊乱

1.呼吸性酸中毒

对代偿性呼吸性酸中毒,除上述治疗外,积极改善肺泡通气,排出过多的 CO_2,不需补碱,往往可奏效。对失代偿性呼吸性酸中毒,如病情危急,pH＜7.20,而又缺乏通气措施的情况下,为应急可谨慎补碱,宜用 5％碳酸氢钠 150～200mL。呼吸性酸中毒时机体已进行代偿,补碱不宜过多,否则易致代谢性碱中毒。

治疗中必须注意碳酸氢钠应用后会产生 CO_2,需由肺排出,如有呼吸道阻塞,可加重 CO_2 潴留,需动脉血气分析监测,或与呼吸兴奋剂或氨茶碱并用,以改善通气。

2.呼吸性酸中毒合并代谢性酸中毒

积极治疗引起代谢性酸中毒的原因,如严重缺氧、感染、休克等;同时采取有效措施改善通气,促进 CO_2 排出;根据血气改变适当补充碱性药物,如碳酸氢钠,使血 pH 升至正常范围。

3.呼吸性酸中毒合并代谢性碱中毒

针对引起代谢性碱中毒的原因进行治疗。纠正低血钾、低血氯,给予氯化钾,每天 3～6g,分次口服;严重低血钾者,尿量多于 500mL/d,可用 0.3％氯化钾 3～6g 静脉滴注,如每天尿钾大于 10g,可酌增剂量。单纯低氯者,可用氯化铵,每天 3～6g,口服。重者可用 20％氯化铵 15mL,加入 5％葡萄糖液 300mL 中静脉滴注;肝功能不全者不宜用氯化铵,可用盐酸精氨酸 10～20g,加入 10％葡萄糖溶液 500mL 中静脉滴注,但有重症肾功能不全或无尿者慎用。

4.呼吸性碱中毒

如因机械通气过度引起者应减少潮气量,避免 CO_2 在短期内排出过多;亦可给予含 5％ CO_2 的氧气吸入,以提高 $PaCO_2$;有低血氯、低血钾者,及时纠正;有手足搐搦者,给予 5％～10％氯化钙 10mL 或 10％葡萄糖酸钙 10～20mL 静脉注射。

(六)改善心功能

呼吸衰竭患者如由于慢性呼吸疾病引起的,多有肺动脉高压或肺心病,老年患者有的还合并有冠心病,呼吸衰竭时可合并心功能不全。肺心病心功能不全多用利尿剂,原则上小量、缓利,效果不佳者可使用洋地黄制剂,但应注意在低氧、电解质紊乱的情况下易于发生洋地黄中毒,故使用时应予注意。

(七)营养和器官功能支持

积极进行营养支持,对低蛋白血症和贫血要纠正。患者多有其他器官功能的异常,如肝、肾功能,需积极进行治疗,防止病情恶化。

第四章

循环系统急危重症

第一节　心力衰竭

一、急性心力衰竭

急性心力衰竭（AHF）是指心力衰竭急性发作和（或）加重的一种临床综合征，可表现为急性新发或慢性心衰急性失代偿。

急性左心衰是指由于急性发作或加重的心肌收缩力明显减弱，心排血量急骤降低，心脏负荷加重，肺循环压力突然升高、周围循环阻力增加，导致急性肺淤血、肺水肿并可伴组织器官灌注不足和心源性休克的临床综合征。急性左心衰多以急性肺水肿和心源性休克为主要临床表现。急性右心衰是右心室心肌收缩力急剧下降或右心室的前后负荷突然加重，引起右心排血量急剧减低的临床综合征，常由右心室梗死，急性大面积肺栓塞、右心瓣膜病所致。临床上以急性左心衰竭最为常见，急性右心衰竭则相对较少见。

（一）病因和诱因

1.常见病因

常见病因包括：①慢性心力衰竭急性加重；②急性心肌坏死和、（或）损伤，如急性冠脉综合征、急性重症心肌炎、围生期心肌病、药物所致的心肌损伤与坏死等；③急性血流动力学障碍，如急性瓣膜反流或原有瓣膜反流加重、高血压危象、重度主动脉瓣或二尖瓣狭窄、主动脉夹层、心脏压塞等。

2.常见诱因

常见诱因包括：①感染：如呼吸道感染；②心律失常：快速性心律失常以及严重缓慢性心律失常均可诱发心衰；③血容量增加：如钠盐摄入过多，静脉输液量过多过快；④过度体力消耗或情绪激动精神紧张；⑤慢性心衰治疗不当：患者依从性差，不恰当使用或停用利尿剂、降压药等。

（二）诊断要点

心力衰竭须综合病史、症状、体征及辅助检查作出诊断。主要诊断依据为原有基础心脏病的证据及循环淤血的表现。症状、体征是早期发现心衰的关键，完整的病史采集及详尽的体格检查非常重要。左心衰竭的不同程度呼吸困难、肺部啰音，右心衰竭的颈静脉征、肝大、水肿以及心衰的心脏奔马律、瓣膜区杂音等是诊断心衰的重要依据。但症状的严重程度与心功能不全程度无明确相关性,需行客观检查并评价心功能。BNP 测定也可作为诊断依据,并能帮助鉴别呼吸困难的病因。

1. 急性左心衰竭

根据既往心脏病史,突发严重呼吸困难、剧烈咳嗽和咯粉红色泡沫样痰,典型心源性肺水肿的诊断并不困难。心脏杂音、舒张期奔马律、肺部湿啰音和发绀等体征,以及胸部 X 线检查对确诊肺水肿可提供重要佐证。

左心衰竭常出现夜间阵发性呼吸困难,可伴喘息,需与支气管哮喘相鉴别。心源性哮喘者,多有明确的冠心病、高血压或瓣膜病等既往史,发作时患者可咯泡沫血痰,除心脏体征外,双肺底可闻湿啰音;胸部 X 线检查可发现肺水肿征。

2. 急性右心衰竭

多见于急性肺栓塞,发病突然、剧烈胸痛、呼吸困难等急性表现,结合心电图呈急性肺源性心脏病改变,胸部 X 线呈肺动脉高压表现,不难确诊。严重肺梗死常须与急性心肌梗死相鉴别,但急性心肌梗死心电图多出现特异性动态改变,且血清肌酸磷酸激酶、谷草转氨酶和乳酸脱氢酶均升高,此有别于急性肺梗死。

（三）病情判断

病情判断及评估时应尽快明确以下三点:①容量状态;②循环灌注是否不足;③是否存在急性心衰的诱因和(或)合并症。

1. 基础监测

持续监测患者心率、呼吸频率、血压、血氧饱和度等,监测患者体温,密切关注患者心电图动态变化,必要时行动脉血气分析。

2. 血流动力学监测

(1)适应证:适用于血流动力学状态不稳定,病情严重且治疗效果不理想的患者。

(2)主要方法(表 4-1-1)

表 4-1-1　血流动力学监测主要方法

监测主要方法	
右心导管	①患者存在呼吸窘迫或灌注异常,但临床上不能判断心内充盈压力情况
	②急性心衰患者在标准治疗的情况下仍持续有症状伴有以下情况之一者:容量状态、灌注或肺血管阻力情况不明,收缩压持续低下,肾功能进行性恶化,需静脉血管活性药物维持,考虑机械辅助循环或心脏移植
外周动脉插管	可持续监测动脉血压,还可抽取动脉血样标本检查
肺动脉插管	不常规应用

3. 生物学标志物检测

(1)利钠肽:临床上常用 BNP/NT-proBNP 协助急性心衰的诊断和鉴别诊断以及评估心衰严重程度和预后。在急性心衰中 BNP/NT-proBNP 采用排除截点和诊断截点的双截点诊断策略,排除截点比诊断截点更为可靠。排除截点:BNP<100ng/L、NT-proBNP<300ng/L,

即如果 BNP/NT-proBNP 小于排除截点,其急性心衰的可能性是很小的。诊断截点:BNP≥300ng/L,NT-proBNP 水平根据年龄和肾功能不全分层:50 岁以下的成人血浆 NT-proBNP浓度>450ng/L,50 岁以上血浆浓度>900ng/L,75 岁以上应>1800ng/L,肾功能不全(肾小球滤过率<60mL/min)时应>1200ng/L。NT-proBNP>5000ng/L 提示心衰患者短期死亡风险较高,>1000ng/L 提示长期死亡风险较高。

评估灰区值(介于"排除"和按年龄调整的"纳入"值之间)的临床意义需综合考虑临床状况,排除其他原因,因为急性冠状动脉综合征、慢性肺部疾病、肺动脉高压、高血压、房颤等均会引起测定值升高。故而推荐使用利钠肽来排除心衰,但不用来确诊。

(2)心肌坏死标志物及其他生物学标志物测定 cTnT 或 cTnI 等心肌坏死标志物用于评价是否存在心肌损伤、坏死及其严重程度和预后。近几年一些新的标志物也显示在心衰危险分层和预后评价中的作用,如中段心房利钠肽前体(MR-proANP,分界值为 120pmol/L)等。

4.急性左心衰竭严重程度分级

目前临床常用的有 Killip 法、Forrester 法和临床程度床边分级 3 种。

(1)Killip 法主要用于急性心肌梗死所致急性心衰患者。

Ⅰ级:尚无明显心衰征象,但 PCWP 可升高,病死率 0~5%。

Ⅱ级:有心衰,肺啰音<50%肺野,可出现第三心音奔马律、持续性窦性心动过速或其他心律失常,病死率 10%~20%。

Ⅲ级:严重心衰,出现急性肺水肿,全肺大小干湿啰音,病死率 35%~40%。

Ⅳ级:出现心源性休克,病死率 85%~95%。

(2)Forrester 法适用于监护病房,及有血流动力学监测条件的病房、手术室。

Ⅰ类:无肺淤血和组织灌注不良,PCWP(肺毛细血管楔压)和 CI(心脏指数)正常,病死率2.2%。

Ⅱ类:单有肺淤血,PCWP 增高(>18mmHg),CI 正常[>2.2L/(min·m²)],病死率10.1%。

Ⅲ类:单有组织灌注不良,PCWP 正常(≤18mmHg),CI 降低[≤2.2L/(min·m²)],主要与血容量不足或心动过缓有关,病死率 22.4%。

Ⅳ类:合并有肺淤血和组织灌注不足,PCWP 增高(>18mmHg),CI 降低[≤2.2L/(min·m²)],病死率 55.5%。

(3)临床程度床边分级根据 Forrester 法修改而来,主要根据末梢循环的观察和肺部听诊,无需特殊的监测条件,适用于一般的门诊和住院患者(表 4-1-2)。

表 4-1-2　急性心衰的临床程度床边分级

分级	皮肤	肺部啰音
Ⅰ	温暖	无
Ⅱ	温暖	有
Ⅲ	寒冷	无或有
Ⅳ	寒冷	有

（四）治疗

急性左心衰的抢救治疗目标是迅速改善氧合（纠正缺氧），改善症状，稳定血流动力学状态，维护重要脏器功能，同时纠正诱因和治疗病因，避免 AHF 复发，改善远期预后。

应当明确，"及时治疗"的理念对 AHF 极其重要。一些诊断和治疗的方法可以应用于院前阶段（救护车上），包括 BNP 的快速检测、无创通气（可降低气管插管的风险，并改善急性心源性肺水肿的近期预后）、静脉应用呋塞米及硝酸酯类药物。

2016ESC 指南将 AHF 治疗分为三个阶段，各有不同的治疗目标（表 4-1-3）：①立即目标（急诊室、CCU 或 ICU）：改善血流动力学和器官灌注，恢复氧合，缓解症状，减少心肾损伤，预防血栓栓塞，缩短 ICU 停留时间；②中间目标（住院期间）：针对病因及相关并发症给予优化规范的药物治疗，对适宜辅助装置治疗的患者应考虑机械装置治疗并进行评估；③出院前和长期管理目标：制订优化药物治疗的时间表，对适宜辅助装置治疗者的实施进行再评估；制订长期随访管理计划。纳入疾病管理方案，进行患者教育并启动和调整适宜的生活方式，防止早期再住院，改善症状、生活质量和生存率。

表 4-1-3　急性心力衰竭的治疗目标

AHF 的治疗目标
早期（急诊科/EICU/CCU）
改善血流动力学和组织灌注
改善氧合
缓解症状
尽量减轻心脏和肾脏损害
预防血栓栓塞
减少 EICU/CCU 治疗天数
中期（住院期间）
明确病因及相关的合并疾病
逐渐增加药物剂量以控制症状及充血，改善血压
逐渐增加用以缓解病情的药物剂量
适合的患者可考虑应用辅助治疗设备
出院前及长期管理
制订包括以下方面的治疗计划：
定期复查，逐渐增加药物剂量
定期评估并检查辅助治疗设备
安排随访人员，确定随访时间
纳入疾病管理计划，疾病教育，合理调整生活方式
预防早期复发
改善症状，提高生活治疗及生存率

2016ESC指南强调:在首次就医紧急阶段,对疑诊为急性心衰患者的管理应尽可能缩短所有诊断和治疗决策的时间;在起病初始阶段,如果患者存在心源性休克和(或)通气障碍,需尽早提供循环支持和(或)通气支持;在起病60～120分钟内的立即处理阶段,应迅速识别合并的威胁生命的五个临床情况和(或)急性病因(简写为CHAMP),并给予指南推荐的相应特异性治疗。包括:①急性冠脉综合征:推荐根据STEMI和NSTE-ACS指南进行处理。②高血压急症:推荐采用静脉血管扩张剂和袢利尿剂。③心律失常:快速性心律失常或严重的缓慢性心律失常,立即应用药物、电转复或起搏器。电转复推荐用于血流动力学不稳定、需要转复以改善临床症状的患者。持续性室性心律失常与血流动力学不稳定形成恶性循环时,可以考虑冠脉造影和电生理检查。④急性机械并发症:包括急性心肌梗死并发症(游离壁破裂、室间隔穿孔、急性二尖瓣关闭不全),胸部外伤或心脏介入治疗后,继发于心内膜炎的急性瓣膜关闭不全,主动脉夹层或血栓形成,以及少见的梗阻性因素(如心脏肿瘤)。心脏超声可用于诊断,外科手术或PCI术常需循环支持设备。⑤急性肺栓塞:明确急性肺栓塞是休克、低血压的原因后,立即根据指南推荐予以干预,包括溶栓、介入治疗及取栓。

1.一般处理

(1)体位:允许患者采取最舒适的体位。静息时明显呼吸困难者应半卧位或端坐位,双腿下垂以减少回心血量,降低心脏前负荷。端坐位时,两腿下垂,保持此种体位10～20分钟后,可使肺血容量降低约25%(单纯坐位而下肢不下垂收益不大)。

(2)吸氧(氧疗):适用于低氧血症和呼吸困难明显,尤其指端血氧饱和度<90%的患者。无低氧血症的患者不应常规应用,这可能导致血管收缩和心排出量下降。如需吸氧,应尽早采用,使患者$SaO_2 \geqslant 95\%$(伴COPD者$SaO_2 \geqslant 90\%$)。可采用不同方式:①鼻导管吸氧:是常用的给氧方法,适用于轻中度缺氧者,氧流量从1～2L/min起始,根据动脉血气结果可增加到4～6L/min。②面罩吸氧:适用于伴呼吸性碱中毒的患者。③消除泡沫:严重肺水肿患者的肺泡、支气管内含有大量液体,当液体表面张力达到一定程度时,受气流冲击可形成大量泡沫,泡沫妨碍通气和气体交换,加重缺氧。因此,可于吸氧的湿化器内加入50%的乙醇以降低泡沫张力,使之破裂变为液体而易咳出,减轻呼吸道阻力。经上述方法给氧后PaO_2仍<60mmHg时,应考虑使用机械通气治疗。

(3)出入量管理:肺淤血、体循环淤血及水肿明显者应严格限制饮水量和静脉输液速度。无明显低血容量因素(大出血、严重脱水、大汗淋漓等)者,每天摄入液体量一般宜在1500mL以内,不要超过2000mL。保持每天出入量负平衡约500mL,严重肺水肿者水负平衡为1000～2000mL/d,甚至可达3000～5000mL/d,以减少水钠潴留,缓解症状。3～5天后,如肺淤血、水肿明显消退,应减少水负平衡量,逐渐过渡到出入量大体平衡。在负平衡下应注意防止发生低血容量、低钾血症和低血钠等。同时限制钠摄入<2g/d。

2.药物治疗

(1)吗啡:是治疗急性左心衰肺水肿的有效药物,其主要作用是抑制中枢交感神经,反射性地降低周围血管阻力,扩张静脉而减少回心血量,起"静脉内放血"的效果;其他作用有减轻焦虑、烦躁,抑制呼吸中枢兴奋、避免呼吸过频,直接松弛支气管平滑肌改善通气。急性左心衰竭患者往往存在外周血管收缩情况,吗啡从皮下或肌内注射后,吸收情况无法预测,宜3～

5mg/次缓慢静脉注射,必要时每15分钟重复1次,共2~3次。同时也要注意,勿皮下或肌内注射后,短期内又静脉给药,以免静脉注射后可能与延迟吸收的第一剂药同时发挥作用而致严重不良反应。吗啡的主要不良反应是低血压与呼吸抑制。神志不清、伴有慢性阻塞性肺病或CO_2潴留的呼吸衰竭、肝功能衰竭、颅内出血、低血压或休克者禁用,年老体弱者慎用。

急性失代偿心衰国家注册研究(ADHERE)中,147362例AHF患者应用吗啡者(14.1%)机械通气比例增多、在ICU时间和住院时间延长、死亡率更高,加之目前没有证据表明吗啡能改善预后,因而不推荐常规使用,需使用时应注重个体化。

2016ESC指南:AHF不推荐常规应用阿片类药物,但出现严重呼吸困难伴肺水肿时可考虑应用,其是否潜在增加死亡风险仍存争议。

抗焦虑和镇静药物:用于伴有焦虑和谵妄的AHF患者,可考虑使用小剂量苯二氮䓬类(地西泮或劳拉西泮)。

(2)快速利尿:选用高效利尿剂(袢利尿剂)。呋塞米(速尿)在发挥利尿作用之前即可通过扩张周围静脉增加静脉床容量,迅速降低肺毛细血管压和左室充盈压并改善症状。静脉注射后5分钟出现利尿效果,30~60分钟达到高峰,作用持续约2小时。一般首剂量为20~40mg静脉注射,继以静脉滴注5~40mg/h,其总剂量在起初6小时不超过80mg,起初24小时不超过160mg;对正在使用呋塞米或有大量水钠潴留或高血压或肾功能不全的患者,首剂量可加倍。应注意由于过度利尿可能发生的低血容量、休克与电解质紊乱如低钾血症等。也可以用布美他尼(丁尿胺)1~2mg或依他尼酸25~100mg静脉注射。伴有低血容量或低血压休克者禁用。

新型利尿剂托伐普坦是血管加压素受体拮抗剂,选择性阻断肾小管上的精氨酸血管加压素受体,具有排水不排钠的特点,能减轻容量负荷加重的患者呼吸困难和水肿,并使低钠血症患者的血钠正常化,特别适用于心力衰竭合并低钠血症的患者。推荐用于充血性心衰、常规利尿剂治疗效果不佳、有低钠血症或有肾功能损害倾向患者,对心衰伴低钠的患者能降低心血管病所致病死率。建议剂量为7.5~15.0mg/d开始,疗效欠佳者逐渐加量至30mg/d。其不良反应主要是血钠增高。

(3)氨茶碱:本品具有:①扩张支气管改善通气,特别适用于伴有支气管痉挛的患者;②轻度扩张静脉,降低心脏前负荷,增强心肌收缩力;③增加肾血流与利尿作用。成人一般首剂0.125~0.25g加入25%葡萄糖液40mL内,10~20分钟内缓慢静脉注射;必要时4~6小时可以重复1次,但每天总量不宜超过1~1.5g。因其会增加心肌耗氧量,急性心肌梗死和心肌缺血者不宜使用。老年人与肝肾功能不全者用量酌减。常见不良反应有头痛、面部潮红、心悸,严重者可因血管扩张致低血压与休克,甚至室性心律失常而猝死。目前临床已相对少用。

(4)血管扩张剂:①主要作用机制:可降低左、右心室充盈压和全身血管阻力,也降低收缩压,从而减轻心脏负荷,但没有证据表明血管扩张剂可改善预后。②应用指征:此类药可用于急性心衰早期阶段。收缩压水平是评估此类药是否适宜的重要指标。收缩压>90mmHg即可在严密监护下使用;收缩压>110mmHg的患者通常可安全使用;收缩压<90mmHg,禁忌使用,因可能增加急性心衰患者的病死率。此外,HF-PEF患者因对容量更加敏感,使用血管扩张剂应小心。③注意事项:下列情况下禁用血管扩张药物:收缩压<90mmHg,或持续低血

压伴症状,尤其有肾功能不全的患者,以避免重要脏器灌注减少;严重阻塞性心瓣膜疾病,如主动脉瓣狭窄或肥厚型梗阻性心肌病,有可能出现显著低血压;二尖瓣狭窄患者也不宜应用,有可能造成心排出量明显降低。

常用的血管扩张药物如下。

①硝酸酯类:其作用主要是扩张静脉容量血管、降低心脏前负荷,较大剂量时可同时降低心脏后负荷,在不减少每搏排出量和不增加心肌耗氧的情况下减轻肺淤血,特别适用于急性冠脉综合征伴心衰的患者。硝酸甘油用法:a.舌下含化:首次用 0.3mg 舌下含化,5 分钟后测量血压 1 次,再给 0.3～0.6mg,5 分钟后再测血压,以后每 10 分钟给 0.3～0.6mg,直到症状改善或收缩压降至 90～100mmHg;b.静脉给药:一般采用微量泵输注,从 $10\mu g/min$ 开始以后每 5 分钟递增 5～$10\mu g/min$,直至心力衰竭的症状缓解或收缩压降至 90～100mmHg,或达到最大剂量 $100\mu g/min$ 为止。硝酸异山梨醇静脉滴注剂量 5～10mg/小时。病情稳定后逐步减量至停用,突然终止用药可能会出现反跳现象。硝酸酯类药物长期应用均可能产生耐药。

②硝普钠:能均衡的扩张动脉和静脉,同时降低心脏前、后负荷,适用于严重心衰、有高血压以及伴肺淤血或肺水肿患者。宜从小剂量 $10\mu g/min$ 开始静脉滴注,以后酌情每 5 分钟递增 5～10pg/min,直至症状缓解、血压由原水平下降 30mmHg 或血压降至 100mmHg 左右为止。由于具有强的降压效应,用药过程中要密切监测血压,调整剂量;停药应逐渐减量,以免反跳。通常疗程不超过 72 小时。长期用药可引起氰化物和硫氰酸盐中毒。

③乌拉地尔:主要阻断突触后 α_1 受体,使外周阻力降低,同时激活中枢 5-羟色胺 1A 受体,降低延髓心血管中枢的交感反馈调节,外周交感张力下降。可降低心脏前、后负荷和平均肺动脉压,改善心功能,对心率无明显影响。通常静脉注射 25mg,如血压无明显降低可重复注射,然后 50～100mg 于 100mL 液体中静脉滴注维持,速度为 0.4～2mg/min,根据血压调整速度。

④奈西立肽:是一重组人 BNP,具有扩张静脉、动脉和冠脉,降低前、后负荷,增加心排量,增加钠盐排泄,抑制肾素,血管紧张素系统和交感神经系统的作用,无直接正性肌力作用。多项随机、安慰剂对照的临床研究显示,AHF 患者静脉输注奈西立肽可获有益的临床与血流动力学效果:左室充盈压或 PCWP 降低、心排量增加,呼吸困难和疲劳症状改善,安全性良好,但对预后可能无改善。该药可作为血管扩张剂单独使用,也可与其他血管扩张剂(如硝酸酯类)合用,还可与正性肌力药物(如多巴胺、多巴酚丁胺或米力农等)合用。给药方法:1.5～$2\mu g/kg$ 负荷剂量缓慢静脉注射,继以 $0.01\mu g/(kg \cdot min)$ 持续静脉滴注,也可不用负荷剂量而直接静脉滴注,给药时间在 3 天以内。收缩压<90mmHg 或持续低血压并伴肾功能不全的患者禁用。

⑤重组人松弛素-2:是一种血管活性肽激素,具有多种生物学和血流动力学效应。RELAX-AHF 研究表明,该药治疗 AHF 可缓解患者呼吸困难,降低心衰恶化病死率,耐受性和安全性良好,但对心衰再住院率无影响。

(5)正性肌力药物:①应用指征和作用机制:适用于低心排血量综合征,如伴症状性低血压(≤85mmHg)或 CO 降低伴循环淤血患者,可缓解组织低灌注所致的症状,保证重要脏器血液供应。②注意事项:急性心衰患者应用此类药需全面权衡:a.是否用药不能仅依赖 1、2 次血压测量值,必须综合评价临床状况,如是否伴组织低灌注的表现;b.血压降低伴低心排出量或低灌注时应尽早使用,而当器官灌注恢复和(或)循环淤血减轻时则应尽快停用;c.药物的剂量和静脉滴注速度应根据患者的临床反应作调整,强调个体化治疗;d.此类药可即刻改善急性心衰患者的血流动力学和临床状态,但也可能促进和诱发一些不良的病理生理反应,甚至导致心肌损伤和靶器官损害,必须警惕;e.用药期间应持续心电、血压监测,因正性肌力药物可能导致心律失常、心肌缺血等情况;f.血压正常又无器官和组织灌注不足的急性心衰患者不宜使用。

常用的正性肌力药物如下。

①洋地黄类制剂:主要适应证是有快速室上性心律失常并已知有心室扩大伴左心室收缩功能不全的患者。近两周内未用过洋地黄的患者,可选用毛花苷丙(西地兰)0.4～0.6mg 加入 25％～50％葡萄糖液20～40mL 中缓慢静脉注射;必要时 2～4 小时后再给 0.2～0.4mg,直至心室率控制在 80 次/分左右或 24 小时总量达到 1.2～1.6mg。也可静脉缓注地高辛,首剂 0.5mg,2 小时后酌情 0.25mg。若近期用过洋地黄,但并非洋地黄中毒所致心力衰竭,仍可应用洋地黄,但应酌情减量。此外,使用洋地黄之前,应描记心电图确定心律,了解是否有急性心肌梗死、心肌炎或低钾血症等;床旁 X 线胸片了解心影大小。单纯性二尖瓣狭窄合并急性肺水肿时,如为窦性心律不宜使用洋地黄制剂,因洋地黄能增加心肌收缩力,使右室排血量增加,加重肺水肿;但若二尖瓣狭窄合并二尖瓣关闭不全的肺水肿患者,可用洋地黄制剂。对急性心肌梗死早期出现的心力衰竭,由于发生基础为坏死心肌间质充血、水肿致顺应性降低,而左心室舒张末期容量尚未增加,故梗死后 24 小时内宜尽量避免用洋地黄药物,此时宜选用多巴酚丁胺[5～10μg/(min·kg)]静脉滴注。

②儿茶酚胺类:常用者为多巴胺和多巴酚丁胺。

多巴胺小剂量[＜3μg/(kg·min)]应用有选择性扩张肾动脉、促进利尿的作用;大剂量[＞5μg/(kg·min)]应用有正性肌力作用和血管收缩作用。个体差异较大,一般从小剂量起始,逐渐增加剂量,短期静脉内应用。可引起低氧血症,应监测 SaO_2,必要时给氧。

多巴酚丁胺主要通过激动 β_1 受体发挥作用,具有很强的正性肌力效应,在增加心排出量的同时伴有左室充盈压的下降,且具有剂量依赖性,常用于严重收缩性心力衰竭的治疗。短期应用可增加心排出量,改善外周灌注,缓解症状。对于重症心衰患者,连续静脉应用会增加死亡风险。用法:2～20μg/(kg·min)静脉滴注。使用时监测血压,常见不良反应有心律失常、心动过速,偶尔可因加重心肌缺血而出现胸痛。但对急重症患者来讲,药物反应的个体差异较大,老年患者对多巴酚丁胺的反应显著下降。用药 72 小时后可出现耐受。正在应用 β 受体阻滞剂的患者不推荐应用多巴酚丁胺和多巴胺。

③磷酸二酯酶抑制剂:选择性抑制心肌和平滑肌的磷酸二酯酶同工酶Ⅲ,减少 cAMP 的降解而提高细胞内 cAMP 的含量,发挥强心与直接扩血管作用。常用药物有米力农、依诺昔酮等,米力农首剂 25～75μg/kg 静脉注射(＞10 分钟),继以 0.375～0.75μg/(kg·min)滴注。常见不良反应有低血压和心律失常,有研究表明米力农可能增加不良事件和病死率。

④左西孟旦:属新型钙增敏剂,通过与心肌细胞上的 TnC 结合,增加 TnC 与 Ca^{2+} 复合物的构象稳定性而不增加细胞内 Ca^{2+} 浓度,促进横桥与细肌丝的结合,增强心肌收缩力而不增加心肌耗氧量,并能改善心脏舒张功能;同时激活血管平滑肌的 K^+ 通道,扩张组织血管。其

正性肌力作用独立于β肾上腺素能刺激,可用于正接受β受体阻滞剂治疗的患者。多项随机、双盲、平行对照研究结果提示,该药在缓解临床症状、改善预后等方面不劣于多巴酚丁胺,患者近期血流动力学有所改善,并且不增加交感活性。左西孟旦宜在血压降低伴低心排血量或低灌注时尽早使用,负荷量 $12\mu g/kg$ 静脉注射(>10 分钟),继以 $0.1\sim0.2\mu g/(kg \cdot min)$ 滴注,维持用药 24 小时。左西孟旦半衰期长达 80 小时,单次 $6\sim24$ 小时的静脉注射,血流动力学改善的效益可持续 $7\sim10$ 天(主要是活性代谢产物延长其效)。对于收缩压<100mmHg 的患者,不需负荷剂量,可直接用维持剂量,防止发生低血压。应用时需监测血压和心电图,避免血压过低和心律失常的发生。

(6)β受体阻滞剂:有关β-受体阻滞剂治疗 LVEF 正常的心力衰竭的研究资料缺乏,其应用是经验性的,主要基于减慢心率和改善心肌缺血的可能益处。

尚无随机临床试验使用β-受体阻滞剂治疗 AHF 以改善急性期病情。若 AHF 患者发生持续的心肌缺血或心动过速,可考虑谨慎地静脉使用美托洛尔或艾司洛尔。

(7)血管收缩药物:对外周动脉有显著缩血管作用的药物,如去甲肾上腺素、肾上腺素等,多用于尽管应用了正性肌力药物仍出现心源性休克,或合并显著低血压状态时。这些药物可以使血液重新分配至重要脏器,收缩外周血管并提高血压,但以增加左心室后负荷为代价。这些药物具有正性肌力活性,也有类似于正性肌力药的不良反应。

(8)预防血栓药物:2016ESC 指南指出:除非有禁忌证或不必要(如正在口服抗凝药物),推荐使用肝素或其他抗凝药物预防血栓形成。

(9)口服药物的管理:AHF 患者除合并血流动力学不稳定、高钾血症、严重肾功能不全以外,口服药物应继续服用。2016ESC 指南指出,服用β受体阻滞剂在 AHF 发病期间(除心源性休克)仍然是安全的,停用β受体阻滞剂可能增加近期和远期的病死率。

3.非药物治疗

(1)机械通气治疗:可改善氧合和呼吸困难,缓解呼吸肌疲劳、降低呼吸功耗,增加心排出量,是目前纠正 AHF 低氧血症、改善心脏功能的有效方法。

①无创正压通气(NPPV):当患者出现较为严重的呼吸困难、辅助呼吸肌的动用,而常规氧疗方法(鼻导管和面罩)不能维持满意氧合或氧合障碍有恶化趋势时,应及早使用 NPPV。临床主要应用于意识状态较好、有自主呼吸能力的患者,同时,患者具有咳痰能力、血流动力学状况相对稳定以及能与 NPPV 良好配合。不建议用于收缩压<85mmHg 的患者。

采用鼻罩或面罩实施 $5\sim10$ mmHg 的 CPAP 治疗,可以改善心率、呼吸频率、血压以及减少气管插管的需要,并可能减少住院死亡率;也可以考虑采用 BiPAP 作为 CPAP 的替代治疗,不过有关 BiPAP 使用和心肌梗死间的关系怎样尚不清楚。

②有创机械通气:患者出现以下情况,应及时气管插管机械通气:a.经积极治疗后病情仍继续恶化;b.意识障碍;c.呼吸严重异常,如呼吸频率>$35\sim40$ 次/分或<$6\sim8$ 次/分,或呼吸节律异常,或自主呼吸微弱或消失;d.血气分析提示严重通气和(或)氧合障碍,尤其是充分氧疗后仍<50mmHg;$PaCO_2$ 进行性升高,pH 动态下降。

初始宜用间歇正压通气给氧,它能使更多的肺泡开放,加大肺泡平均容量,以利气体交换,一般将吸气相正压控制在 $30cmH_2O$ 以下。若仍无效,可改用呼气末正压通气(PEEP)给氧,

PEEP 改善换气功能的作用和左心功能的作用随其大小的增加而增强。适当增加的 PEEP 可减少回心血量,减轻心脏前负荷,可增加心排出量。

(2)血液净化治疗

①适应证:出现下列情况之一时可采用超滤治疗:高容量负荷如肺水肿或严重的外周组织水肿,且对利尿剂抵抗;低钠血症(血钠<110mmol/L)且有相应的临床症状如神志障碍、肌张力减退、腱反射减弱或消失、呕吐以及肺水肿等。超滤对 AHF 有益,但并非常规手段。UNLOAD 研究证实,对于心衰患者,超滤治疗和静脉连续应用利尿剂相比,排水量无明显差异,但超滤治疗能更有效地移除体内过剩的钠,并可降低因心衰再住院率;但 CARRESS-HF 研究表明在急性失代偿性心衰合并持续淤血和肾功能恶化的患者中,在保护 96 小时肾功能方面,阶梯式药物治疗方案优于超滤治疗,2 种治疗体重减轻类似,超滤治疗不良反应较高。

2016ESC 指南指出:尚无证据表明超滤优于利尿剂成为 AHF 的一线治疗。不推荐常规应用超滤,可用于对利尿剂无反应的患者。

②肾功能进行性减退,血肌酐>500μmol/L 或符合急性血液透析指征的其他情况可行血液透析治疗。

(3)主动脉内球囊反搏(IABP):可有效改善心肌灌注,降低心肌耗氧量和增加心排出量。适应证:①AMI 或严重心肌缺血并发心源性休克,且不能由药物纠正;②伴血流动力学障碍的严重冠心病(如 AMI 伴机械并发症);③心肌缺血或急性重症心肌炎伴顽固性肺水肿;④作为左心室辅助装置(LVAD)或心脏移植前的过渡治疗。

2016ESC 指南指出:心源性休克患者在多巴胺和去甲肾上腺素联合基础上加用左西孟旦可改善血流动力学,且不增加低血压风险,但对 IABP 不推荐常规使用。

(4)心室机械辅助装置:AHF 经常规药物治疗无明显改善时,有条件的可应用该技术。此类装置有体外模式人工肺氧合器(ECMO)、心室辅助泵(如可置入式电动左心辅助泵、全人工心脏)。根据 AHF 的不同类型,可选择应用心室辅助装置,在积极纠治基础心脏疾病的前提下,短期辅助心脏功能,也可作为心脏移植或心肺移植的过渡。ECMO 可以部分或全部代替心肺功能。临床研究表明,短期循环呼吸支持(如应用 ECMO)可明显改善预后。

4.病因和诱因治疗

诱因治疗包括控制感染、纠正贫血与心律失常等,病因治疗如极度严重的二尖瓣狭窄或主动脉瓣狭窄,或 AMI 并发严重二尖瓣反流的患者可能需要外科治疗才能缓解肺水肿,可行急诊手术治疗。

5.急性心衰稳定后的后续处理

(1)病情稳定后监测:入院后至少第 1 个 24 小时要连续监测心率、心律、血压和 SaO_2,之后也要经常监测。至少每天评估心衰相关症状(如呼吸困难),治疗的不良反应,以及评估容量超负荷相关症状。

(2)病情稳定后治疗:①无基础疾病的急性心衰:在消除诱因后,并不需要继续心衰的相关治疗,应避免诱发急性心衰,如出现各种诱因要及早、积极控制。②伴基础疾病的急性心衰:应针对原发疾病进行积极有效的治疗、康复和预防。③原有慢性心衰类型:处理方案与慢性心衰相同。

二、充血性心力衰竭

充血性心衰亦称为慢性心衰或慢性心功能不全。它是指慢性原发性心肌病变和心室因长期压力或容量负荷过重,致心肌收缩力减弱,心室顺应性降低,导致心排血量降低。早期机体通过各种代偿机制,包括根据 Frank-Starling 定律的内在反射机制,即当心排血量减少导致心室舒张末期容量和室壁张力增加,心腔扩大时,使心肌细胞伸张增加,在适当范围内可使心肌收缩力增加;通过颈动脉窦及主动脉弓压力感受器,反射性地兴奋交感肾上腺素系统的外在后备机制,提高心率和加强心肌收缩力;通过肾素-血管紧张素-醛固酮系统调整血容量,以及心肌细胞肥大、心腔扩大等一系列代偿机制,使心排血量尚能满足机体需要时称为代偿期。后期即使通过充分代偿机制也不能维持足够的排血量,以及神经体液激素过度激活、心脏重塑,使心功能进一步恶化,称为失代偿期。

根据充血性心衰首先或主要发生在那一侧心腔,可分为左心衰竭、右心衰竭和全心衰竭3种临床类型。

(一)左侧心力衰竭(左心衰竭)

左心衰竭是指左心不能将肺静脉回流血液充分排出,引起肺淤血和动脉系统缺血,重要脏器供血不足。左心衰竭可进一步分为左心房衰竭和左心室衰竭。前者常见病因有二尖瓣狭窄、左心房黏液瘤、左心房巨大血栓或赘生物阻塞二尖瓣口,导致左心室充盈受阻,左心房淤血、扩大,继而导致肺淤血;后者常见病因包括高血压、缺血性心脏病、心肌炎、心肌病、主动脉瓣狭窄和(或)关闭不全、二尖瓣关闭不全、克山病、急性肾小球肾炎,以及室间隔缺损、动脉导管未闭、主动脉缩窄等先天性心脏病。

1.临床表现

(1)呼吸困难:是最主要的临床症状,根据病情轻重,由开始仅在剧烈运动或体力劳动后出现呼吸困难,直至轻微活动甚至休息时也感到呼吸困难,当肺淤血和肺水肿严重时可出现端坐呼吸或夜间阵发性呼吸困难等。此外,可伴有咳嗽、咯血、咳白色或粉红色泡沫样痰(急性肺水肿)、乏力、发绀、心悸等症状。严重者可出现潮式呼吸,系脑部严重缺血、缺氧所致。

(2)不同病因的心脏病尚有不同病史并可出现相应的特殊症状:如缺血性心脏病患者可有心绞痛、心肌梗死、乳头肌功能不全等表现;高血压患者有头晕、头痛,甚至脑血管意外的症状;二尖瓣狭窄者可有风湿热史和声音嘶哑;而肥厚型心肌病者可有昏厥史等。

(3)左心室衰竭者常有心浊音界向左下扩大(左心室肥大):心尖区呈抬举性搏动,心率加快,第一心音减弱,出现各种心律失常,心尖区可有收缩期吹风样杂音(左心室扩大,二尖瓣相对关闭不全),常有病理性第三心音、第四心音(奔马律),脉搏强弱交替(即交替脉)。此外,不同心脏病尚可出现相应体征,如主动脉瓣病变可在相应瓣膜区出现收缩期或舒张期杂音;室间隔缺损可在胸骨左缘第三、第四肋间出现3级以上收缩期杂音;二尖瓣关闭不全者在心尖区有3级以上收缩期反流性杂音等。肺底有小水泡音,可伴哮鸣音,约1/4患者有胸腔积液体征。左心房衰竭临床上以二尖瓣狭窄和左房黏液瘤较常见,除有肺水肿体征外,可有第一心音亢进,心尖区舒张期杂音,前者尚有二尖瓣开瓣音,后者可出现肿瘤扑落音。当肺动脉高压时,可出现肺动脉瓣第二音亢进和格雷厄姆-斯蒂尔杂音等体征。

2.实验室检查及其他辅助检查

(1)胸部X线检查:常有左心室和(或)左心房扩大,肺淤血或肺水肿征,出现Kerley B线(肺淋巴管扩张,肺小叶间隔变粗所致)。不同病因尚有相应X线表现,如主动脉瓣病变心脏常呈靴型心,主动脉增宽、伸长等;而二尖瓣狭窄常呈梨形心改变,食管吞钡常有左心房局限性压迹等。慢性左心衰竭患者尚可有胸腔积液X线征。

(2)心电图:左心房和(或)左心室肥大、ST-T改变,V_1导联P波终末电势负值增大≤－0.02mm/s。此外,可出现各种心律失常图形,左心房明显扩大者,尤其是二尖瓣狭窄、扩张型心肌病,常出现心房颤动。

(3)超声心动图:除可直接显示瓣膜病变、室间隔缺损和其他先天性畸形外,尚可检测心腔大小和室壁活动情况,并可做有关心功能检查,对确立左心衰竭的病因、衡量病变严重程度和估价心功能状况颇有帮助。

(4)B型利钠肽(BNP):在急诊情况下结合临床评估应用,可有助于鉴别引起呼吸困难的原因是心力衰竭还是其他原因,随访中监测BNP的变化可用于提示心力衰竭的治疗效果和预后。

(5)其他检查:在某些情况下,左心室功能不全程度尚可用左侧、右侧血流导向气囊导管(Swan-Ganz导管)、放射性核素扫描血池显像、超声多普勒彩色血流显像或频谱分析等方法予以评价。常用指标有容积指数、心排血量、心排血指数、射血分数、肺毛细血管楔嵌压等。

(二)右侧心力衰竭(右心衰竭)

右心衰竭是指右心不能将静脉回流血液充分地排出,引起体静脉系统淤血和动脉系统供血不足。常继发于左心衰竭所致肺动脉高压,也可因肺源性心脏病、肺动脉栓塞、肺动脉瓣狭窄或关闭不全、原发性肺动脉高压症、房间隔缺损、法洛四联症、主动脉窦瘤破入右心、心肌炎、心肌病、甲状腺功能亢进性心脏病等疾病所致。

1.临床表现

(1)常有尿少,夜尿增多,胃肠道淤血症状:如恶心、呕吐、食欲减退等,也可出现心悸、气促、乏力等症状。

(2)体循环淤血征象:包括下垂性水肿、胸水、腹水、颈静脉怒张并搏动、肝颈静脉反流征阳性、发绀、腹胀、肝大,甚至出现黄疸、心源性肝硬化等。

(3)可有相应心脏病的有关体征:因右心衰竭多继发于左心衰竭基础上,故常有左、右心扩大,心前区抬举性搏动,肝有扩张性搏动,以及三尖瓣听诊区有收缩期杂音(三尖瓣相对性关闭不全)、右心室性和第三心音或奔马律。

2.实验室检查及其他辅助检查

(1)X线检查:可有右心或左、右心扩大,上腔静脉和奇静脉扩张,可伴有双侧或单侧胸腔积液征。

(2)心电图:右心房、右心室肥大,ST-T改变,电轴右偏等。

(3)超声心动图:常有右心房、右心室肥大,右心室流出道增宽,以及相应心脏病改变。

(4)其他:静脉压明显增高。重度右心衰竭时可有肝、肾功能异常。

（三）全心衰竭

同时伴有肺循环和体循环淤血表现，其临床表现为左、右侧心力衰竭征象的综合，但可以某一侧心衰为主。不少右心衰竭是继发于左心衰竭，一旦出现右心衰竭后，肺淤血和左心衰竭的症状反而得以部分缓解。

治疗：心衰的治疗应包括病因、诱因的防治和心衰本身的治疗两个方面，分述如下。

1.病因的防治

病因的治疗应视为治疗心衰的基本措施。不少心脏病的病因是可以根治或控制的，因此必须认真对待，如多数先天性心脏病若能及时诊断，可以获得手术根治，若迟至发生不可逆性的血流动力学变化时，如原先左向右分流变为右向左分流，则往往会失去手术时机，心衰也难以纠治。先天性或获得性心瓣膜病变可通过介入性球囊导管扩张术、分离术、瓣膜修补成形术或人造瓣膜置换术，使患者心功能状态获得明显改善。脚气性心脏病、贫血性心脏病、甲状腺功能亢进性或甲状腺功能减退性心脏病，若能及时诊治，均可阻止心衰的发生，或使心衰明显好转或消失。高血压患者采用有效的降血压措施，可以有效地控制心衰。缺血性心脏病通过血运重建等有可能使病情改善。因此，针对病因做相应治疗，在防治心衰方面具有重要的价值。

控制或消除心衰的诱因。患者心功能的恶化常常与某些诱因有关，控制或消除这些诱因常能使患者的心功能明显改善，起到事半功倍的作用。临床上心衰较常见诱因包括不恰当地停用（或减量）利尿剂、感染（特别是呼吸道感染）、严重心律失常、过度疲劳、风湿活动、情绪激动或忧虑、过度劳累、肺栓塞、妊娠和分娩等，必须针对诱因进行相应治疗，如加强利尿、应用抗生素控制感染、应用抗心律失常药物或电治疗消除心律失常、应用激素或阿司匹林治疗风湿活动等。

2.心力衰竭本身的治疗

包括减轻心脏负荷、提高心肌收缩力、改善心脏泵血功能等。减轻心脏负荷的措施有休息、镇静、限制水钠摄入，应用利尿剂和容量血管扩张剂以降低心脏前负荷，使用阻力血管扩张剂以降低心脏后负荷。提高心肌收缩力的措施主要是应用洋地黄类及其他正账肌力药物，改善心室重塑应使用 β 受体阻滞剂和血管紧张素转换酶抑制剂，现分述如下。

（1）休息：休息是减轻心脏负荷和能量消耗的重要措施之一，但休息的程度应根据心衰的轻重而定。心功能属于轻度降低者，可根据具体情况允许做一些轻度活动；而心功能 3～4 级者，则应卧床休息。急性左心衰竭者宜采取半坐卧位。但是长期卧床休息易发生静脉血栓、肢体失用性萎缩、食欲减退等症状。因此，待病情改善后应鼓励患者做轻度力所能及的活动，有利于康复。必须指出，休息不仅仅局限于体力上的休息，亦应包括脑力、精神上的休息，对于焦虑、烦躁不安、失眠的患者，可酌情应用镇静剂，如地西泮等，同时要做好耐心细致的思想工作，取得患者的配合，树立战胜疾病的坚强信心。

（2）限制水钠摄入：心衰患者的饮食宜清淡和少食多餐，食物应富含维生素和易于消化，并注意热量平衡。对于肥胖、冠心病患者宜低热量、低脂饮食，适当减轻体重。长期营养不良的慢性患者则要保证营养，提高体质。

鉴于心衰的水肿与静脉及毛细血管淤血、细胞外液增加有关，而水肿的发生多继发于钠的潴留。因此适当限制钠的摄入对消除水肿有效。一般认为轻度心衰者每天氯化钠摄入应控制在 5g 以下,中度心衰者 2.5g,重度心衰者不超过 1.0g,而不加盐的正常人饮食中每天含氯化钠 2~4g。因此,对于重度心衰或顽固性心力衰竭者,必要时应采取戒盐饮食。但是长期的严格戒盐往往会影响患者的食欲,同时亦有可能发生低钠血症,故必须严密观察并权衡利弊。近年来由于各种利尿剂作用的增强,目前过分严格地限制钠盐摄入已无必要,特别是大量利尿时,有时由于钠盐排泄过多会造成低钠血症,而血钠过低亦会影响利尿剂的疗效,应予注意。

(3)利尿剂:心力衰竭患者一般均有水(钠)潴留,故利尿剂的合理使用非常重要尤其对症状明显者。症状轻者可选用口服利尿剂,症状重者需静脉使用,必要时联合使用。

①噻嗪类:大多数噻嗪类利尿剂口服后迅速吸收,口服 2 小时左右达血浓度高峰,作用持续 15 小时以上,多数以原形药从尿中排出,主要由近曲小管分泌。其作用部位是髓襻升支粗段的皮质部,抑制该段肾小管对氯化物、钠及水的重吸收,从而促进肾脏对氯化钠的排泄而产生利尿作用。同时由于转运到远曲小管钠增加,遂与钾进行交换,促进了钾的分泌和丢失,故长期使用可能引起低钠、低氯和低钾血症及碱血症。不良反应除可造成上述电解质紊乱外,尚可引起高尿酸血症,这是由于在近曲小管,噻嗪类可与尿酸竞争同一载体,干扰尿酸分泌,致血中尿酸浓度增高,也可使血糖升高,这是由于噻嗪类能抑制胰岛素的释放及葡萄糖的利用所致。为了减轻上述不良反应,服药期间要观察电解质的变化,必要时可补充钾盐。合并痛风的患者可加用排尿酸药物(如苯溴马龙)。常用制剂有以下几种。

a.氢氯噻嗪 25mg,每天 1~3 次。

b.苄氟噻嗪 5mg,每天 1~2 次。

c.环戊噻嗪 0.25mg,每天 2 次。

d.氯噻酮 50~100mg,每天 1 次。

噻嗪类属中效利尿剂,一般适用于轻、中度充血性心衰的治疗,对于急、重度心衰或顽固性心力衰竭。则需与其他利尿剂合用,或改用强利尿剂。

②襻利尿剂:该类药物主要作用于髓襻升支的髓质部及皮质部,抑制其对钠、氯的再吸收,促进钠、氯、钾的排出和影响肾髓质高渗透压的形成,从而干扰尿的浓缩过程。此外,对近曲小管、肾小球滤过率也有作用。本类药物属强利尿剂,视病情可口服或注射,主要适用于急性心衰和重度充血性心衰的患者。常用制剂有以下几种。

a.呋塞米:20~40mg,每天 1~3 次,口服后 20~30 分钟开始利尿,1~2 小时达高峰,持续 6~8 小时;20~40mg,每天 1~2 次,肌内注射或静脉推注,注后 2~5 分钟开始利尿,30~90 分钟达高峰,持续 4~6 小时;对于严重顽固性心力衰竭、明显水肿者,有时可采用冲击剂量,每天用量可达 400~600mg,分次静脉推注或微泵输注,待利尿和心衰改善后减量,常能取得较好疗效。由于本药属强利尿剂,不良反应包括水、电解质紊乱,如低血容量,低血钾、低血氯性碱中毒,长期应用可使听力减退、高尿酸血症和胃肠道症状。为了避免不良反应,需根据水钠潴留的严重程度选择合适的起始剂量,密切观察出入量变化、必要时补充钾盐及加用排尿酸药物(如苯溴马龙)等。

b.依他尼酸:其作用机制与呋塞米相似,但毒副反应较大。一般剂量为 25~50mg,每天 1~2 次,服后 30 分钟开始利尿,2 小时达高峰,持续 6~8 小时;静脉推注 25~50mg,注后 2~

10 分钟开始利尿,1～2 小时达作用高峰,持续 2～3 小时。

c.布美他尼:其作用与呋塞米相似,1～2mg,每天 1～2 次,口服,服后 30 分钟开始利尿,1～1.5 小时达高峰,持续 5～6 小时;0.5～2mg,每天 1 次,静脉推注,注后 10 分钟开始利尿,30 分钟后达高峰,持续 2 小时。其利尿作用强度为呋塞米的 20～25 倍,不良反应较少,可引起水、电解质紊乱,偶可使血糖、血尿酸增高。

d.天尼酸:一般剂量为 250～500mg,每天 1～2 次,口服 1 小时开始利尿,3～5 小时达高峰,持续 12～24 小时。

③潴钾利尿剂(含醛固酮拮抗剂):主要作用于远曲小管的远端,有排钠、排氯的作用,对钾则相对潴留,单独应用时其利尿作用弱且起效慢,长期应用可导致血钾增高,临床上常与排钾利尿剂(如噻嗪类和襻利尿剂)联用,这样既可加强利尿作用,又可减轻电解质的紊乱。常用制剂有以下几种。

a.螺内酯:尤适用于继发性醛固酮增多性顽固性水肿。常用量为 20～40mg,每天 1～3 次。不良反应少,偶有头痛、嗜睡现象,伴肾功能不全及高血钾者忌用;目前认为本药除利尿作用外,尚能改善心脏重塑,尤其适用于心功能Ⅳ级患者。

b.氨苯蝶啶:50～100mg,每天 3 次,服后 1 小时开始利尿,4～6 小时达高峰,持续 12～16 小时。目前认为本药并非通过拮抗醛固酮起作用,而是作用于远曲小管和集合管,抑制钠的重吸收和钾的排泄,使尿中钠、氯排出增加而利尿,对 K^+ 则有潴留作用。不良反应较少,偶有嗜睡及胃肠道相关症状。

c.阿米洛利(氨氯吡咪):其作用机制与氨苯蝶啶相似,一般剂量为 5～10mg,每天 1～2 次。

d.其他利尿剂:如汞撒利,由于毒性大,现已少用;碳酸酐酶抑制剂如乙酰唑胺,因利尿作用弱,且易产生耐受性,也很少应用。

e.精氨酸血管加压素 AVP 受体拮抗剂:对合并低钠(无论是缺钠性还是稀释性低钠血症)使用精氨酸血管加压素 AVP 受体拮抗剂(如托伐普坦)可阻滞 V_2 受体,促进自由水的排泄,同时维持钠和其他电解质的浓度,提高肾脏处理水的能力,改善低钠血症的水潴留。

(4)血管扩张剂:血管扩张剂治疗心衰的机制是通过降低外周血管阻力而减轻心脏后负荷,降低静脉张力、扩张容量血管使回心血量减少,从而降低心室舒张末期容量,减轻心脏的前负荷,减少心肌耗氧,改善心室功能。

血管扩张剂主要适用于心功能 3～4 级的慢性充血性心衰;对于瓣膜反流性心脏病(如二尖瓣、主动脉瓣关闭不全)、室间隔缺损等,可减少反流或分流,增加前向心排血量;但主动脉瓣关闭不全者不宜将血压尤其是舒张压过分降低,以免冠状动脉灌注减少,诱发或加重心绞痛及心肌缺血。对于二尖瓣和(或)主动脉瓣狭窄及左心室流出道梗阻患者,不宜应用动脉扩张剂,可用静脉扩张剂。此外,血容量不足、低血压和肾衰竭(透析者除外)者不宜用血管扩张剂。目前认为单纯血管扩张剂虽可改善临床症状,但长期使用并不能改善心衰的预后。根据血管扩张剂的作用部位和血流动力学反应不同,大致可分为 3 类。

①扩张静脉为主:代表药物为硝酸酯类,以硝酸甘油应用最多,视疾病情况采用皮肤、舌下、口服或静脉给药。对于急性心衰和危重患者通常选用静脉给药,一般病例可口服或舌下含

服。业已证实,本类药物小剂量时主要扩张外周静脉,中等剂量能降低心室前负荷,较大剂量有扩张动脉作用。最理想的患者是经利尿剂等药物治疗后,仍有呼吸困难和端坐呼吸,左心室充盈压增高超过 20mmHg,低心排血量和外周阻力增高的患者。对于左室充盈压<20mmHg 的患者,因其有可能引起低血压和心动过速,不仅不能改善心衰,反而使心排血量减少,应予注意。一般开始剂量为 2~10μg/min,视病情可每隔 5~15 分钟递增 2~10μg/min。硝酸酯类不良反应有头胀、头痛、心动过速、面红、恶心等,偶有体位性低血压,适当减量或停药后多能消失。

②扩张小动脉为主:本类药物主要降低心脏后负荷,对于外周阻力增高为主、心排血量降低的心衰患者最为理想。常用药物包括肼屈嗪、乌拉地尔、血管紧张素转换酶抑制剂。

肼屈嗪口服剂量为 25~50mg,每天 3 次,主要适用于慢性心衰经常规治疗疗效不佳时,研究提示若与硝酸酯类如硝酸异山梨酯联用可能更有利。但长期服用本药,可通过肾素-血管紧张素-醛固酮系统导致水钠潴留,调整利尿剂有可能使不良反应减轻。此外,长期服用偶可引起红斑狼疮、类风湿关节炎和周围神经病等不良反应,停药后多能消失。

乌拉地尔具有外周和中枢阻断 α 受体的作用,适用于急性肺水肿及难治性心力衰竭,特别是左心衰竭伴外周阻力明显增高者,但急性肺水肿并非首选。静脉使用,开始用量为每分钟 6mg,维持量为每小时 120mg。

血管紧张素转换酶抑制剂已成为防治充血性心衰的基本用药,除有禁忌外,几乎所有心衰患者均建议使用血管紧张素转换酶抑制剂,其禁忌证为低血压、明显肾功能不全和双侧肾动脉狭窄及对这类药物过敏者。血管紧张素转换酶抑制剂治疗心衰的主要作用机制包括:a.抑制血管紧张素Ⅰ转变成缩血管活性更强的血管紧张素Ⅱ;抑制缓激肽的降解,增加循环前列环素水平,从而扩张外周小动脉和静脉系统,减轻心脏的前、后负荷。b.抑制心脏、血管组织的肾素-血管紧张素系统,可能防止心室和血管重塑。c.抑制交感神经系统,降低循环儿茶酚胺水平(其活性水平直接与心衰预后有关),因而血管紧张素转换酶抑制剂扩张血管不伴有反射心动过速和继发性血去甲肾上腺素升高。此外,可使心衰患者下调的 β 受体密度上升而改善心室功能。d.有助于纠正心衰患者低钾、低镁血症,降低室性心律失常的发生率。血管紧张素转换酶抑制剂常用制剂有卡托普利 6.25~25mg,每 8 小时 1 次,必要时可增至每天 150mg;依那普利 2.5~5mg,每天1~2 次,可增至 10mg,每天 2 次;培哚普利 2~4mg,每天 1 次;贝那普利 5~20mg,每天 1 次;福辛普利 5~20mg,每天 1 次等。

③动、静脉扩张剂:临床上主要使用的是硝普钠,急性肺水肿时硝普钠常为首选,本药需静脉给药,且需避光使用,应临时新鲜配制,并于 4~6 小时更换 1 次,开始量为 2~10μg/min,每 5~10 分钟增加 2~10μg,直至获效。使用过程中应密切注意血压、心率和全身情况,对血压偏低者可与多巴胺或多巴酚丁胺合用。不良反应有低血压、嗜睡、恶心、呕吐等。长期用药时,血中代谢产物硫氰化物浓度过高,可引起神经中毒的表现及甲状腺功能低下。

选用血管扩张剂视病情而定,一般选用原则是:急性肺水肿为主,多选用硝普钠或硝酸甘油,其他则首选硝酸甘油。

(5)增强心肌收缩力:正性肌力性药物大致分为两大类,即洋地黄和非洋地黄类正性肌力药物,现分述如下。

①强心苷：以洋地黄为代表的强心苷，迄今仍是治疗心衰的主要正性肌力药物。目前认为洋地黄应用的目的在于改善收缩性心衰患者的临床状况，它没有明显降低心衰患者病死率的作用，因而不推荐应用于心功能Ⅰ级患者。它能直接增强心肌收缩力，对功能不全的心脏，心肌净耗氧量明显降低。此外，能减慢心率，减慢房室传导，缩短心肌细胞的复极过程，使周围血管收缩，抑制肾小管对钠的再吸收而产生直接利尿作用。但洋地黄正性肌力作用机制迄今尚未完全阐明。现已证实，钙是启动心肌收缩的关键物质，治疗量的洋地黄能增加兴奋时胞质内Ca^{2+}浓度，从而增强兴奋收缩偶联过程。目前认为，心肌细胞收缩所需的Ca^{2+}，主要不是来自肌浆网或线粒体，而是来自细胞膜外，洋地黄类的强心作用在于它能增加Ca^{2+}进入细胞内，从而促进肌凝蛋白和肌纤维蛋白结合的过程。此外，尚能抑制细胞膜上Na^+-K^+-ATP酶（离子主动运转酶系）的活性，使Na^+-K^+交换系统活性降低，导致细胞内K^+减少而Na^+相对增加，以致细胞内Na^+-Ca^{2+}交换活跃，促进Ca^{2+}内流增加。洋地黄通过直接或间接对自主神经系统的作用，以及心功能的改善，使心率减慢。洋地黄通过减慢心肌细胞动作电位曲线0位相上升速率，降低膜反应性而减慢传导，缩短动作电位间期和不应期，使QT间期缩短，改变1、2位相的斜率使ST段偏移，增强4位相舒张期自动除极，可兴奋低位异位起搏点的自律性，导致心律失常。中毒量洋地黄还可直接作用于心脏传导系统，造成部分或完全性传导阻滞。

洋地黄的适应证：a.充血性心衰，尤其心功能Ⅲ～Ⅳ级收缩性心衰。b.心衰伴快速心房颤动（肥厚型心肌病或预激综合征所致者应属禁忌或慎用）。c.对于窦性心律的慢性心衰应先用利尿剂和血管扩张剂（包括血管紧张素转换酶抑制剂），在上述治疗疗效不佳、无低血钾情况时，可给予洋地黄。d.非洋地黄引起的心律失常，包括快速心室率性心房扑动或颤动、阵发性室上性心动过速（预激综合征所致者慎用）等。e.曾有心衰史患者或疑有潜在心功能低下者，施行外科手术（包括心脏手术）、妊娠、分娩或并发其他严重疾病时，可预防性酌情应用洋地黄，以预防心衰发生。

下列情况不宜应用洋地黄：a.预激综合征合并心房颤动，洋地黄可缩短旁路不应期而导致心室颤动。b.二度及三度房室传导阻滞。c.病态窦房结综合征（无起搏器保护者），特别是老年人。d.单纯舒张功能不全性心衰，如肥厚型心肌病，尤其伴流出道梗阻者。对于急性心肌梗死早期（前24小时内）、心肌炎、肺源性心脏病、巨大心脏等情况下合并心衰，洋地黄应慎用，剂量宜小，并应密切观察和做相应治疗。对二尖瓣狭窄（心房颤动合并右心衰竭除外）除能减慢心率外，其他帮助不大。大量心包积液或缩窄性心包炎，洋地黄疗效欠佳。洋地黄中毒所致心肌收缩力减退或引起心律失常是洋地黄绝对禁忌证。此外，室性心动过速亦属洋地黄禁忌。

洋地黄类制剂及用法：根据给药后起效的快慢，大致可分为速效、中效和慢效三种制剂。常用速效制剂有毒毛花苷K、毛花苷丙（西地兰）、洋角拗苷、铃兰毒苷、黄夹苷（强心灵）和冰凉花总苷（福寿草总苷）等，经静脉给药后多在5～30分钟内起效，主要用于急重心衰患者。中效制剂常用的有地高辛、甲基地高辛等，口服后1～2小时内起效，为临床上最常用制剂。慢效制剂常用的有洋地黄（洋地黄叶）和洋地黄毒苷等。对于慢性心衰一般情况下可选用中效或慢效制剂，危重或急性心衰病例可选用速效制剂，待症状控制后，改用中效或慢效制剂维持。常用洋地黄类药物用法及剂量详见表4-1-4。

表 4-1-4　常用洋地黄类制剂作用时间及剂量

药物	给药途径	起效时间（分钟）	作用高峰时间（小时）	维持时间（天）	消失时间（天）	半衰期（天）	负荷量（mg）	每天维持量（mg）
毒毛花苷 K	静脉推注	5	1～2	1～2	2～5	1～1.5	0.25～0.5	
毛花苷丙	静脉推注	10～30	0.5～2	1～2	3～6	1.5	1.2	
羊角拗苷	静脉推注	5～10	1～2	1～2	2～5	1	0.5～1	
铃兰毒苷	静脉推注	20～30	2	1～2	2～5	1	0.2～0.3	0.05～0.1
冰凉花总苷	静脉推注	15～30	2	1～2	2～5	1	1～1.5	0.5
黄夹苷	静脉推注						0.25～0.5	
	口服	60～120	4～8	1～2	3～5 周	2	1.5～2	0.25～0.5
地高辛	口服	60～120	4～12	1～2	5～7	1.5～2	1～2	0.25～0.5
甲基地高辛	静脉推注	10～30	2～4	3	3～6	2	0.75～1.25	0.25
	口服	10～30	1	1～2	5～7	1.5～2	0.6～1.2	0.1～0.3
	静脉推注						0.2～0.3	
洋地黄叶	口服	120～240	8～12	4～7	2～3 周	5～7	0.8～1.2g	0.05～0.1g
洋地黄毒苷	口服	120～240	8～12	3～10	2～3 周	5～7	0.8～1	0.05～0.1
	静脉推注	30	4～8	12～20		0.5～1		

强心苷给药方法有两种。

①速给法：多采用静脉推注速效洋地黄制剂，如毛花苷丙可视病情先静脉推注 0.2～0.4mg，2～4 小时后可再次给药；毒毛花苷 K 首剂 0.25mg，2 小时后再注 0.125～0.25mg；铃兰毒苷首剂 0.1mg，加入 5% 葡萄糖液 20mL 中缓慢静脉推注，2～4 小时后再注 0.05～0.1mg；羊角拗苷首剂 0.25～0.5mg，2～4 小时后再注 0.25mg。目前此法主要用于治疗急性左心衰竭或快速心房颤动伴心衰者，亦适用于危重的充血性心衰患者，有效后改口服维持。

②每天维持量疗法：适用于病情不太急的慢性心衰患者。目前临床应用最广的是地高辛 0.125～0.25mg，每天 1 次，口服，个别患者剂量可调整为每天 0.375～0.5mg，约 5 个半衰期［即 1.5×5＝7.5（天）］后血浓度即可达到治疗水平。现已证实，洋地黄治疗心衰时剂量与心肌的收缩效应呈线性关系，并非全或无，即使用小剂量也可使心肌收缩力增强，随剂量增加收缩力也随之增强，但剂量超过一定限度后，收缩力不仅不再增加甚至下降。因此，盲目增加洋地黄剂量不仅易出现中毒反应，且有加重心衰的可能。因此传统的先给予饱和量（负荷量），继以维持量疗法，由于易致洋地黄中毒，现已少用，除非属较急或危重的心衰。在一般情况下宜采用每天维持量疗法，其优点是既可降低洋地黄用量，又可减少其毒副反应。

应用洋地黄类药物的注意事项：使用洋地黄应坚持个体化用药的原则，但对每个具体患者确定其最佳治疗剂量并非易事，一般而言，剂量与体重有关，但肥胖者矫正剂量应以标准体重为准，而不是根据实际体重计算。老人、肾功能损害者、消瘦者，以及同时服用增加洋地黄吸收（尤其口服制剂）、提高有效血浓度或延长其半衰期的药物，如口服吗啡类（可待因、罂粟碱等），抗胆碱能药物(阿托品、莨菪碱、丙胺太林等)、青霉素、红霉素、氯霉素、新霉素和四环素类抗生素、阿司匹林、吲哚美辛和布洛芬等消炎镇痛药、利血平、胍乙啶等降压药、β受体阻滞、奎尼丁、维拉帕米、胺碘酮、丙吡胺等抗心律失常药、肾上腺皮质激素和利尿剂等、洋地黄应适当减量,以免血清浓度过高导致毒副反应发生。相反,考来烯胺(消胆胺)、甲氧氯普胺(胃复安)、抗酸剂如三硅酸镁、氢氧化铝等均能降低地高辛的胃肠道吸收,使其血清浓度降低。而酚妥拉明、硝普钠等血管扩张剂可使地高辛肾小管排泄增加,使血清有效浓度降低,苯马比妥、苯妥英钠和保泰松可加速洋地黄在肝内生物转化过程,也可使血清有效浓度降低。故洋地黄与上述药物联用时,则要适当增加剂量。此外,应用洋地黄过程中应密切监测电解质水平,尤其注意低钾、低镁血症可诱发或加重洋地黄毒性反应。近年来应用放射免疫法测定血液中洋地黄的浓度,对防止洋地黄中毒的监测有一定作用,一般认为地高辛有效血浓度在 $1\sim1.5\mu g/L$,超过 $2\mu g/L$ 时易发生中毒。但无中毒者和有中毒者血清洋地黄浓度间仍有明显重叠现象,因此临床症状的改善及中毒症状的出现与否仍然是调整洋地黄用量的重要依据。

洋地黄的毒副反应:洋地黄治疗量与中毒量仅相差 1.6 倍,两者十分接近,使用不当易发生中毒,常见的诱因包括:a.电解质紊乱,特别是低血钾、低血镁和高钙血症。b.甲状腺功能减退。c.老年患者。d.肾功能减退。e.风湿活动、心肌炎等对洋地黄敏感性增加。f.肺源性心脏病、严重缺氧、急性心肌梗死、心肌病、心脏极度扩大等对洋地黄的耐受性降低。g.同时使用可提高洋地黄血浓度的药物等。

洋地黄中毒在心脏方面的毒性主要表现有频率和节律的变化,其中以室性期前收缩最常见,可呈二联律、三联律或多源性,其次是伴或不伴有传导阻滞的房性心动过速、非阵发性交界性心动过速,严重中毒者可引起室性心动过速与心室颤动。洋地黄亦可引起心动过缓,包括窦性心动过缓,窦房阻滞或一度、二度、三度房室传导阻滞等。心律失常是洋地黄中毒的主要表现,老年人在充血性心衰治疗过程中若出现缓慢性心律失常,应考虑到洋地黄中毒的可能。洋地黄心外毒性反应包括胃肠道症状,如厌食、恶心、呕吐、腹泻等;视觉障碍包括视力模糊、色视、出现盲点、复视等;神经系统反应有头痛、忧郁、失眠、乏力等。

洋地黄中毒的治疗:一旦发现中毒应立即停用,一般情况下若属快速性心律失常(无论是室性或室上性),即使血钾不低也可适当补钾,因为血钾正常并不代表细胞内不缺钾,只要血钾不高就可以了。心律失常较轻者可口服 10%氯化钾 10~15mL,或缓释钾片 1.0g,每 4~6 小时 1 次,直至心律失常纠正。较重者,尤其伴低钾血症者,应静脉给药,一般用量为 10%氯化钾 10~20mL,加入 5%葡萄糖液 250~500mL 中静脉滴注,每小时滴注 0.5g 左右,并用心电监护,直至控制异位心律。在紧急室性心律失常时,也可立即静脉推注利多卡因 50~100mg,必要时隔 5~10 分钟重复 1 次,但 1 小时总量不宜超过 300mg,然后静脉滴注维持。若利多卡因无效,也可改用苯妥英钠,首剂 100mg,加入 20mL 注射用水中,缓慢静脉推注,必要时 5~10 分钟后重复给药,总量不宜超过 300mg,以免发生低血压、呼吸抑制,待症状改善后改为口服 100mg,每天 3 次。洋地黄中毒致缓慢性心律失常,则不宜在无血钾检查结果时补钾,若同时合并室性期前收缩,可先用苯妥英钠,待测得血钾结果后再决定是否补钾。高度房室传导阻滞、肾衰竭、少尿者不宜补钾。心动过缓伴阿斯综合征发作者宜安置临时心脏起搏器,一般情况下可用阿托品类治疗,如阿托品 0.5~1mg 肌内注射,视病情每 4~8 小时 1 次。病情轻者也可口服。基于低血钾常伴有低镁血症,硫酸镁不仅能纠正低血镁,而且可兴奋受洋地黄抑制的 Na^+-K^+-ATP 酶,制止心肌钾的丢失,也适用于洋地黄中毒所致心律失常。一般剂量为 25% 硫酸镁 10mL,加入 5% 葡萄糖液 250mL 中静脉滴注;当血钾<3.5mmol/L,加 10% 氯化钾 5～7mL,此为一剂之量,每天可给 1～2 剂。心律失常纠正后预防用药为隔天或每天 1 剂。对于严重快速心律失常者,可用 25% 硫酸镁 10mL,加入 5% 葡萄糖液 20mL 中缓慢静脉推注。此外,亦可用门冬氨酸钾镁 20mL(每 10mL 内含镁、钾各 500mg)加入 5% 葡萄糖液 250mL 中静脉滴注。经上述非特异性疗法仍不能控制的严重心律失常,可采用特异性地高辛抗体进行治疗。用法是治疗前即刻记录心电图及有关电解质(钾、钠、钙、镁)检查,常规做地高辛特异的性抗体 F(ab')2 皮试:先将 F(ab')2 0.1mL,加生理盐水 0.9mL,做皮试,其观察方法同青霉素皮试。若皮试阴性,在心电图或心电示波器监护下,将地高辛特异性抗体 F(ab')2 800mg,用生理盐水稀释成 20mL,缓慢静脉推注,如 30 分钟后无任何好转可重复注射 1 次,直至心律失常消失,一般情况下总量为 800～2400mg。必须指出,使用地高辛性特异抗体 F(ab')2 之前应肯定为洋地黄中毒才可使用,更不要将洋地黄不足误诊为中毒,因为使用 F(ab')2 后有可能使心肌内的地高辛急剧转移到抗体上,使原先的正性肌力作用锐减,导致心衰加重。

在基层若无地高辛特异性抗体 F(ab')2,而上述抗心律失常药物又无效时,可考虑施行食管心房调搏术或安置临时起搏器,应用超速抑制或通过程序刺激法多能控制心律失常。至于电击复律,一般不主张用于洋地黄中毒所致室性心动过速,以免发生心室颤动。只有在其他方法均无效情况下,采用低能量(5～10J,一般应小于 50J)电击。

②非洋地黄类正性肌力药物:临床上应用的主要包括以下几类。

a.β 受体兴奋剂:目前应用较多的如多巴胺和多巴酚丁胺,两者均能兴奋及心脏 β 受体,激活腺苷环化酶,使腺苷三磷酸(ATP)转化为 cAMP,促进 Ca^{2+} 进入心肌细胞膜,选择性地增强心肌收缩力,增加心排血量和降低肺毛细血管楔嵌压,改善心功能。但前者使血压、体循环血管阻力、左心室充盈压、心率增加;后者主要兴奋 $β_1$ 受体,对血压、左心室充盈压和心率影响较小,且能降低体循环血管阻力。因此,对于心排血量低、左心室充盈压高、体循环血管阻力正常或低下,特别是合并低血压时宜选多巴胺;而心排血量低、左心室充盈压高、体循环血管阻力和动脉压在正常范围的患者,应选用多巴酚丁胺。因两药均需静脉给药,故多用于急性心衰或危重病例。多巴胺常规用量开始为 0.5～1.0μg/(kg·min),可逐渐增至 2～10μg/(kg·min)。多巴酚丁胺用量一般为 2～10μg/(kg·min),每天总量可达 80～240mg,但输注速度不宜过快,以免引起头痛、恶心、呕吐、心悸和心律失常等不良反应。

b.双异吡啶类:该类药物中,曾是临床应用最广的是氨力农(氨吡酮)和米力农(二联吡啶酮)。该类药物主要通过选择性抑制磷酸二酯酶Ⅲc 起作用,抑制 cAMP 降低,使细胞内 cAMP 含量增加,后者通过 3 种途径调节或潜在性激发心肌收缩,即 a.通过肌膜 Ca^{2+} 通道磷酸化,促进 Ca^{2+} 跨膜内流增加。b.肌质网有关蛋白磷酸化,激活 Ca^{2+}-ATP 酶,使肌质网摄取和释放 Ca^{2+} 增加。c.收缩蛋白磷酸化,特别是肌钙蛋白Ⅰ和肌球蛋白磷酸化,使心肌收缩力增强和正性松弛作用。血管平滑肌细胞内 cAMP 增加,使平滑肌细胞的肌质网摄取 Ca^{2+} 增加,细胞质 Ca^{2+} 减少,导致血管扩张。本类药物与洋地黄合用时具有协同作用。氨力农一般推荐首次负荷量为 0.75mg/kg,静脉推注,必要时 30 分钟后重复 1 次,然后每分钟 5～10μg/kg,静脉滴注。口服剂量为 100～200mg，每天 2～3 次，服后 1 小时内起作用，最大作用时间 1～3 小时，持续 4～6 小时。本药若与肼屈嗪联用可明显提高心排血量、降低肺毛细血管楔嵌压，适用于顽固性心力衰竭。不良反应包括胃肠道症状、血小板减少、心律失常和腹痛等。由于氨力农的不良反应且疗效不佳临床上已较少使用。米力农有明显的正性肌力作用，比氨力农强 10～40 倍，而且能选择性地松弛血管平滑肌，具有扩张周围血管作用，并可改善左心室舒张功能，在改善血流动力学的同时不增加氧耗、不使动脉压下降，多在其他药物疗效不佳时选用。剂量为 25～75μg/kg，静脉推注，从小剂量开始，根据需要递增。口服剂量为 2.5～10mg，每天 2～4 次。

由于在临床试验中该类药物的除治疗作用外还有致心律失常等不良反应，故近年来临床应用相对减少。

c.咪唑类化合物：如依诺昔酮（氢甲苯咪酮），具有正性肌力和扩张血管双重作用，其强心作用与心脏磷酸二酯酶同工酶Ⅲ抑制有关，使心肌 cAMP 浓度增高，促进心肌细胞 Ca^{2+} 内流，肌浆网主动摄取 Ca^{2+} 及激活磷酸化酶而使糖原分解增加，ATP 生成增多而使心肌收缩力增强。此外，高浓度时尚能抑制 Na^+-K^+-ATP 酶，使心肌细胞外 Na^+ 浓度降低，细胞内 Na^+ 浓度，通过抑制 Ca^{2+} 与载体结合而减少 Ca^{2+} 外流，以及 Na^+ 促进肌浆网释放 Ca^{2+} 而产生正性肌力作用，其扩血管作用也可能与平滑肌内 cAMP 浓度增加有关。当血管平滑肌内 cAMP 增加，蛋白激酶激活后促进 Ca^{2+} 外运，阻止 Ca^{2+} 内流，使细胞内可和少 Ca^{2+} 浓度降低，平滑肌兴奋收缩偶联过程受阻，因而外周血管扩张。依诺昔酮剂量为每次 0.5mg/kg，静脉推注，约 10 分钟后有血流动力学效应，作用持续 6 小时左右。口服剂量为每次 3mg/kg，视病情可每天 2～3 次。

其他类似药物有：匹罗昔酮 50mg，每天 2～3 次，口服；静脉推注为 0.5mg/kg。硫马唑，首剂 0.1～0.4mg/kg，静脉推注，继之以 0.35mg/min，静脉滴注，每 30 分钟可酌加剂量，但不宜超过 1.4mg/min，连续静脉滴注 72 小时；口服剂量为 50～200mg，每天 3 次。

鉴于非洋地黄类正性肌力药物仅短期内改善血流动力学效应，长期应用时缺乏持续血流动力学效应，应用不当可诱发严重心律失常，甚至使病死率增加，因此仅适用于充血性心衰急性恶化时，或心衰经利尿剂、ACEI、地高辛和血管扩张剂联合治疗仍无效的患者。

（6）改善心肌代谢和供能：有部分学者认为对于重症心衰患者虽可酌情应用能量合剂和营养心肌药物，如 ATP、辅酶 A、辅酶 Q_{10}、细胞色素 C 和 1,6 二磷酸果糖（FDP），但无明显疗效的循证医学证据。

（7）血管紧张素转化酶（ACE）抑制剂：ACE 抑制剂应从小剂量开始，并根据血压等情况逐渐增加剂量，同时监测血压和肾功能的变化。

（8）β 受体阻滞剂：病情稳定后从小剂量开始使用，逐渐增加剂量致目标剂量或最大耐受量。

（9）其他治疗措施：包括吸氧、支持疗法、对症治疗、加强护理等。

三、顽固性心力衰竭

顽固性心力衰竭可能是心脏病终末期的表现，而真正 RHF 仅见于少数情况，如终末期扩张型心肌病、无法进行手术治疗的冠心病并发心力衰竭者。但临床上遇到的所谓顽固性心力衰竭,大多数并未达到不可逆转的程度,其所以难治,多数是因为心衰的病因和(或)诱因未去除之故。若能针对原因采取相应的处理措施,常能迅速获效。

(一)病因和诱因

(1)甲亢或甲减。

(2)心肌缺血或心肌损伤。

(3)风湿活动。

(4)严重的电解质紊乱。

(5)肺栓塞。

(6)感染。

(7)严重的心律失常。

(8)贫血。

(9)心脏机械性障碍:心脏瓣膜严重狭窄和(或)关闭不全,瓣膜撕裂,乳头肌或腱索断裂,心室间隔穿孔,心内和心肌肿瘤,心脏压塞,限制型心肌病,心室壁瘤等合并心力衰竭时单靠药物治疗难以奏效,若不予手术治疗,常使心力衰竭进行性加重并成为难治性。

(10)严重低氧血症:低氧可致交感神经-肾上腺素能系统兴奋,儿茶酚胺释放增多,易引起心律失常和影响强心药物的疗效,使心力衰竭难治。

(二)诊断要点

虽经优化内科治疗,休息时仍有症状、极度无力,常有心源性恶病质,且需反复长期住院,这一阶段即为难治性心衰的终末阶段。诊断难治性终末期心衰应谨慎,应考虑是否有了其他参与因素,以及是否已经恰当应用了各种治疗措施等。

(三)诊断前的注意事项

心衰患者疗效不佳时,应深入细致地探索其原因,一般应考虑以下几方面。

1.患者是否真有心衰

有无诊断错误,不要把肺部疾患、代谢性酸中毒和肝、肾疾病等所致呼吸困难或水肿误认为是心衰,特别是器质性心衰患者同时合并有上述疾病时,必须认真加以鉴别。

2.是否存在可以完全或部分矫正的病因

如甲状腺功能亢进、贫血、维生素 B_1 缺乏症等可以通过内科治疗获得根治或缓解;心瓣膜病、某些先天性心脏病、心肌梗死后室壁瘤等,可能通过介入性治疗技术或手术治疗获得矫正。对上述病因在治疗上是否已做相应治疗。

3.心衰的诱因是否合理去除

如感染(特别是呼吸道感染)、妊娠、心律失常、风湿活动、感染性心内膜炎、肺栓塞、尿路梗阻等。

4.心衰的治疗措施应用是否适当

包括利尿剂、洋地黄、血管扩张剂、ACEI 和 β 受体阻滞剂使用是否合理,有无严格限制液体出入量平衡,电解质紊乱、酸碱平衡失调有无纠正,有无影响心功能的药物合并使用。如果上述问题都注意到了,能矫正的都矫正了,心衰仍难以控制,则是真正的顽固性心力衰竭。

(四)治疗

顽固性心力衰竭的治疗是迄今尚未解决的难题,现将治疗中可能遇到的实际问题及其对策,简述如下,供临床参考。

1.洋地黄过量与不足

洋地黄仍是治疗心衰最基本和最主要的正性肌力药物。严重心衰患者对洋地黄需要量大而耐受性差,因此治疗量与中毒量更为接近,使用不当极易发生用量不足或过量,这是治疗中经常遇到的矛盾,在临床实践中,发现多数有用量偏大的倾向,不少医务人员知道洋地黄过量可引起各种心律失常,但不了解过量也可抑制心肌收缩力,使心排血量降低,使一度好转的心衰再度加重,甚至呈持续心衰状态,若此时误认为洋地黄不足,继续追加洋地黄必将进一步导致心衰加重和出现严重毒副反应。有条件的单位可监测血清洋地黄浓度来判断,若血清地高辛浓度>2μg/L,则往往提示过量,宜停药观察。在基层只能通过临床缜密的观察来判断,如果停用洋地黄后心衰反而改善,则可认为是洋地黄过量,对于鉴别困难时可暂停洋地黄1～2天,并用其他正性肌力药物代替,或加强其他治疗措施。必须指出,有时洋地黄剂量并不大,由于某些因素的影响,如低血钾、低血镁、高血钙、高龄、肾功能不全,并用某些药物如口服吗啡类、抗胆碱能药物,青霉素、红霉素、氯霉素、新霉素和四环素类抗生素,以及胺碘酮、维拉帕米等抗心律失常药和利尿剂等亦可出现毒副反应,应予注意。此外,或属于舒张功能不全性心衰,洋地黄弊多利少,应用不当反而会加重心衰。

2.顽固性水肿与利尿剂

顽固性水肿之所以难治,其中相当部分是由于合并低钠或低钾血症有关,必须予以纠正,因为无论是缺钠性还是稀释性低钠血症,均能使利尿剂失去利尿作用,前者应口服或静脉补充钠盐,后者必须严格限制水分摄入,唯此才能发挥利尿剂的作用。明显水肿者可选用呋塞米、布美他尼等髓襻利尿剂,视病情采用静脉推注或口服。若仍然无效,可采用呋塞米40～120mg、多巴胺20～40mg、酚妥拉明10～15mg,微泵静脉推注或加入5%葡萄糖液250～500mL中静脉滴注,必要时加用多巴酚丁胺20～240mg,加于上述补液内,更具有强心利尿作用。此外,如有明显的低白蛋白血症需给予纠正以增强利尿效果。对于药物治疗无效者,也可考虑采用高渗性腹膜透析或血液净化疗法。必须指出,消除心源性水肿不能太快,短期内过度利尿不仅可引起水、电解质紊乱,增加洋地黄的毒副反应,而且也可造成有效血容量和回心血量明显减少,导致心脏前负荷不足,反而使心排血量降低,达不到治疗目的。近年来对合并低钠(无论是缺钠性还是稀释性低钠血症)使用精氨酸血管加压素AVP受体拮抗剂(如托伐普坦)可阻滞V$_2$受体,促进自由水的排泄,同时维持钠和其他电解质的浓度,提高肾脏处理水的能力,改善低钠血症的水潴留。

3.正确使用血管扩张剂

该类药物只能降低心脏前、后负荷,并无增强心肌收缩力的作用,有时使用不当反而有害。使用何种血管扩张剂最好,应根据血流动力学监测结果进行选择,并应在足够的有效血容量前提下使用。虽然在心力衰竭治疗指南中强调使用血管扩张剂最好收缩压在100mmHg以上,但对顽固性心力衰竭建议在90mmHg以上即可试用。

4.使用非洋地黄类正性肌力药物

如米力农、多巴酚丁胺、依诺昔酮等,该类药物亦可与洋地黄联用。近年来临床上使用的钙离子增敏剂左昔孟旦可通过 Ca^{2+} 浓度依赖性结合 TnC 增强心肌收缩、激活血管平滑肌的 K^+ 通道使扩张组织血管而改善心功能。一般认为该类药物短期内使用可改善心功能,长期大剂量应用并不能提高心衰生存率,应予注意。

5.糖皮质激素

曾经有建议使用激素,现已较少推荐。建议使用者认为它可改善衰竭心肌的代谢,纠正长期心衰患者潜在的肾上腺皮质功能不全,抑制醛固酮和抗利尿激素的分泌,对改善症状和消除水肿有效,但不宜长期使用,因激素亦有潴留水钠和排钾的不良反应。一般可用地塞米松,每天 10～20mg,分次静脉推注或静脉滴注,用 2～4 天。

6.心脏再同步治疗

LVEF<0.35、NYHAⅢ级以上、LBBB 伴 QRS 增宽>120 毫秒(其他>150 毫秒)的心力衰竭患者提示心室收缩不同步。通过使用双心室起搏装置同步刺激左、右心室可治疗不同步收缩,称为心脏再同步化治疗(CRT),它可提高心室收缩并减少继发性二尖瓣反流的程度,改善心脏功能和血流动力学的同时不增加氧耗,并使衰竭心脏产生适应性生化改变。有充分证据支持 CRT 可改善接受理想药物治疗后仍有症状的心脏不同步患者的症状、运动能力、生活质量、LVEF、生存以及减少住院率。最新的心力衰竭指南则要求评估患者的预计寿命在 1 年以上,所以对这类患者基本排除在安装 CRT 之外。

7.有条件单位可施行室壁瘤切除术和冠状动脉搭桥术

若严重瓣膜病变可做瓣膜置换术,先天性心脏病用手术矫治畸形等。对于极重度心衰也可开展辅助循环,如主动脉内球囊反搏术、左心室辅助泵、双心室辅助泵等,通过机械装置减轻心脏工作负荷或暂时代替心脏工作,使病变心脏得到及时休息,有利于功能恢复。对于终末期患者也可施行同种心脏移植。

8.人工膜肺(ECMO)

急性暴发性心肌炎所致的急性心力衰竭死亡率较高,近年来的研究表明 ECMO 用于暂时替代心脏功能可明显提高抢救成功率,对这类疾病所致的急性心力衰竭伴有明显血流动力学障碍时建议尽早使用 ECMO。

第二节　高血压

一、高血压危象

高血压危象包括高血压急症和高血压亚急症。高血压急症是指原发性或继发性高血压患者,在某些诱因作用下,血压突然和显著升高(一般超过 180/120mmHg),同时伴有进行性心、脑、肾等重要靶器官功能不全的表现。高血压亚急症是指血压显著升高但不伴靶器官损害,患者可以有血压明显升高造成的症状,如头痛,胸闷,鼻出血和烦躁不安等。血压升高的程度不是区别高血压急症与亚急症的标准,区别两者的唯一标准是有无新近发生的急性进行性的严重靶器官损害。高血压急症包括高血压脑病、颅内出血(脑出血和蛛网膜下腔出血)、脑梗死、急性心力衰竭、肺水肿、急性冠状动脉综合征(不稳定型心绞痛、急性非 ST 段抬高和 ST 段抬高心肌梗死)、主动脉夹层动脉瘤、子痫等。应注意的是血压水平的高低与急性靶器官损害的程度并非成正比,而血压上升的速度往往比其绝对值更有意义。

高血压危象以眩晕、头痛、心脑血管意外为其主要临床表现。祖国医学无高血压危象一词,但根据本病的临床表现,高血压危象当属祖国医学"眩晕""头痛""中风"等范畴。有关高血压危象症状的记载,散见于"眩晕""头痛""肝阳""肝风""中风"等论述中。如《素问·至真要大论》述:"诸风掉眩,皆属于肝",被认为是首开高血压危象病因病机论述之先河;《灵枢·海论》言:"髓海不足,则脑转耳鸣";《诸病源候论》说:"肝气胜为血有余,则病目赤善怒,逆则头晕,耳聋不聪";《丹溪心法·头眩》指出"七情郁而生痰动火,随气上厥,此七情致虚而眩晕也";《景岳全书·眩晕》认为"无虚不作眩";《证治汇补》则说:"以肝上连目系而应与风,故眩为肝风。"以上论述,一方面反映了祖国医学对高血压危象早已有认识,另一方面也说明本病的发生与肝肾两脏关系极为密切,为后世对高血压危象的中医病因病机认识提供了思路。

(一)病因与发病机制

1.病因

紧张、疲劳、寒冷、嗜铬细胞瘤发作、突然停服降压药、摄入较大剂量拟交感类药物、某些心脏或血管手术等为常见的诱发因素,高血压危象在高血压的任何阶段都可发生,有动脉硬化病变的血管更容易痉挛收缩,发生高血压危象;偶可发生在服用优降宁或三环类抗抑郁剂患者,当摄入富含酪氨酸的食物(如奶酪)或饮酒之后亦可发生。

2.发病机制

目前认为高血压病患者在上述诱发因素的作用下,血液循环中的肾素、血管紧张素Ⅱ、去甲肾上腺素和精氨酸加压素等缩血管物质会突然急剧升高,引起肾脏小动脉收缩。这种情况持续存在,导致压力性多尿,发生循环血量减少。血容量减少又反射性引起血管紧张素Ⅱ、去甲肾上腺素和精氨酸加压素生成增加,使血循环中的血管活性物质和血管毒性物质达到危险水平。小动脉收缩和舒张交替出现,呈"腊肠"改变,小动脉内皮细胞受损,血小板聚集,导致血栓素等有害物质释放形成血栓,引起组织缺血、缺氧,并伴有微血管病性溶血性贫血及血管内凝血,血小板和纤维蛋白迁移,内膜细胞增生,动脉狭窄,血压进一步升高,形成恶性循环。

(1)高血压脑病:包括两个过程,一为功能性改变,即脑血管扩张,过多的脑血流灌注脑组织引起高血压脑病;另一为器质性改变,即动脉壁急性损伤,纤维蛋白样坏死。这两个过程发生在血压极度升高之后,尚无肾素或其他体液因素参与时,经动物和临床研究发现,血压下降时血管扩张,血压上升时血管收缩,通过自动调节机制维持恒定的脑血流量,但当平均动脉压超过 180mmHg 时调节机制自动丧失,收缩的血管突然扩张,脑血流量过多,液体从血管溢出,导致脑水肿和高血压脑病。脑循环自动调节的平均血压阈值正常为 120mmHg,而高血压病患者为 180mmHg(平均血压=舒张压+1/3 脉压)。在发生急性血管损伤时血压上升的速度比升高的程度更为重要。

（2）小动脉病变：肾脏和其他脏器的动脉及小动脉急性血管病变，内膜损伤，促使血小板聚集，纤维蛋白沉积，内膜细胞增生，微血管血栓形成。

（3）肾损害：严重高血压引起肾血管损害，造成肾缺血，通过肾素-血管紧张素系统，肾素分泌增加，使血管收缩，醛固酮分泌增加，血容量增多，从而使血压进一步升高。

（4）微血管内凝血：微血管溶血性贫血，伴红细胞破碎和血管内凝血。

（二）临床表现

1.一般表现

起病迅速，头痛、气短、焦虑，血压显著增高，常以收缩压增高为主。常伴自主神经紊乱症状，如发热、口干、出汗、异常兴奋、皮肤潮红或面色苍白、手足发抖等。

2.高血压急症患者伴靶器官损害表现

（1）神经系统症状：剧烈头痛，未及时治疗者可持续 1～2 天，伴烦躁不安、兴奋或精神萎靡、嗜睡、木僵、意识模糊，严重时出现不同程度的昏迷。脑水肿颅内高压者出现喷射性呕吐、颈项强直、视物模糊、偏盲、黑矇，严重者可出现暂时性失明、心率变慢。脑实质受损的表现可出现一过性或游走性局限性精神神经症状和体征，如暂时性偏瘫、局限性抽搐、四肢肌肉痉挛、失语和刺激过敏等，严重者出现呼吸困难和循环衰竭。

（2）急性肺水肿：血压急剧升高致急性左心室后负荷过重，突然发生呼吸困难、端坐呼吸、发绀、咳嗽、咳粉红色泡沫痰，重者可从鼻腔流出，患者躁动不安，大汗淋漓，有窒息感和濒死感。心率增快，两肺布满湿啰音及哮鸣音。

（3）胸痛、腹痛：冠状动脉痉挛可导致心肌缺血，出现心绞痛，严重者发生心肌梗死。主动脉夹层常骤发剧烈胸痛，其特点是多位于胸腹中线处，性质多为撕裂样或切割样。颈动脉受压或剥离可引起头晕、晕厥，严重时可有意识障碍。声带及喉返神经和颈星状神经节受压可出现声嘶，甚至出现 Horner 征。降主动脉夹层动脉瘤可压迫气管、支气管，出现呼吸困难，压迫食管可导致吞咽困难，急性剥离影响肋间动脉或脊髓根大动脉时，可发生截瘫或下半身轻瘫。剥离影响腹腔动脉、肾动脉血流时，可出现腹痛。

（4）肾功能损害：血压急剧升高、小动脉收缩障碍影响肾脏血液供应，常出现尿频、尿量增多，部分患者突然少尿甚至无尿。尿中出现蛋白和红细胞，凡 24 小时尿蛋白定量≥0.5g 为异常。尿蛋白的多少反映肾功能受损的程度。血尿素氮、肌酐可升高。

（5）眼底改变：主要为视网膜小动脉痉挛，严重者可出现视网膜水肿，视网膜脱离或有棉絮状渗出物及出血，患者可出现视物模糊或突然失明。

（6）嗜铬细胞瘤危象：极高的血压是其突出的临床表现，降压药物治疗常无效。典型三联征为头痛、心悸和多汗。尚可伴有高血糖、发热、白细胞计数升高、ESR 加快、高基础代谢率、低血钾等。部分患者可出现低血压、休克和高低血压交替出现。

（三）诊治要点

1.诊断

原发性或继发性高血压患者，在某些诱因作用下，血压突然和显著升高（一般超过 180/120mmHg），有血压明显升高造成的症状，如头痛，胸闷，鼻出血和烦躁不安等，同时伴或不伴有进行性心、脑、肾等重要靶器官功能不全的表现，要考虑高血压危象。其中伴有急性的进行性靶器官功能不全者,诊断为高血压急症,否则诊断为高血压亚急症。临床上,若患者收缩压>220mmHg,和(或)舒张压>130mmHg,无论有无症状,亦应视为高血压危象;若患者舒张压>140mmHg,无论有无靶器官功能不全表现,亦应视为高血压急症。应该明确的是,高血压急症中的靶器官损害指的是急性的器官损害,如急性心肌梗死,急性脑出血等,而不是慢性充血性心衰、慢性肾功能不全等,但是慢性靶器官损害急性加重伴中、重度高血压应属高血压急症。

2.辅助检查

(1)化验检查:血生化检查可见血清肌酐升高、心肌酶谱异常等。部分患者空腹血糖升高和尿糖阳性,特别是在血压持续升高的患者中,常伴有糖耐量的改变。尿检可出现蛋白尿。嗜铬细胞瘤患者在持续性高血压或阵发性高血压血压升高时,血浆、尿儿茶酚胺及其代谢产物均升高。

(2)心电图检查:部分胸痛患者心电图有缺血性改变。长期高血压患者心电图有左室面高电压等改变,可伴心律失常。

(3)X线检查:长期高血压患者胸部X线片可有主动脉型心脏改变。

(4)超声心动图检查:长期高血压病患者超声心动图显示室间隔和左心室壁对称性肥厚,主动脉内径增宽;心功能检查示左心室舒张功能、收缩功能异常。怀疑嗜铬细胞瘤者一般首选超声检查,可全方位扫描不受断层限制,且简便、价廉,阳性率可达80%~90%。但对<2cm的肿瘤不易检出。

(5)肾组织活检:肾组织活检可发现肾脏组织及血管的病理变化。

(6)眼底检查:视网膜动脉呈弥漫性或局限性强烈痉挛、硬化,可有出血渗出和视盘水肿。

(7)CT检查:CT是嗜铬细胞瘤目前常用的定位检查方法之一,配合B超,对可疑部位进行薄层扫描,可以提高检出的阳性率。头颅CT可早期显示颅脑出血的部位、数量、范围。

(8)MRI检查:MRI可对肾上腺肿瘤准确定位并显示与周围组织的关系,能很好地显示椎旁组织。

高血压危象需要病史、体检、常规化验和一定的特殊检查来评价其水平及严重程度、有无急性脏器损害。应注意降低血压的紧迫性,不要因为等待检查结果而耽搁降压治疗。

(四)急救处理

1.高血压急症的处理

(1)一般处理:高血压急症的患者应进入急诊抢救室或加强监护室,持续监测血压;尽快应用适合的降压药;酌情使用有效的镇静药以消除患者恐惧心理;针对不同的靶器官损害给予相应的处理。

(2)降压治疗:高血压急症需立即进行降压治疗以阻止靶器官进一步损害。在治疗前要明确用药种类、用药途径、血压目标水平和降压速度等。在临床应用时需考虑到药物的药理学和药代动力学作用,对心排出量、全身血管阻力和靶器官灌注等血流动力学的影响,以及可能发生的不良反应。理想的药物应能预期降压的强度和速度,并能随时调节作用强度。

在严密监测血压、尿量和生命体征的情况下,应视临床情况的不同使用短效静脉降压药物。降压过程中要严密观察靶器官功能状况,如神经系统症状和体征的变化,胸痛是否加重等。由于已经存在靶器官的损害,过快或过度降压容易导致组织灌注压降低,诱发缺血事件。所以起始的降压目标不是使血压正常,而是渐进地将血压调控至不太高的水平,最大程度上防止或减轻心、脑、肾等靶器官损害。

一般情况下,初始阶段(数分钟到 1 小时内)血压控制的目标为平均动脉压的降低幅度不超过治疗前水平的 25%。在随后的 2～6 小时内将血压降至较安全水平,一般为 160/100mmHg 左右。如果可耐受这样的血压水平,临床情况稳定,在以后 24～48 小时逐步降低血压达到正常水平。降压时需充分考虑到患者的年龄、病程、血压升高的程度、靶器官损害和合并的临床状况,因人而异地制定具体的方案。如果患者为急性冠脉综合征或以前没有高血压病史的高血压脑病(如急性肾小球肾炎、子痫所致等),初始目标血压水平可适当降低。若为主动脉夹层动脉瘤,在患者可以耐受的情况下,降压的目标应该低至收缩压 100～110mmHg,一般需要联合使用降压药,并要重视足量 β 受体阻滞剂的使用。降压的目标还要考虑靶器官特殊治疗的要求,如溶栓治疗等。

一旦达到初始靶目标血压,可以开始口服药物,静脉用药逐渐减量至停用。在处理高血压急症时,要根据患者具体临床情况做其他相应处理,争取最大程度保护靶器官,并针对已经出现的靶器官损害进行治疗。

2.高血压亚急症的处理

对高血压亚急症患者,可在 24～48 小时将血压缓慢降至 160/100mmHg。没有证据说明此种情况下紧急降压治疗可以改善预后。许多高血压亚急症患者可通过口服降压药进行控制,如钙通道阻滞剂、转换酶抑制剂、血管紧张素受体阻滞剂、α 受体阻滞剂、β 受体阻滞剂,还可根据情况应用袢利尿剂。初始治疗可以在门诊或急诊室进行,用药后观察 5～6 小时。2～3天后门诊调整剂量,此后可应用长效制剂控制至最终的靶目标血压。到急诊室就诊的高血压亚急症患者在血压初步控制后,应给予调整口服药物治疗的建议,并建议患者定期去高血压门诊调整治疗。许多患者因为不明确这一点而在急诊就诊后仍维持原来未达标的治疗方案,造成高血压亚急症的反复发生,最终导致严重的后果。具有高危因素的高血压亚急症(如伴有心血管疾病)的患者可以住院治疗。

如果要 1～2 天内降低到目标水平,所选药物应是发挥作用较快、效果肯定者,如美托洛尔、卡托普利、硝苯地平缓释片、氢氯噻嗪等。但要注意避免对某些无并发症但血压较高的患者进行过度治疗。在这些患者中静脉或大剂量口服负荷量降压药可产生不良反应或低血压,并可能造成相应损害。

3.降压药物的选择

(1)血管扩张药

①硝普钠:直接扩张血管,对动、静脉作用均强,同时降低心脏的前、后负荷。适用于大多数的高血压急症,尤其是合并心力衰竭的患者。其作用时间很短,起效很快,停止滴注 1～2 分钟后,血压即回升。颅内压增高或氮质血症,伴肾功能不全的患者慎用。

②硝酸甘油:兼有抗心绞痛及降压作用,适用于合并心肌缺血的患者。剂量敏感性的个体差异大。一般小剂量扩张静脉、大剂量扩张动脉,有时会发生耐受性。颅内高压、青光眼患者禁用。未纠正的血容量过低者,尤其与扩血管药同用时,需谨防直立性低血压的发生。

③肼屈嗪:惊厥和子痫患者首选。避免用于其他情况的高血压急症,因可导致持续12小时的进行性血压下降,增加脑血流量。

(2)钙通道阻滞药

①尼卡地平:其血管选择性明显高于其他钙拮抗药,扩张外周血管作用与硝苯地平相近,对冠状动脉的扩张比外周血管更强。心脏抑制作用是硝苯地平的1/10,对心肌传导系统无抑制作用。对急性心功能不全尤其是二尖瓣关闭不全的低心排血量患者尤其适用。也用于围手术期高血压。

②地尔硫䓬:除扩张血管平滑肌降压外,还能比较明显的扩张包括侧支循环在内的大小冠状动脉。对高血压、冠心病并发哮喘者,肥厚性心肌病等流出道狭窄者为首选药物。由于对心脏有抑制作用,应进行心电图监测,不宜长期静脉用药。

③尼莫地平:可通过血脑屏障,但降压作用较弱。多用于有明显脑血管痉挛的蛛网膜下腔出血患者。

(3)周围α受体抑制药

①酚妥拉明:对嗜铬细胞瘤引起的血压升高有特效。由于对抗儿茶酚胺使周围血管扩张,个别患者出现心动过速、血容量不足,甚至严重的直立性低血压。

②乌拉地尔:可维持心、脑、肾的血液供应,改善心功能,治疗充血性心力衰竭。适用于除合并妊娠外的大部分高血压危象。

(4)速效利尿药:呋塞米或托拉塞米:迅速降低心脏前负荷,改善心力衰竭症状,减轻肺水肿和脑水肿,特别适用于心、肾功能不全和高血压脑病的患者。起效快而强,但超量应用时,降压作用不加强,不良反应反而加重。少数患者可发生低血钾,尤其是老年人。

(5)血管紧张素转化酶抑制药:依那普利、贝那普利:适用于高血压亚急症的患者,与袢利尿药联用可增强该药疗效。避免用于严重双侧肾动脉狭窄、血肌酐升高大于$225\mu mol/L$者。

(6)α和β受体阻滞药

①拉贝洛尔:静脉注射给药时主要作用于α受体,同时对β受体的阻滞作用可抵消α受体阻滞所致的反射性心动过速。适用于除急性心力衰竭外的大部分高血压危象。可口服给药,用于高血压亚急症者1~2小时起效。有严重支气管哮喘者禁用。肝功能异常、有症状的心动过缓、充血性心力衰竭和心脏传导阻滞者慎用。

②艾司洛尔:心脏选择性β受体阻滞药,作用时间短。在降低动脉压的同时维持正常脑灌注,不增加脑血流量、不增加颅内压。适用于主动脉夹层、高血压脑病、脑卒中和围手术期患者。

(7)其他药物:可乐定:中枢交感抑制剂,通常与α和β受体阻滞药合用。由于有嗜睡等中枢抑制作用,急性脑卒中患者慎用,以免影响对神志的观察。避免用于需要精神状态监测的患者。

4.其他有关治疗

(1)硫酸镁:适用于重症妊娠高血压患者。20%硫酸镁溶液10~20mL溶于10%葡萄糖注射液中缓慢静脉注射。

(2)镇静药:对高血压急症患者可能起到稳定情绪的作用,使降压药物发挥更好的疗效。

常用地西泮 10mg 静脉注射或苯巴比妥 100mg 肌内注射,也可用 10％水合氯醛 15～20mL 加水 50mL 稀释后保留灌肠,对有抽搐的患者效果较好。

(3)脱水药:高血压急症有脑水肿者,用甘露醇 120～250mL 静脉注射,6～8 小时 1 次。有心、肾功能不全者应慎用。

(4)强心药、利尿药:高血压伴急性左心衰竭时,强心药及利尿药可应用。但是高血压伴急性心肌梗死,有急性左心衰竭时,24 小时内不可用强心药。

(5)手术治疗:嗜铬细胞瘤和夹层动脉瘤应选择相应手术治疗。

二、高血压脑病

高血压脑病是指原发性高血压或某些继发性高血压患者,因血压骤然升高引起急性脑循环功能障碍,导致脑水肿和颅内压增高,临床表现主要为剧烈头痛、烦躁、呕吐、视力障碍、抽搐、意识模糊甚至昏迷。高血压脑病为高血压病程中的一种非常严重的情况,占高血压急症的 16％,是内科常见急症,需在发病之初即做出诊断和积极的抢救治疗,否则易导致死亡。

(一)病因

高血压脑病病因包括:①急进型恶性高血压引起者最常见,尤其是并发肾衰竭或脑动脉硬化的患者,约占 12％。②其次为急慢性肾炎、肾盂肾炎、子痫、原发性高血压、嗜铬细胞瘤等,其中原发性高血压前发病率占 1％左右。③原发性醛固酮增多症及主动脉缩窄也可引起,但少见。④有报道,个别抑郁症患者在服用单胺氧化酶抑制剂时可发生高血压脑病,吃过含酪胺的食物(干酪、扁豆、腌鱼、红葡萄酒、啤酒等)可诱发。⑤突然停用抗高血压药物,特别是可乐定亦可导致高血压脑病。

(二)发病机制

在对人和动物的研究均发现,当血压下降时,脑细小动脉则扩张,以保证脑的血液供应不至于减少。当血压增高时,脑细小动脉则收缩,使脑内血流不至于过度充盈,这样就使脑血流量(CBF)始终保持相对的稳定。然而,当平均动脉血压达到某个临界值时(动物实验约 180mmHg),原已收缩的血管不能承受如此高的压力而被牵拉和扩张——首先位于肌张力较低的部位,产生不规则的腊肠样形态,以后发展到所有脑血管的扩张。此时,体液则可通过血脑屏障,渗入血管周围组织而导致脑水肿、颅内压增高,继而出现高血压脑病临床综合征。可见高血压脑病是血压明显升高的后果,系血脑屏障和脑血流自身调节功能失调所致。关于脑血流自身调节功能失调的机制目前有以下两种学说。

1.“过度调节”或小动脉痉挛学说

这一学说认为,发病初期出现脑部症状时,患者对血压升高发生一个过度的细小动脉反应,脑部细小动脉长时间强烈的痉挛收缩即“过度调节”,使流入毛细血管床的血流量减少,导致脑组织缺血,从而引起毛细血管壁通透性增加,导致毛细血管壁破裂,脑水肿、颅内高压和点状出血。

2.自动调节“破裂”或衰竭学说

这一学说认为,当血压达到一定的上限时,自动调节机制“破裂”,脑小动脉被动或强制性扩张,从而导致脑血流过度充盈而引起。结果使脑血流量增加,毛细血管压增加,血浆经毛细血管壁渗出增加,则发生脑水肿。此外,毛细血管压的增加,可使血管壁变性坏死,并发生斑点状出血和微小梗死。

上述两种学说,哪种正确,目前尚有不同的看法。近年来,多数学者研究结果认为,脑血液循环的自动调节障碍或强制性血管扩张是产生高血压脑病的主要机制。而脑小动脉痉挛收缩是自动调节的最初表现,当血压增高超过平均动脉压上限时,脑小动脉就不能再收缩,而出现被动性或强制性扩张,则自动调节崩溃,于是脑血流量增加,脑被过度灌注而产生脑水肿。

(三)诊断要点

1.诊断

高血压脑病具有特殊的临床表现,一般诊断不困难。发病后以脑水肿症状为主,大多数患者具有头痛、抽搐、意识障碍三大特征,称为高血压脑病三联征。当具备以下条件时,应考虑是高血压脑病。

(1)动脉压升高:高血压脑病可以看作为发生在脑部的高血压危象,它的发生常在原来高血压基础上,血压进一步突然升高而引起,血压可达 $200\sim260/120\sim180mmHg$,平均动脉压 $150\sim200mmHg$。

(2)颅内压增高:表现短期内(一般 $12\sim24$ 小时)进行性加重的弥漫性头痛、剧烈头痛,可伴有恶心、喷射性呕吐。另外视盘水肿、视网膜动脉痉挛并有火焰样出血也是颅内压增高的典型表现。

(3)意识障碍:神志变化初呈兴奋、烦躁不安,继而精神萎靡、嗜睡。若脑水肿进一步加剧,则在数小时或 $1\sim2$ 天内出现意识模糊,甚至昏迷。降压治疗 $1\sim2$ 小时后头痛与意识障碍明显好转。

(4)脑功能障碍:可能出现视力障碍、眼球震颤,以偏盲和黑矇多见。有时出现一过性偏瘫、半身感觉障碍、失语、颈项强直、全身或局限性抽搐、四肢痉挛等神经症状,可为癫痫大发作或小发作。

(5)呼吸困难:由于呼吸中枢血管痉挛,局部缺血及酸中毒所引起阵发性呼吸困难,严重者甚至合并有心动过缓和呼吸困难等呼吸和循环衰竭的表现。

(6)并发症:可出现急性脑梗死,多发性大动脉炎,高血压脑出血,急性肾炎,主动脉夹层等并发症。

2.鉴别诊断

(1)脑缺血性疾病:脑血栓形成或脑梗死病变局限,一般不引起严重的脑水肿和颅内压增高,故头痛多不严重;血压可不高,或1、2级(轻、中度)升高;昏迷多见,有神经系统定位体征;脑电图有局灶性改变;CT 断层扫描可发现局部梗死灶。

(2)脑出血性疾病:脑出血或蛛网膜下腔出血者头痛严重,由于脑组织损伤程度更严重,故常迅速发生深昏迷,病情进展快,常在数分钟至数十分钟达到高峰,脑出血有明显的定位体征,如常有偏盲、偏身感觉障碍、偏瘫、失语等;蛛网膜下腔出血脑膜刺激征明显;两者脑脊液压力高且呈血性。脑部 CT 检查对鉴别诊断颇有价值:脑实质部位局限性高密度区,多为脑出血;蛛网膜下腔内有高密度区,多为蛛网膜下腔出血。

(3)颅内占位性疾病:多见于肿瘤、脑内脓肿、脑积水和寄生虫病等。头痛严重,起病缓慢且病情进行性加重;有固定的局灶性神经体征,并有逐渐加重的特点;CT、MRI、脑电图和脑放射性检查显示有局部病损;检眼镜检查可见视盘水肿,但无动脉痉挛。这些均有助于与高血压脑病相鉴别。

(四)病情判断

1.辅助检查

(1)眼底检查:视盘水肿、视网膜动脉呈弥散性或局限性强烈的痉挛、硬化 KW Ⅲ级或Ⅳ级眼底变化。

(2)头颅 CT:可见有弥漫性脑白质密度降低,或侧脑室受压、对称的低密度区,提示有脑水肿。

(3)头颅 MRI:高血压脑病患者多数为多部位发病,MRI 对于脑水肿的诊断准确率、扫描范围,敏感性都要高于 CT,呈 T_1 低信号,T_2 高信号。

(4)脑电图:可出现局限性异常或双侧同步锐慢波,有时表现为节律性差,由于脑水肿之故,常有广泛性慢波出现。

(5)腰椎穿刺:常示压力升高和脑脊液中蛋白正常或增高。但应注意,颅内压升高的患者应尽量避免作腰穿,以防脑疝形成。

2.预后情况

①本病发病急,症状明显,病情危重,但对降压治疗反应敏感。预后除与病因和病情有关外,主要取决于早期诊断的准确率和治疗时机的选择。如果治疗不及时,可引起损害的脑组织发生不可逆病理改变和脑疝。②高血压脑病的影像学改变主要为脑水肿表现,若治疗不及时,高灌注持续存在和血管壁通透性进一步增加,血管壁缺血变性甚至血管内皮细胞的损伤或破坏,这时除了水肿范围扩大外,脑水肿也发展为细胞毒性脑水肿,甚至出现脑梗死和脑出血。出现细胞毒性脑水肿及脑出血提示脑血管内皮细胞的损伤或破坏,MRI 显示出现较广泛的 T_2 高信号的患者比高信号较少的患者的预后差。③可用格拉斯哥昏迷评分法(GCS)评定高血压脑病患者的神经功能状态,包括睁眼、语言及运动反应,三者相加表示意识障碍程度,最高15 分,表示意识清醒,8 分以下为昏迷,最低 3 分,分数越低表明意识障碍越严重、脑死亡或预后极差。④高血压脑出血患者常合并应激性血糖升高,高血糖不仅加重患者的病情,而且不利于患者神经功能的恢复。血肿周围的脑组织血流量下降,引起出血周围组织缺血缺氧,乳酸大量堆积,可使脑水肿加重。大量的动物实验已经证明脑出血后高血糖可因能量代谢障碍而加重脑水肿。因此有糖尿病史或短期内血糖明显升高的患者预后较差。⑤近年来研究表明年龄和吸烟也与迟发型脑水肿有关,所以有吸烟史的老年患者预后较差。⑥患者如并发其他重要脏器如心、肾衰竭,则预后较差。⑦有研究表明,血清乳酸脱氢酶(LDH)水平与脑水肿程度具有相关性,所以 LDH 较高的患者预后往往较差。另外,持续性的纤维蛋白原水平升高可作为临床上提示迟发性脑水肿发生的强效预警因子,过高的纤维蛋白原水平不仅影响红细胞可塑变形能力,加重红细胞破坏,而且使血液处于高凝状态,继发凝血与纤溶系统,引起迟发性脑水肿的发生,因此高血压脑出血患者若纤维蛋白原水平明显升高,表示易发生迟发性脑水肿。⑧有大量研究表明 MMP-9 被激活后可降解脑血管基膜成分,增大血脑屏障的通透性,加重脑

水肿的发生。因此过高的 MMP-9 水平提示患者预后较差。

（五）治疗

1.治疗原则

患者应进入加强监护病房,持续监测血压和尽快应用适当的降压药物。需要在短期内缓解病情,改善靶器官的进行性损害,降低心血管事件及死亡率。常需静脉滴注降压药物,既能使血压迅速下降至安全水平,又不能过度或过快的降压,以避免出现局部或全身灌注不足(尤其是肾、脑或冠状动脉缺血)。

2.降压目标

降低血压的同时保证脑部血流灌注,避免使用减少脑血流量的药物。一般以静脉给药为主,1 小时内将收缩压降低 20％～25％,血压下降幅度不可超过 50％,前 1 小时舒张压一般不低于 110mmHg。待舒张压降至 95～110mmHg 后可以改为口服药物。

3.一般治疗

宜安静卧床休息,避免精神紧张、情绪激动。饮食宜清淡,不可过多摄入食盐及含酪胺的食物。能查清原因者如肾小球肾炎、子痫等,应针对原发疾病积极病因治疗。伴有心衰者应给予洋地黄等治疗。要注意水、电解质平衡。

4.常用降压药物

可参考高血压危象治疗的常用降压药物。

5.降低颅内压,改善脑水肿的药物

(1)甘露醇:常用 20％甘露醇 250mL 快速静脉滴注。

(2)呋塞米:20～40mg 加入 50％葡萄糖液 20～40mL 内静脉注射。

(3)地塞米松:10～20mg 静脉注射。

以上药物应根据病情酌情使用 1～2 种,待高颅压症状消失后即可停药。

6.制止抽搐的药物

(1)地西泮 10～20mg 静脉注射,必要时 30 分钟后重复注射,直至停止抽搐。

(2)三聚乙醛 2～5mL 静脉注射。

(3)苯巴比妥钠 0.1～0.2g 肌内注射。

(4)10％水合氯醛 10～15mL 保留灌肠。

以上药物可造成嗜睡,影响对神志的观察,应谨慎使用。

7.其他可以考虑的药物

(1)酚妥拉明:主要阻滞 α 受体,降低周围血管阻力,主要适用于嗜铬细胞瘤引起的高血压脑病的抢救。

(2)硫酸镁:直接舒张血管平滑肌,使血压短暂而快速下降,并能减轻脑水肿降低颅内压,解除脑血管痉挛,有镇静和防止抽搐作用。常用 25％硫酸镁 10mL 加入 10％葡萄糖液 20mL 静脉推注,也可以 25％硫酸镁 10mL 深部肌内注射,注射后 30 分钟出现降压效果。静脉注射时速度要慢,过快过量均可导致血压下降过快,呼吸肌麻痹,此时应给予氯化钙或葡萄糖酸钙溶液静脉注射解救。

8.高血压并发脑血管意外的治疗

虽然降压速度和水平目前仍有争议,但一般认为不宜急剧降压。急性缺血性卒中溶栓前血压应控制在<185/110mmHg。急性缺血性卒中发病24小时内血压升高的患者应谨慎处理,除非收缩压≥180mmHg或舒张压≥100mmHg,或伴有严重心功能不全、主动脉夹层、高血压脑病者,一般不予降压,待病情稳定数日后再使血压逐渐降至正常水平,降压的合理目标是24小时内血压降低约15%。有高血压病史且正在服用降压药物者,如神经功能平稳,可于卒中后24小时开始使用降压药物。

急性脑出血患者,血压升高被认为是一种保护机制,可以维持脑血流灌注,如果收缩压>200mmHg或平均动脉压>150mmHg,要考虑用持续静脉滴注积极降低血压,血压的监测频率为每5分钟一次。如果收缩压>180mmHg或平均动脉压>130mmHg,并有疑似颅内压升高的证据者,要考虑监测颅内压,用间断或持续的静脉给药降低血压;如没有疑似颅内压升高的证据,则考虑用间断或持续的静脉给药轻度降低血压(例如,平均动脉压110mmHg或目标血压为160/90mmHg),密切观察病情变化。蛛网膜下腔出血者若SBP>160mmHg,MAP>115mmHg,有再出血可能,应急速降压至收缩压维持在144～159mmHg或正常,首选能对抗脑血管痉挛的钙通道阻滞剂如尼莫地平。

第五章

消化系统急危重症

第一节 消化内科急腹症

一、急性胃肠炎

急性胃肠炎是指肠痢疾、霍乱、伤寒以外的各种致病菌(包括细菌和病毒)引起的急性胃肠道的感染,是一种十分常见的急性胃肠道疾病,特点是有明显的饮食不当病史,如暴饮暴食;或误食入生冷、腐败、不洁的食品。有暴发性流行的特点,发病突然而恢复也较快,常表现为恶心呕吐、腹痛、腹泻等。是夏秋季的常见病、多发病。与天气炎热、食物易腐败有关。

(一)概述

本病是胃肠黏膜的急性炎症,夏秋季节为高发期。可分为急性胃炎、急性肠炎、急性胃肠炎三型。以恶心、呕吐为表现者称急性胃炎;以腹痛、腹泻为表现者常称为急性肠炎;临床上往往恶心、呕吐、腹痛、腹泻同时并见,称为急性胃肠炎。经常恶心、呕吐在先,继以腹泻,每天3~5次,甚至数十次不等,大便呈水样,深黄色或带绿色,恶臭,可伴有腹部绞痛、发热、全身酸痛等症状。有多种不同原因,大多数由于食入带有细菌或毒素的食物如变质、腐败、受污染的主副食品等引起,同食者往往一起发病。常见的有细菌性食物中毒、旅游性腹泻、大肠埃希菌肠炎、细菌性痢疾、冰箱性肠炎等。急性胃肠炎起病急,多在进餐1~24小时内发病,通常1~2天即可好转。粪便为糊状或为黄色水样,可带有泡沫或少量黏液。有的患者可有发热、全身不适、过敏症状等。一般在2~5天内恢复。严重者可伴有发热、脱水、酸中毒、休克等中毒症状,一旦发生了这样的情况,应该及时就医。

(二)病因

(1)细菌和毒素的感染:常以沙门菌属和嗜盐菌(副溶血弧菌)感染最常见,毒素以金黄色葡萄球菌常见,病毒亦可见到。常有集体发病或家庭多发的情况。如吃了被污染的家禽、家畜的肉、鱼;或吃了嗜盐菌生长的蟹、螺等海产品及吃了被金黄色葡萄球菌污染了的剩菜、剩饭等而诱发本病。由于微生物对肠黏膜的侵袭和刺激使胃肠道的分泌、消化、吸收和运动等功能障碍,最终导致粪便稀薄,排便次数增加。微生物感染和细菌毒素污染食物包括沙门氏菌和金葡菌毒素,以及流感病毒和肠道病毒的感染。

(2)物理化学因素:暴饮暴食,进食过多的高脂高蛋白食物,饮酒、饮冰凉饮料过多,或受凉之后。进食过冷过热和粗糙的食物,可使胃黏膜损伤。服用某些药物如水杨酸盐类、磺胺、某些抗生素等;或误服强酸、强碱及农药等均可引起本病。

(3)个别患者对食物产生过敏反应,导致过敏性肠炎。

(三)病理生理

病变可为弥漫性,或仅限于胃窦部黏膜的卡他性炎症。黏膜充血水肿,表面有渗出物及黏液覆盖,可有点状出血和不同程度的糜烂。因有淋巴细胞、中性粒细胞、浆细胞及少数嗜酸粒细胞浸润、水肿、黏膜血管充血,偶有小的间质性出血,严重者黏膜下层水肿、充血。

化学物质如阿司匹林等非甾体类抗炎药可抑制细胞线粒体内的氧化磷酸化,从而抑制细胞膜上的 Na^+-K^+-ATP 酶和主动运输系统,导致黏膜的渗透性增加,细胞内水钠潴留,细胞肿胀并脱落;还可通过抑制环氧化物酶,阻断内源性前列腺素 E_2 和 I_2 的合成,上皮分泌的碳酸氢钠及黏液减少,H^+ 反弥散,从而破坏胃黏膜屏障。其他药物(包括激素、保泰松、某些抗生素、利血平等),烈酒、浓茶、咖啡、香料等刺激胃黏膜而损伤,发生糜烂,有点状出血。精神、神经因素精神、神经功能失调,各种急重症的危急状态,以及机体的变态(过敏)反应均可引起胃黏膜的急性炎症损害。

(四)临床表现

(1)可有暴饮暴食或吃不洁腐败变质食物史。

(2)起病急,消化道症状恶心、呕吐频繁,呕吐起病急骤,常先有恶心,继之则呕吐,呕吐物多为胃内容物,食欲低下。吐后感觉舒服。严重者可呕吐胆汁或咖啡样血性物,表现为急性上消化道出血,大便发黑或大便潜血试验阳性。说明胃黏膜有出血情况。腹痛、腹泻是主要特点。大多在肚脐周围痛,严重者呈阵发性绞痛,引起排便感觉,排便后腹痛略有减轻。腹泻大多为稀水样便,含有不消化食物残渣,为黄色或黄绿色,少量黏液或白色皂块,粪质不多,有时大便呈"蛋花汤样",甚至血液等。一般每日可排便 7~8 次,最多可达十几次。肠鸣音亢进。近患者身旁可清楚听见其腹内"咕咕"作响。经治疗,1~2 天内,最多 2~3 天恢复正常,病情经过比较良好。

(3)全身症状:常有发热、头痛、全身不适及程度不同的中毒症状。一般全身的症状轻微。

(4)急性胃肠炎引起的轻型腹泻,一般状况良好,每天大便在 10 次以下。也可以引起较严重的腹泻,每天大便数次至数十次。个别患者呕吐、腹泻严重者,伴不规则低热或高热,全身中毒症状,发生脱水、酸中毒等,表现为皮肤弹性差,眼球下陷,口渴,尿少等症状,严重者血压下降,四肢发凉,出现休克,如烦躁不安进而精神不振,意识朦胧,甚至昏迷。

(5)体征方面:体征不明显,上腹及脐周可有压痛,无肌紧张及反跳痛,肠鸣音多亢进。

(6)体检:注意有无脱水、腹部压痛、腹肌紧张及肠鸣音改变。呕吐、腹泻严重者,可有脱水、酸中毒,甚至休克等。应定时测脉搏、血压。

(五)诊治思路及措施

1.实验室检查

大便常规或培养:多为正常,也可见到少量白细胞和红细胞。如系细菌感染可发现致病菌。血白细胞计数可正常或异常,血沉略有增快。脱水症状严重者应送检红细胞压积、血尿素氮、肌酐、血气分析、血钾、钠、氯及尿酮体等。

2.鉴别诊断

(1)原发性小肠吸收不良综合征:本病典型症状为脂肪泻。大便色淡,量多,呈油脂状或泡沫状,常浮于水面多有恶臭味。多伴腹胀、腹痛,有乏力、体重下降、出血等营养不良表现,病程长,病情时轻时重,做 X 线钡餐检查有利诊断。

(2)肠结核:起病缓慢,多位于右下腹部,可有阵发性绞痛,肠鸣音增强,常有大便习惯改变,干稀交替。轻者仅有稀便,重者为黏液脓血便。可有恶心、呕吐、腹胀,食欲减退。体检仅有右下腹压痛。辅助检查:血沉增快,结肠菌试验阳性,大便培养可找到抗酸杆菌。给予纤维肠镜检查以确认本病。

(3)克隆病:是一种原因不明的慢性肠道炎症性疾病,起病缓慢,有消瘦、纳呆、乏力等表现。腹痛位于脐周或右下腹。腹泻初为间歇性,以后渐为持续性。日行 3～6 次,软便或半液状。右下腹压痛,可触及包块。晚期呈现消瘦、贫血、肠吸收不良及电解质紊乱等表现。肠系膜动脉造影或内窥镜及活组织检查,可明确诊断。

(4)特发性溃疡性结肠炎:本病原因不明,是与免疫有关的疾病,多以溃疡为主,累及结膜黏膜,以青壮年多见。腹痛常在左下腹或全腹压痛明显,伴肠鸣音亢进。有食欲减退,体重下降及营养不良等症状。可行乙状结肠镜和活组织检查以利诊断。

(5)胃肠神经症:此病是高级神经功能紊乱引起的胃肠功能障碍。起病较慢,临床表现以胃肠道症状为主,表现神经性嗳气、厌食、呕吐、精神性腹泻、结肠激惹症,脾曲综合征等。

(6)还应与菌痢、阿米巴肠病、霍乱、沙门菌属感染、空肠弯曲菌感染、耶森菌感染、毒物中毒、糖尿病酸中毒、甲状腺危象等及有关急腹症鉴别。

3.诊治思路

(1)常有暴饮暴食或吃不洁腐败变质食物史。

(2)起病急,多在食后短期内突然发病。

(3)常有发热、头痛、全身不适及程度不同的中毒症状。

(4)体征不明显,上腹及脐周有压痛,无肌紧张及反跳痛,肠鸣音多亢进。

(5)根据患者的临床症状表现和实验室检查可以确诊。

(6)体检注意有无脱水、腹部压痛、腹肌紧张及肠鸣音改变。

(7)注意与其他有关急腹症相鉴别。

4.措施

(1)按消化系统疾病护理常规。去除病因,尽量卧床休息,鼓励饮水。

(2)腹痛时,可选用山莨菪碱(654-2)或阿托品,或普鲁本辛,肌内注射氯丙嗪,还可局部热敷腹部止痛(有胃出血者不用)。呕吐时可给予胃复安(灭吐灵),多潘立酮(吗丁啉)。腹泻频繁可选用下列止泻药:①洛哌丁胺(易蒙停),根据腹泻情况,适当调整剂量;②次碳酸铋;③地芬诺酯(苯乙哌啶),复方苯乙哌啶,由于苯乙哌啶可抑制呼吸,故不适用于儿童。④蒙脱石散(思密达)等。

(3)有失水现象或休克时应静脉滴注 5％葡萄糖生理盐液、10％葡萄糖液及平衡盐水,输入量按失水及电解质失衡程度酌定。如有酸中毒情况压疮,可静脉滴注 5％碳酸氢钠或乳酸钠。

（4）针刺治疗：取穴足三里、中脘、胃俞、内关、三焦俞、气海、大肠俞、曲池等。

（5）抗菌治疗：抗生素对本病的治疗作用是有争议的。对于感染性腹泻，伴发热者可适当选用有针对性的抗生素，如黄连素 0.3g 口服，1 日 3 次或庆大霉素 8 万 U 口服，1 日 3 次等。一般可选用氯霉素，新霉素，磺胺类，黄连素，喹诺酮类等。但应防止抗生素滥用。病情较轻者一般不用，以免加重对胃的刺激。

（6）预防：严把食物卫生关是预防此病的关键。搞好饮食、饮水卫生和粪便管理，大力消灭苍蝇，是预防该病的根本措施。

（7）预后：本病及时处置，预后良好。除了药物治疗外，要进行合理的饮食调养，否则会加重或延长病程，而且影响疗效。

二、急性阑尾炎

（一）概述

急性阑尾炎是外科常见病，在各种急腹症中居首位。依据临床过程和病理解剖学变化，急性阑尾炎可分为急性单纯性阑尾炎，急性化脓性阑尾炎，坏疽及穿孔性阑尾炎和阑尾周围脓肿四种病理类型。转移性右下腹痛是其典型的临床表现，70%～80% 的患者可有此临床特征。实验室检查见白细胞和嗜中性粒细胞计数增高，持续性右下腹痛和固定压痛是该病重要体征。及时就医、早期诊断、早期治疗可取得良好治疗效果，但因个体差异，临床医生在诊断或治疗时仍需慎重对待，不可轻视。

（二）病因

1.管腔梗阻

阑尾位于右侧髂窝处，是一条细长的盲管，尖端封闭，根部与盲肠相通，解剖结构特殊。引起梗阻常见原因为淋巴滤泡增生及粪石，约占 90%，其他如食物残渣、肿瘤、寄生虫、神经源性管腔收缩等是较少见原因。一旦出现梗阻，管腔内分泌物积存、内压增高，出现血运障碍，在此基础上管腔内细菌侵入受损黏膜，加剧阑尾炎症。

2.细菌感染

多为阑尾腔内细菌所致的直接感染，但无特定的病原菌。阑尾腔与盲肠相通，内含与盲肠相同的各种革兰阴性杆菌和厌氧菌，若阑尾黏膜因某种原因出现损伤，则细菌直接侵入管壁，引起不同程度的感染。此外，细菌也可通过血液循环、邻近组织感染蔓延等方式引起阑尾炎症。

3.其他

呕吐、腹泻等胃肠道功能紊乱可引起内脏神经反射，导致阑尾肌肉和血管痉挛，阑尾管腔狭窄、黏膜受损，此时细菌可直接入侵，诱发急性炎症。此外，阑尾扭曲、过长、系膜过短等先天性畸形也是引起急性炎症的原因。

（三）病理生理

阑尾管腔梗阻后黏液持续不断地向阑尾腔内分泌，引起淤滞，细菌大量繁殖，并分泌外毒素和内毒素，这些毒素引起黏膜水肿、糜烂、出血、溃疡，然后细菌穿过有溃疡的黏膜层而进入阑尾肌层,产生了炎性反应。梗阻后管腔内的压力增高也引起阑尾壁的间质压的升高,进而堵塞动脉血供,引起阑尾壁缺血,最终引起阑尾的梗死和坏疽。当肌层组织出现坏死时,便可导致阑尾穿孔。根据炎性反应的持续时间,或是在局部形成有壁脓肿,如果炎症的病理过程发展迅速,穿孔就会进入游离腹腔而引起弥漫性腹膜炎,在盆腔、肝脏和隔下间隙等部位形成多发性腹腔内脓肿。

(四)临床表现

1.腹痛

腹痛是急性阑尾炎最常见、最显著的体征,典型的腹痛开始于上腹部或脐周,数小时后转移并固定在阑尾所在的右下腹。在疾病初期,腹痛为一种内脏神经反射性疼痛,故中上腹和脐周疼痛范围较弥散,无法准确定位。而疼痛固定于右下腹是炎症侵及浆膜层和壁腹膜的结果。这种转移性右下腹疼痛的特点对于急性阑尾炎的诊断具有重要意义,可见于 $70\%\sim80\%$ 的患者。但无典型的转移性右下腹疼痛史并不能排除急性阑尾炎。

腹痛的程度与阑尾炎的轻重无直接关系,有时阑尾坏疽穿孔时,管腔内压力降低,自觉腹痛可突然减轻,但这种疼痛缓解的现象是暂时的,当出现腹膜炎后,腹痛又会持续加剧,且范围更加扩散。阑尾炎可因类型不同腹痛也有差异,单纯性阑尾炎常表现为轻度隐痛,如疼痛持续性或加剧常表明阑尾已化脓或坏疽。

2.胃肠道症状

急性阑尾炎患者也可出现恶心、呕吐、腹泻等胃肠道症状,且多见于早期,程度较轻,可能由于反射性胃痉挛所致。病程晚期阑尾坏疽穿孔或盆腔位阑尾炎时刺激直肠,可出现腹泻现象,有的患者可因腹泻就诊时发现系急性阑尾炎,因此部分患者易误诊为"肠炎",延误了阑尾炎的及时治疗。

3.全身反应

常见的全身症状为发热,一般为低热,通常在 38℃ 左右,寒战极为少见,并伴有全身乏力不适。当体温超过 38.5℃,甚至达到 $39\sim40$℃ 时,常提示阑尾已坏疽或穿孔。如发生门静脉炎时可出现寒战、高热和黄疸。阑尾坏疽穿孔导致腹腔广泛严重感染时患者可出现感染性休克表现,甚至合并其他脏器功能障碍。

(五)诊治思路及措施

1.诊断

(1)体征

①右下腹压痛:阑尾体表投影称之为麦氏点,即右髂前上棘与脐连线的中、外 1/3 交界处,因此麦氏点压痛是急性阑尾炎常见的重要体征,但阑尾解剖位置常有变异,压痛点可随之改变,不管变异如何,压痛点仍在麦氏点附近。患者就诊时虽自觉腹痛位于上腹部,体检时往往已经出现右下腹固定点压痛,对于早期诊断具有重要的价值,是急性阑尾炎重要的体征。

②腹膜刺激征:腹膜刺激征包括腹肌紧张、反跳痛、肠鸣音减弱或消失等,是炎症累及壁层腹膜时的一种防御性反应,往往提示阑尾已经化脓、坏疽或穿孔。随着穿孔时间的延长,腹膜炎的范围也将扩大,但最明显的压痛点仍位于阑尾处,由此可明确腹膜炎真正的病因。儿童、老年、肥胖、妊娠、腹肌较弱等情况时腹膜刺激症状可不明显,须与对侧腹肌进行对比判断。

③其他

a.结肠充气试验:患者取仰卧位时,用右手压迫左下腹,再用左手挤压近侧结肠,结肠内气体可传至盲肠和阑尾,引起右下腹疼痛为阳性。

b.腰大肌试验:患者取左侧卧位,使右大腿后伸,引起右下腹疼痛者为阳性。说明阑尾位于腰大肌前方、盲肠后位或腹膜后位。

c.闭孔内肌试验:患者取仰卧位,使右髋和右大腿屈曲,然后被动向内旋转,引起右下腹疼痛者为阳性。提示阑尾靠近闭孔内肌。

d.感觉过敏:在早期,尤其在阑尾腔有梗阻时,可出现右下腹皮肤感觉过敏现象,范围相当于第 10～12 胸髓节段神经支配区,位于右髂嵴最高点、右耻骨嵴及脐构成的三角区,也称 Sherren 三角,它并不因阑尾位置不同而改变,如阑尾坏疽穿孔则在此三角区的皮肤感觉过敏现象即消失。

(2)实验室检查

①血常规:血常规是急性阑尾炎患者重要的检查,因为约占 90％的急性阑尾炎患者有白细胞计数和中性粒细胞比例增高,二者往往同时出现,白细胞计数一般在$(10～20)×10^9/L$。白细胞计数超过 $20×10^9/L$ 以上者常提示阑尾已坏疽穿孔及并发腹膜炎症状。但年老体弱或免疫功能受抑制的患者,白细胞数不一定增多,但中性粒细胞比例可明显增高,具有同样重要意义。

②尿常规:尿液检查对于急性阑尾炎患者并无特殊意义,可作为鉴别诊断方法,如排除泌尿系结石、生育期女性除外产科情况等,因此常规检查尿液仍属必要。

(3)影像学检查:在超声检查时可发现阑尾呈低回声管状结构,较僵硬,其横切面呈同心圆似的靶样显影,直径≥7mm,是急性阑尾炎的典型图像。同时超声检查对于输尿管结石、卵巢囊肿、异位妊娠、肠系膜淋巴结肿大等具有鉴别诊断的意义;螺旋 CT 扫描不受肠腔内气体干扰,同时可观察部分患者肠管梗阻情况,当诊断不肯定时可选择应用。

(4)腹腔镜检查:该项检查在诊断的同时可以进行有效的治疗,对于难以鉴别的诊断的阑尾炎具有明显的优势,在腹腔镜下可以直接观察阑尾有无炎症,也能分辨与阑尾炎有相似症状的邻近部位的疾病,但费用高昂、操作要求较高及需要麻醉医师配合。目前普及应用还有困难。

2.治疗

非手术治疗:当急性阑尾炎处在早期单纯性炎症阶段时,可选择有效的抗生素进行抗感染治疗,一旦炎症吸收消退,阑尾能恢复正常。亦有患者因全身情况或客观条件不允许,虽有手术指征,也可先采取非手术治疗。若急性阑尾炎已合并局限性腹膜炎,形成炎性肿块,也应采用非手术治疗,使炎性肿块吸收,再考虑择期阑尾切除。值得注意的是非手术治疗期间需密切注意患者体征变化,如出现阑尾穿孔或脓肿破溃致弥漫性腹膜炎、病情未见好转或加重等情况需急诊手术治疗。

(六)注意事项

患者在卧床休息的期间尽量的采用侧卧,避免压迫到阑尾部位,密切注意自己身体的变化和腹部疼痛感是否加重,勿自行滥用止痛药物,在饮食上也是以流食为主,避免肠道蠕动可能增加的炎症。

老年人对疼痛感觉迟钝,腹肌薄弱、防御功能减退,临床表现不典型,容易漏诊而造成穿孔,需提高警惕,一经确诊,早期手术。妊娠合并阑尾炎,在妊娠早期(1~3个月)及晚期(8~9个月)宜手术治疗。中期(4~7个月),症状较轻者可采用保守治疗,症状严重时可考虑手术。小儿盲肠相对游离,阑尾壁薄,回盲部淋巴组织丰富,大网膜发育不良,因而阑尾发生炎症时容易穿孔。一旦阑尾穿孔,腹腔炎症不易控制,所以,一旦小儿确诊阑尾炎,应及早手术切除。

三、急性胰腺炎

急性胰腺炎(AP)是指多种病因引起的胰酶激活,继以胰腺局部炎性反应为主要特征,伴或不伴有其他器官功能改变的疾病。临床以急性上腹痛及血淀粉酶或脂肪酶升高为特点。大多数患者的病程呈自限性,20%~30%的患者临床经过凶险。总体病死率为5%~10%。

《2013中国急性胰腺炎诊治指南》中,将AP严重度分为以下3级:①轻度AP(MAP):具备AP的临床表现和生物化学改变,不伴有器官功能衰竭及局部或全身并发症,通常在1~2周内恢复,病死率极低。②中度AP(MSAP):具备AP的临床表现和生物化学改变,伴有一过性的器官功能衰竭(48小时内可自行恢复),或伴有局部或全身并发症而不存在持续性的器官功能衰竭(48小时内不能自行恢复)。③重度AP(SAP):具备AP的临床表现和生物化学改变,须伴有持续的器官功能衰竭(持续48小时以上、不能自行恢复的呼吸系统、心血管或肾脏功能衰竭,可累及一个或多个脏器)。病死率较高,为36%~50%。

(一)病因与发病机制

引起急性胰腺炎的病因甚多,常见病因为胆石症(包括胆道微结石)、高甘油三酯血症、乙醇。国内以胆石症与胆道疾病为主,占50%以上,称胆源性胰腺炎;西方国家主要与酗酒有关,约占60%。

1.胆石症与胆道疾病

胆石症、胆道感染或胆道蛔虫等均可引起AP,其中胆石症(包括胆道微结石)最常见。由于在解剖上大约70%~80%的胰管与胆总管汇合成共同通道开口于十二指肠壶腹部,一旦结石嵌顿在壶腹部,将会导致胰腺炎与上行胆管炎,即"共同通道学说"。其他机制尚有:①梗阻:由于上述的各种原因导致壶腹部狭窄或(和)Oddi括约肌痉挛,胆道内压力超过胰管内压力(正常胰管内压高于胆管内压),造成胆汁逆流入胰管,引起AP;②Oddi括约肌功能不全:胆石等移行中损伤胆总管、壶腹部或胆道炎症引起暂时性Oddi括约肌松弛,使富含肠激酶的十二指肠反流入胰管,损伤胰管;③胆道炎症时细菌毒素、游离胆酸、非结合胆红素、溶血磷脂酰胆碱等,也可能通过胆胰间淋巴管交通支气管扩张散到胰腺,激活胰酶,引起AP。胆道微结石容易导致AP,因其在胆道系统内的流动性,增加了临床诊断的困难。

2.高甘油三酯血症

高甘油三酯血症性胰腺炎的发病率呈上升态势。当甘油三酯≥11.30mmol/L,临床极易发生AP;而当甘油三酯<5.65mmol/L时,发生AP的危险性减少。可能与脂球微栓影响微循环及胰酶分解甘油三酯致毒性脂肪酸损伤细胞有关。但高甘油三酯血症也常出现于严重应

激、炎症反应时,在 AP 伴有高甘油三酯血症时,应注意其是因还是果。

3.乙醇

大量饮酒引起 AP 的机制:①乙醇通过刺激胃酸分泌,使胰泌素和缩胆囊素(CCK)分泌,促使胰腺外分泌增加;②刺激 Oddi 括约肌痉挛和十二指肠乳头水肿,胰液排出受阻,使胰管内压增加;③长期酒癖者常有胰液内蛋白含量增高,易沉淀而形成蛋白栓,致胰液排出不畅。暴饮暴食使短时间内大量食糜进入十二指肠,引起乳头水肿和 Oddi 括约肌痉挛,同时刺激大量胰液和胆汁分泌,由于胰液和胆汁排泄不畅,引起 AP。

4.胰管阻塞

胰管结石或蛔虫、胰管狭窄、肿瘤等均可引起胰管阻塞,当胰液分泌旺盛时胰管内压增高,使胰管小分支和胰腺泡破裂,胰液与消化酶渗入间质,引起 AP。胰腺分裂症(系胰腺胚胎发育异常)时,多因副胰管经狭小的副乳头引流大部分胰腺的胰液,因其相对狭窄而引流不畅。

5.手术与创伤

腹腔手术特别是胰胆或胃手术、腹部钝挫伤等可直接或间接损伤胰腺组织与胰腺的血液供应引起胰腺炎。内镜逆行胰胆管造影(ERCP)检查后,少数可因重复注射造影剂或注射压力过高,发生胰腺炎。近年来,ERCP 后、腹部手术后等医源性因素诱发的 AP 的发病率呈上升趋势。

6.内分泌与代谢障碍

任何引起高钙血症的原因如甲状旁腺肿瘤、维生素 D 过多等,均可引起胰管钙化、管内结石导致胰液引流不畅,甚至胰管破裂,高血钙还可刺激胰液分泌增加和促进胰蛋白酶原激活。

7.感染及全身炎症反应

AP 继发于急性感染性疾病者(如急性流行性腮腺炎、甲型流感、传染性单核细胞增多症等)多数较轻,随感染痊愈而自行消退。在全身炎症反应时,作为受损的靶器官之一,胰腺也可有急性炎性损伤。

8.药物

某些药物如噻嗪类利尿药、硫唑嘌呤、糖皮质激素、四环素、磺胺类等可直接损伤胰腺组织,可使胰液分泌或黏稠度增加,引起 AP。多发生在服药最初 2 个月。

9.其他

少见原因有十二指肠球后穿透性溃疡、壶腹乳头括约肌功能不良(SOD)、血管炎、先天性(胰腺分裂、环形胰腺、十二指肠乳头旁憩室等)、肿瘤性(壶腹周围癌、胰腺癌)、自身免疫性(系统性红斑狼疮、干燥综合征)、α_1-抗胰蛋白酶缺乏症等。但仍有 5%～25% 的 AP 经临床与影像、生物化学等检查病因不明,称之为特发性胰腺炎。

进食荤食常是 AP 发病的诱因,应仔细寻找潜在的病因。随着生活水平的改善,目前由单纯过度进食作为病因的 AP 已显著减少。

AP 的发病机制尚未完全阐明,已有共识的是上述各种病因,虽然致病途径不同,但有共同的发病过程,即胰腺自身消化的理论。正常胰腺分泌的消化酶有两种形式:一种是有生物活性的酶如淀粉酶、脂肪酶和核糖核酸酶等;另一种是以前体或酶原形式存在的无活性酶,如胰蛋白酶原、糜蛋白酶原、前磷脂酶、前弹性蛋白酶、激肽释放酶原和前羧肽酶等。在正常情况下,合成的胰酶绝大部分是无活性的酶原,酶原颗粒与细胞质是隔离的,胰腺腺泡的胰管内含有蛋白酶抑制物质,灭活少量的有生物活性或提前激活的酶。这是胰腺避免自身消化的生理性防御屏障。正常情况下,当胰液进入十二指肠后,在肠激酶作用下,首先激活胰蛋白酶原,形成胰蛋白酶,在胰蛋白酶作用下使各种胰消化酶原被激活为有生物活性的消化酶,对食物进行消化。与自身消化理论相关的机制:①各种病因导致其胰泡内酶原激活,发生胰腺自身消化的连锁反应;②胰腺导管内通透性增加,使活性胰酶渗入胰腺组织,加重胰腺炎症。两者在 AP 发病中可能为序贯作用。一旦各种消化酶原激活后,其中起主要作用的活化酶有磷脂酶 A_2、激肽释放酶或胰舒血管素、弹性蛋白酶和脂肪酶。磷脂酶 A_2 在小量胆酸参与下分解细胞膜的磷脂,产生溶血磷脂酰胆碱和溶血脑磷脂,其细胞毒作用引起胰实质凝固性坏死、脂肪组织坏死及溶血。激肽释放酶可使激肽酶原变为缓激肽和胰激肽,使血管舒张和通透性增加,引起水肿和休克。弹性蛋白酶可溶解血管弹性纤维引起出血和血栓形成。脂肪酶参与胰腺及周围脂肪坏死和液化作用。上述消化酶共同作用,造成胰腺使之与邻近组织的病变,细胞的损伤和坏死又促使消化酶释出,形成恶性循环。近年的研究揭示急性胰腺炎时,胰腺组织的损伤过程中产生一系列炎性介质,如氧自由基、血小板活性因子、前列腺素、白细胞三烯等起着重要介导作用,这些炎性介质和血管活性物质如一氧化氮(NO)、血栓素(TXA_2)等还导致胰腺血液循环障碍,又可通过血液循环和淋巴管途径,输送到全省,引起多脏器损害,成为 AP 的多种并发症和致死原因。

(二)诊断

1.病因与诱因

在确诊 AP 基础上,应尽可能明确其病因,并努力去除病因,以防复发。AP 病因调查包括:①详细询问病史:包括家族史、既往病史、乙醇摄入史、药物服用史等。计算 BMI。②基本检查:包括体格检查,血清淀粉酶、血清脂肪酶、肝功能、血脂、血糖及血钙测定,腹部超声检查。③进一步检查:病毒、自身免疫标志物、肿瘤标志物(CEA、CA19-9)测定,增强 CT 扫描、ERCP 或磁共振胰胆管成像、超声内镜检查、壶腹乳头括约肌测压(必要时)、胰腺外分泌功能检测等。

2.临床表现

(1)腹痛:为本病的主要表现和首发症状,突然起病,程度轻重不一,可为钝痛、刀割样痛、钻痛或绞痛,呈持续性,可伴有阵发性腹痛加剧,不能为一般胃肠解痉药缓解,进食可加剧。疼痛部位多在中上腹,可向腰背部呈带状放射,取弯腰抱膝位可减轻疼痛。MAP 腹痛3~5天即缓解。SAP 病情发展快,腹部剧痛延续较长,可引起全腹痛。极少数年老体弱患者可无或轻微腹痛,而仅表现为明显腹胀。AP 腹痛的机制主要是:①胰腺的急性水肿,炎症刺激和牵引其包膜上的神经末梢;②胰腺的炎性渗出液和胰液外溢刺激毗邻的腹膜和腹膜后组织,产生局限性腹膜炎;③胰腺炎症累及肠道,导致肠胀气和肠麻痹;④胰管阻塞或伴胆囊炎、胆石症引起疼痛。

(2)恶心、呕吐及腹胀:多在起病后出现,有时很频繁,吐出食物和胆汁,呕吐后腹痛并不减轻。伴腹胀。极少数年老体弱患者可无或轻微腹痛,而仅表现为明显腹胀。

(3)发热:发热常源于全身炎性反应综合征(SIRS),多数患者有中度以上发热,持续3~5天。持续发热一周以上不退或逐日升高,应怀疑有继发感染,如胰腺脓肿或胆道感染等。

(4)黄疸：AP时下列原因可引起黄疸，且不同原因的黄疸持续时间不同：①胆石症、胆道感染引起胆总管梗阻；②肿大的胰头压迫胆总管；③合并胰腺脓肿或胰腺假囊肿压迫胆总管；④合并肝脏损害等情况。

(5)低血压或休克：SAP常发生。患者烦躁不安、皮肤苍白、湿冷等；有极少数休克可突然发生，甚至发生猝死。

(6)体征：MAP患者腹部体征较轻，往往与主诉腹痛程度不十分相符，可有腹胀和肠鸣音减少，无肌紧张和反跳痛。SAP患者上腹或全腹压痛明显，并有腹肌紧张，反跳痛。肠鸣音减弱或消失，可出现移动性浊音。伴麻痹性肠梗阻且有明显腹胀。腹水多呈血性。少数患者有皮肤瘀斑（因胰酶、坏死组织及出血沿腹膜间隙与肌层渗入腹壁下，致两侧胁腹部皮肤呈暗灰蓝色，称Grey-Turner征；可致脐周围皮肤青紫，称Cullen征）。少数患者因脾静脉栓塞出现门静脉高压，脾脏肿大。罕见横结肠坏死。腹部因液体积聚或假性囊肿形成可触及肿块。其他可有相应并发症所具有的体征。

(7)局部并发症：包括急性液体积聚（APFC）急性坏死物积聚（ANC）、胰腺假性囊肿、包裹性坏死（WON）和胰腺脓肿，其他局部并发症还包括胸腔积液、胃流出道梗阻、消化道瘘、腹腔出血、假性囊肿出血、脾静脉或门静脉血栓形成、坏死性结肠炎等。局部并发症并非判断AP严重程度的依据。

①急性胰周液体积聚（APFC）：发生于病程早期，表现为胰腺内、胰周或胰腺远隔间隙液体积聚。并缺乏完整包膜，可单发或多发。

②急性坏死物积聚（ANC）：发生于病程早期，表现为液体内容物，包含混合的液体和坏死组织，坏死物包括胰腺实质或胰周组织的坏死。

③胰腺假性囊肿：有完整非上皮性包膜包裹的液体积聚，内含胰腺分泌物、肉芽组织、纤维组织等，多发生于AP起病4周后。

④包裹性坏死（WON）：是一种成熟的、包含胰腺和（或）胰周坏死组织、具有界限分明炎性包膜的囊实性结构，多发生于AP起病4周后。

⑤胰腺脓肿：胰腺内或胰周的脓液积聚，外周为纤维囊壁，增强CT提示气泡征，细针穿刺物细菌或真菌培养阳性。

(8)全身并发症：主要包括器官功能障碍/衰竭、全身炎性反应综合征（SIRS）、全身感染、腹腔内高压（IAH）或腹腔间隔室综合征（ACS）、胰性脑病（PE）等。

①器官功能衰竭：AP的严重程度主要取决于器官功能衰竭的出现及持续时间（是否超过48小时）。呼吸衰竭主要包括急性呼吸窘迫综合征（ARDS），循环衰竭主要包括心动过速、低血压或休克，肾衰竭主要包括少尿、无尿和血清肌酐升高。

②SIRS：符合以下临床表现中的2项及以上，可以诊断为SIRS。心率>90次/分；体温<36℃或>38℃；WBC计数$<4 \times 10^9/L$或$>12 \times 10^9/L$；呼吸频率>20次/分或$PCO_2<32mmHg$。SIRS持续存在将会增加器官功能衰竭发生的风险。

③全身感染：SAP患者若合并脓毒症，病死率升高，为50%～80%。主要以革兰阴性杆菌感染为主，也可有真菌感染。

④IAH和ACS：SAP时IAH和ACS的发生率分别约为40%和10%，IAH已作为判定

SAP 预后的重要指标之一,容易导致 MODS。膀胱压(UBP)测定是诊断 ACS 的重要指标,膀胱压≥20mmHg,伴有少尿、无尿、呼吸困难、吸气压增高、血压降低时应考虑出现 ACS。

⑤胰性脑病:是 AP 的严重并发症之一,发生率为 5.9%～11.9%。可表现为耳鸣、复视、谵妄、语言障碍及肢体僵硬、昏迷等,多发生于 AP 早期,常为一过性,可完全恢复,也可留有精神异常。其发生与 PLA_2 损害脑细胞,引起脑灰白质广泛脱髓鞘改变有关。

3.辅助检查

(1)淀粉酶测定:强调血清淀粉酶测定的临床意义,尿淀粉酶变化仅作参考。血清淀粉酶在起病后 6～12 小时开始升高,48 小时开始下降,持续 3～5 天。血清淀粉酶超过正常值 3 倍可确诊为本病。尿淀粉酶在起病后 12～14 小时开始升高,下降缓慢,持续 1～2 周恢复正常。血清淀粉酶活性高低与病情不呈相关性。患者是否开放饮食或病情程度的判断不能单纯依赖于血清淀粉酶是否降至正常,应综合判断。血清淀粉酶持续增高要注意病情反复、并发假性囊肿或脓肿、疑有结石或肿瘤、肾功能不全、巨淀粉酶血症等。要注意鉴别其他急腹症(如消化性溃疡穿孔、胆石症、胆囊炎、肠梗阻等)引起的血清淀粉酶增高,但一般不超过正常值 2 倍。

(2)血清脂肪酶活性测定:常在起病后 24～72 小时开始升高,持续 7～10 天。血清脂肪酶活性测定具有重要临床意义,尤其当血清淀粉酶活性已经下降至正常,或其他原因引起血清淀粉酶活性增高,血清脂肪酶活性测定有互补作用。同样,血清脂肪酶活性与疾病严重度不呈正相关。

(3)血清标志物:①C 反应蛋白(CRP):CRP 是组织损伤和炎症的非特异性标志物,有助于评估与监测 AP 的严重性。发病 72 小时后 CRP＞150mg/L 提示胰腺组织坏死。②动态测定血清白细胞介素-6 水平增高提示预后不良。

(4)生化检查:①暂时性血糖升高常见,可能与胰岛素释放减少和胰高血糖素释放增加有关。持久的空腹血糖＞10mmol/L 反映胰腺坏死,提示预后不良。②暂时性低钙血症(＜2mmol/L)常见于 SAP,低血钙程度与临床严重程度平行,若血钙＜1.5mmol/L 提示预后不良。

(5)影像学检查:在发病初期 24～48 小时行腹部超声检查,是 AP 的常规初筛影像学检查,可以初步判断胰腺组织形态学变化,同时有助于判断有无胆道疾病,但受 AP 时胃肠道积气的影响,对 AP 不能做出准确判断。推荐 CT 扫描作为诊断 AP 的标准影像学方法,且发病 1 周左右的增强 CT 诊断价值更高,可有效区分液体积聚和坏死的范围。在 SAP 的病程中,应强调密切随访 CT 检查,建议按病情需要,平均每周 1 次。此外,MRI 也可以辅助诊断 AP。

ERCP 和超声内镜(EUS)对 AP 的诊治均有重要作用。EUS 主要用于诊断,尤其对于鉴别诊断恶性肿瘤和癌前病变(如壶腹部腺瘤、微小结石等)有重要意义。

胸、腹部 X 线平片检查对发现有无胸腔积液、肠梗阻等有帮助。

4.疾病严重程度的判定

(1)Ranson 标准(共 11 条):标准:入院时:年龄＞55 岁;血糖＞11.2mmol/L;白细胞＞16×10⁹/L;ALT＞250U/L;LDH＞350U/L。入院后 48 小时内:Hct 下降＞10%;血钙＜2.0mmol/L;碱缺失＞4mmol;BUN 上升＞1.79mmol/L;估计失液量＞6L;PaO_2＜60mmHg。每项计 1 分。

(2)APACHE-Ⅱ(急性生理学和慢性健康指标评估):计分≥8分者,预后不良。

(3)AP严重程度床边指数(BISAP):BISAP评分系统可用于住院48小时内的任何时候,其对预后评估的准确性似与Ranson标准相似。5个指标为:BUN>8.93mmol/L;精神障碍;存在SIRS;胸腔积液;年龄>60岁。每项计1分。

(4)CT影像学分级标准

①Balthazar和Ranson CT分级系统:本公级系统包括胰腺的CT表现和CT中胰腺坏死范围大小两部分组成。a.胰腺的CT表现:根据炎症的严重程度分级为A～E级。A级:正常胰腺。B级:胰腺实质改变,包括局部或弥漫的腺体增大。C级:胰腺实质及周围炎症改变,胰周轻度渗出。D级:除C级外,胰周渗出显著,胰腺实质内或胰周单个液体积聚。E级:广泛的胰腺内、外积液,包括胰腺和脂肪坏死,胰腺脓肿。A级计0分;B级计1分;C级计2分;D级计3分;E级计4分。b.胰腺坏死范围计分:无坏死,计0分;坏死范围<33%,计2分;坏死范围≥33%,<50%,计4分;坏死范围>50%,计6分。总分:CT表现(0～4)+坏死范围计分(0～6),分值越高,预后越差。

②国内建议使用的CT分级标准:将胰腺分为头、体、尾三部分,每部再分为4小份,每小份记为1分,全胰为12分。胰外包括小网膜腔、肠系膜血管根部、左、右结肠旁沟,左、右肾区,每区1分,如有全后腹膜分离,再加1分。判定:Ⅰ级<6分;Ⅱ级7～10分;Ⅲ级11～14分;Ⅳ级≥15分。

(5)改良CT严重指数(MCTSI):胰腺炎性反应分级为,正常胰腺(0分),胰腺和(或)胰周炎性改变(2分),单发或多个积液区或胰周脂肪坏死(4分);胰腺坏死分级为,无胰腺坏死(0分),坏死范围≤30%(2分),坏死范围>30%(4分);胰腺外并发症,包括胸腔积液、腹水,血管或胃肠道等(2分)。评分≥4分可诊断为MSAP或SAP。

5.AP的诊断体系

(1)AP的诊断标准:临床上符合以下3项特征中的2项,即可诊断为AP。①与AP符合的腹痛(急性、突发、持续、剧烈的上腹部疼痛,常向背部放射);②血清淀粉酶和(或)脂肪酶活性至少>3倍正常上限值;③增强CT/MRI或腹部超声呈AP影像学改变。

(2)AP的分级诊断:①MAP为符合AP诊断标准,满足以下情况之一,无脏器衰竭、无局部或全身并发症,Ranson评分<3分,APACHEⅡ评分<8分,BISAP评分<3分,MCTSI评分<4分。②MSAP为符合AP诊断标准,急性期满足下列情况之一,Ranson评分≥3分,APACHEⅡ评分≥8分,BISAP评分≥3分,MCTSI评分≥4分,可有一过性(<48小时)的器官功能障碍。恢复期出现需要干预的假性囊肿、胰瘘或胰周脓肿等。③SAP为符合AP诊断标准,伴有持续性(>48小时)器官功能障碍(单器官或多器官),改良Marshall评分≥2分。

(3)建议:①临床上完整的AP诊断应包括疾病诊断、病因诊断、分级诊断、并发症诊断,例如AP(胆源性、重度、ARDS)。②临床上应注意一部分AP患者有从MAP转化为SAP的可能,因此,必须对病情作动态观察。除Ranson评分、APACHEⅡ评分外,其他有价值的判别指标如体质指数(BMI)>28kg/m²,胸膜渗出,尤其是双侧胸腔积液,72小时后CRP>150mg/L,并持续增高等,均为临床上有价值的严重度评估指标。

6.诊断注意事项

通过详细询问病史,仔细观察全身及腹部体征变化,配合必要的辅助检查,一般能及时作出确切的判断。对不典型病例应与急性胃炎、胆囊炎、胆石症、胃肠穿孔、肠系膜动脉栓塞、肠梗阻、异位妊娠等其他急性腹痛,乃至心肺等疾病引起的腹痛相鉴别。确诊为 AP 还需进一步判断其病情严重程度,其中关键是在发病 48～72 小时内密切监测病情和实验室检查的变化,综合评判。

应注意的是,在 2003 年版《中国急性胰腺炎诊治指南(草案)》中,对临床上 SAP 患者中病情极其凶险者冠名为暴发性胰腺炎,或早期重症 AP。其定义为:SAP 患者发病后 72 小时内出现下列之一者:肾衰竭(血清肌酐＞176.8μmol/L)、呼吸衰竭 EPaO$_2$≤60mmHg(1kPa=7.5mmHg)]、休克(收缩压≤80mmHg,持续 15 分钟)、凝血功能障碍[凝血酶原时间＜70％和(或)部分凝血活酶时间＞45 秒]、脓毒症(T＞38.5℃、WBC＞16.0×10^9/L、剩余碱≤4mmol/L,持续 48 小时,血/抽取物细菌培养阳性)、全身炎症反应综合征(T＞38.5℃、WBC＞12.0×10^9/L、剩余碱≤2.5mmol/L,持续 48 小时,血/抽取物细菌培养阴性)。但在《2013 中国急性胰腺炎诊治指南》中,不建议使用"暴发性胰腺炎(FAP)",因该术语提及的起病时间 72 小时之内不能反映预后。并且其诊断标准之一的全身炎性反应综合征,只是部分 AP 的临床表现,不能反映病情的严重度。

(三)治疗

1.治疗原则

AP 治疗的主要目标:①寻找并去除病因;②控制炎症;③防治器官功能障碍/衰竭。

AP,即使是 SAP,应尽可能采用内科或内镜治疗。SAP 时经历大的手术创伤将加重全身炎症反应,增加死亡率。如诊断为胆源性 AP,宜尽可能在本次住院期间完成内镜治疗或在康复后择期行胆囊切除术,避免以后复发。胰腺局部并发症可通过内镜或外科手术治疗。

2.基本处理

主要目的是纠正水、电解质紊乱,支持治疗,防止局部及全身并发症。

(1)动态观测与评估:观察内容包括血、尿、凝血常规测定,粪便隐血、肾功能、肝功能测定,血糖、血钙测定,心电监护,血压监测,血气分析,血清电解质测定,胸部 X 线摄片,中心静脉压测定等。动态观察腹部体征和肠鸣音改变。记录 24 小时尿量及出入量变化。上述指标可根据患者具体病情做相应选择,根据 APACHE Ⅱ 评分、Ranson 评分、BISAP 评分等指标判断 AP 的严重程度及预后。SAP 病情危重时,应收入 ICU 治疗。

(2)常规禁食:食物是胰液分泌的天然刺激物,起病后短期禁食,降低胰液分泌,减轻自身消化。一般 MAP 需禁食 4～7 天,SAP 需禁食 2 周左右。对有严重腹胀、麻痹性肠梗阻者应采取胃肠减压等相关措施。在患者腹痛减轻或消失、腹胀减轻或消失、肠道动力恢复或部分恢复时可以考虑开放饮食,开始以糖类为主,如米汤或冲服藕粉等,逐步过渡到低脂饮食,避免饱餐和油腻食品。不以血清淀粉酶活性高低作为开放饮食的必要条件。

(3)补液:静脉补液,积极补足血容量,维持水电解质和酸碱平衡。补液量包括基础需要量和流入组织间隙的液体量。输液种类包括胶体物质、0.9％氯化钠溶液和平衡液。扩容时应注意晶体与胶体的比例,并及时补充微量元素和维生素。必要时使用血管活性药物。

（4）止痛治疗：疼痛剧烈时考虑镇痛治疗。在严密观察病情下，可肌内注射盐酸哌替啶（杜冷丁）25～100mg。不推荐应用吗啡或胆碱能受体拮抗剂，如阿托品、654-2 等，因前者会收缩奥狄括约肌，后者则会诱发或加重肠麻痹。

3.抑制胰腺分泌

抑制胰腺分泌，除了禁食与胃肠减压外，常用药物有：①生长抑素及类似物：具有多种内分泌活性：抑制胃酸分泌；抑制胰腺的外分泌，使胰液量、消化酶分泌减少；抑制生长激素、胰高血糖素、缩胆囊素等多种激素的释放；降低门脉压和脾血流等。在 AP 早期应用，能迅速控制病情、缓解临床症状、减少并发症、缩短住院时间、提高治愈率。奥曲肽 0.1mg 皮下注射，6～8 小时 1 次；或生长抑素首剂 250μg 缓慢静脉注射后按每小时 250yg 的剂量持续静脉滴注。疗程均 3～7 天。SAP 患者应尽早应用。②H$_2$ 受体拮抗剂或质子泵抑制剂：可通过抑制胃酸分泌而间接抑制胰腺分泌，还可以预防应激性溃疡的发生。可选用法莫替丁20～40mg，或泮托拉唑 40～80mg 加入液体中静脉滴注，或静脉注射，1～2 次/天。

4.蛋白酶抑制剂应用

蛋白酶抑制剂（乌司他丁、加贝酯、抑肽酶）能够广泛抑制与 AP 发展有关胰蛋白酶、弹性蛋白酶、磷脂酶 A 等的释放和活性，还可稳定溶酶体膜，改善胰腺微循环，减少 AP 并发症，主张早期足量应用。

（1）乌司他丁：系从人尿中提取的糖蛋白，为一种蛋白酶抑制剂，可以抑制胰蛋白酶等各种胰酶，此外，它还有稳定溶酶体膜、抑制溶酶体酶的释放，抑制心肌抑制因子产生和炎性介质的释放。用法：10 万 U 加入补液 500mL 内静脉滴注，1～2 小时内滴完，1～3 次/天。

（2）加贝酯：为一种非肽类蛋白分解酶抑制剂，可抑制蛋白酶、血管舒缓素、凝血酶原、弹力纤维酶等，另外对 Oddi 括约肌有松弛作用。仅供静脉滴注。每次 100mg 加入 250mL 补液内，治疗开始头 3 天每 8 小时 1 次，症状减轻后改为每日 1 次，疗程 7～10 天。滴速为 1mg/(kg·h)，不宜＞2.5mg/(kg·h)。需注意有对多种药物过敏者、妊娠妇女及儿童禁用，给药中，一旦发生过敏现象应及时停药并对症治疗。

（3）抑肽酶：可抗胰血管舒缓素，使缓激肽原不能变为缓激肽，尚可抑制蛋白酶、糜蛋白酶和血清素。每日用量 10 万～20 万 U，分 2 次溶入葡萄糖液静脉滴注，疗程 1～2 周。

5.抗生素的应用

对于非胆源性 AP 不推荐预防使用抗生素。对于胆源性 MAP 或伴有感染的 MSAP 和SAP 应常规使用抗生素。胰腺感染的致病菌主要为革兰阴性菌和厌氧菌等肠道常驻菌。抗生素的应用应遵循"降阶梯"策略，选择抗菌谱为针对革兰阴性菌和厌氧菌为主、脂溶性强、有效通过血胰屏障的药物。推荐方案：碳青霉烯类；青霉素＋β-内酰胺酶抑制剂；第三代头孢菌素＋抗厌氧菌；喹诺酮＋抗厌氧菌。疗程为 7～14 天，特殊情况下可延长应用时间。要注意真菌感染的诊断，临床上无法用细菌感染来解释发热等表现时，应考虑到真菌感染的可能，可经验性应用抗真菌药，同时进行血液或体液真菌培养。

AP 在病程中极易感染，是病情加重的重要因素之一。其感染源多来自肠道。可采取以下措施预防胰腺感染：①导泻清洁肠道，可减少肠腔内细菌过生长，促进肠蠕动，有助于维护肠黏膜屏障。可用 33％硫酸镁 30～50mL/次或芒硝。在此基础上，口服抗生素可进一步清除肠腔内及已进入门静脉系统的致病菌。②尽早恢复肠内营养,有助于受损的肠黏膜修复,减少细菌移位。

6.营养支持

MAP患者只需短期禁食,故不需肠内或肠外营养。MSAP或SAP患者常先施行肠外营养(PTN),待患者胃肠动力能够耐受,及早(发病48小时内)实施肠内营养(EN)。肠内营养的最常用途径是内镜引导或X线引导下放置鼻空肠管。输注能量密度为4.187J/mL的要素营养物质,如能量不足,可辅以肠外营养,并观察患者的反应,如能耐受,则逐渐加大剂量。EN能维持肠屏障功能,是防止肠道衰竭的重要措施。EN增加肠黏膜血流灌注和促进肠蠕动,预防肠源性感染和MODS,改善疾病的严重程度和预后。通过肠黏膜与营养素的接触,可以直接向肠黏膜提供其代谢所需的营养物质,阻止肠黏膜的氧化损伤,避免肠道屏障功能的破坏和菌群易位,维持肠道内细菌的平衡和肠道免疫的"觉醒"状态改善肠道的通透性,从而限制由肠道介导的全身炎症反应。EN显著降低了总的并发症的发生,费用及住院时间明显缩短。应注意补充谷氨酰胺制剂。对于高脂血症患者,应减少脂肪类物质的补充。进行肠内营养时,应注意患者的腹痛、肠麻痹、腹部压痛等胰腺炎症状和体征是否加重,并定期复查电解质、血脂、血糖、总胆红素、血清白蛋白水平、血常规及肾功能等,以评价机体代谢状况,调整肠内营养的剂量。可先采用短肽类制剂,再逐渐过渡到整蛋白类制剂,要根据患者血脂、血糖的情况进行肠内营养剂型的选择。

7.防治脏器功能障碍/衰竭

AP的严重程度主要取决于器官功能衰竭的出现及持续时间(是否超过48小时),因此积极维护脏器功能贯穿于AP整个诊疗中。主要措施包括以下几点。

(1)早期液体复苏:SAP时胰腺周围及腹膜后大量渗出,早期可合并SIRS,毛细血管渗漏增加,体液从血管渗出至腹腔及腹膜后,是造成有效血容量丢失和血液浓缩的主要原因。因此SAP发病后一经诊断应立即进行液体复苏,在48小时内血流动力学得到改善时,额外的液体补充又会加重患者死亡,应采用"控制性液体复苏"策略。复苏主要分为快速扩容和调整体内液体分布两个阶段:①快速扩容:应采用输液泵,匀速补液,速度多控制在250～300mL/h。补液时晶体早期用生理盐水和平衡液,胶体液包括羟乙基淀粉、低分子右旋糖酐、血浆、白蛋白等。合适的晶体与胶体比例为2:1,快速扩容要在6小时内完成。②调控液体的体内分布:目的是排除第三间隙潴留的液体,同时治疗由于快速扩容时液体外渗导致的并发症,补液量原则上要小于前一日的总入量。晶体与胶体比例调整至3:1,输注胶体后可给予小剂量呋塞米治疗。待SIRS缓解时结束液体复苏。

(2)针对ARDS的治疗:处理包括动态监测患者血气分析,面罩吸氧或机械通气,大剂量、短程糖皮质激素的应用,有条件时行气管镜下肺泡灌洗术。

(3)针对急性肾损伤/肾衰竭的治疗:主要是支持治疗,稳定血流动力学参数,必要时透析。持续性肾脏替代疗法(CRRT)的指征是伴急性肾衰竭,或尿量≤0.5mL/(kg·h);早期伴2个或2个以上器官功能障碍;SIRS伴心动过速、呼吸急促,经一般处理效果不明显;伴严重水电解质紊乱;伴胰性脑病。

(4)预防和治疗肠道衰竭:对于SAP患者,应密切观察腹部体征及排便情况,监测肠鸣音的变化。及早给予促肠道动力药物,包括生大黄、芒硝、硫酸镁、乳果糖等;给予微生态制剂调节肠道细菌菌群;应用谷氨酰胺制剂保护肠道黏膜屏障。同时可应用中药,如皮硝外敷。病情允许下,尽早恢复饮食或实施肠内营养对预防肠道衰竭具有重要意义。

(5)其他脏器功能的支持:出现肝功能异常时可予保肝药物,弥散性血管内凝血时可使用肝素,上消化道出血可使用质子泵抑制剂。

8.胆源性胰腺炎的内镜治疗

对于怀疑或已经证实的胆源性 AP 患者,如果符合重症指标,和(或)有胆管炎、黄疸、胆总管扩张,或最初判断是 MAP 但在治疗中病情恶化者,应行鼻胆管引流或内镜下十二指肠乳头括约肌切开术(EST)。胆源性 SAP 发病的 48～72 小时内为行内镜逆行胰胆管造影(ERCP)最佳时机,而胆源性 MAP 于住院期间均可行 ERCP 治疗。在胆源性 AP 恢复后应该尽早行胆囊切除术,以防再次发生 AP。

9.并发症的处理

(1)局部并发症的处理:大多数 APFC 和 ANC 可在发病后数周内自行消失,无须干预,仅在合并感染时才有穿刺引流的指征。无菌的假性囊肿及 WON 大多数可自行吸收,少数直径>6cm 且有压迫现象等临床表现,或持续观察见直径增大,或出现感染症状时可予微创引流治疗。胰周脓肿和(或)感染首选穿刺引流,引流效果差则进一步行外科手术,外科手术为相对适应证。有条件的单位应行内镜下穿刺引流术或内镜下坏死组织清除术。

(2)全身并发症的处理:发生 SIRS 时应早期应用乌司他丁或糖皮质激素。CRRT 能很好地清除血液中的炎性介质,同时调节体液、电解质平衡,因而推荐早期用于 AP 并发的 SIRS,并有逐渐取代腹腔灌洗治疗的趋势。菌血症或脓毒症者应根据药物敏感试验结果调整抗生素,要由广谱抗生素过渡至使用窄谱抗生素,要足量足疗程使用。SAP 合并 ACS 者应采取积极的救治措施,除合理的液体治疗、抗炎药物的使用之外,还可使用血液滤过、微创减压及开腹减压术等。

10.中医中药

单味中药(如生大黄、芒硝),复方制剂(如清胰汤、柴芍承气汤等)被临床实践证明有效。中药制剂通过降低血管通透性、抑制巨噬细胞和中性粒细胞活化、清除内毒素达到治疗功效。

四、急性胆囊炎

急性胆囊炎系由于胆囊管梗阻、化学性刺激和细菌感染引起的胆囊急性炎症性病变,约95%以上的患者有胆囊结石,称结石性胆囊炎;5%的患者无胆囊结石,称非结石性胆囊炎。其临床表现可有发热、右上腹疼痛和压痛,恶心、呕吐、轻度黄疸和血白细胞增多等。是仅次于急性阑尾炎的常见急腹症。多见于中年以上女性,男女之比约为1:2。

(一)病因与发病机制

急性胆囊炎的主要病因是梗阻、感染及缺血。90%的梗阻是由于胆结石嵌顿所致。此外尚有蛔虫、梨形鞭毛虫、华支睾吸虫、黏稠炎性渗出物所致梗阻及胆囊管扭转畸形、胆囊管外肿大淋巴结及肿瘤的压迫等原因所致胆囊管梗阻或胆囊出口梗阻。胆囊小结石使胆囊管嵌顿,较大结石可阻塞在胆囊颈部或胆囊壶腹部,使胆囊腔内压力渐次增高,造成严重的胆绞痛。胆囊结石阻塞胆囊颈、管部常发生于进食油腻食物后,当含脂高的食糜通过十二指肠时,十二指肠及上段空肠壁内的细胞分泌胆囊收缩素,可使胆囊发生强有力的收缩,将结石推向颈管部。此外,当患者平卧或向左侧卧位时,胆囊颈管部处于最低位置,结石可滚落到颈部,随着胆囊黏膜分泌黏液,腔内压力增高,将结石嵌入颈管部造成胆绞痛发作。这可理解急性胆囊炎常可由脂肪餐诱发,或在夜间睡眠时发作。当嵌顿结石复位后,胆绞痛可突然缓解;体位的改变,或呕吐时腹内压的改变,有时可促使嵌顿结石复位。如结石持续嵌顿,随着胆囊黏膜对胆汁中水分的吸收,胆汁中有形成分浓度增高,尤其是胆汁酸盐浓度的增加,造成对胆囊壁强烈的化学刺激,使胆囊黏膜水肿和黏液分泌增加,并因胆囊排出障碍而使胆囊膨胀,囊腔内压力增高,囊壁的血管和淋巴管受压而致缺血和水肿加重;胆囊上皮细胞也因炎症损伤而释放出磷脂酶,使胆汁中的卵磷脂变成有毒性的溶血卵磷脂,从而又加重了黏膜上皮的损害,使黏膜屏障遭受破坏。胆囊炎早期以化学性炎症为主,随着病变的发展,胆囊壁缺血和黏膜损伤,胆汁淤滞,可造成继发细菌感染。致病菌多从胆道逆行进入胆囊、或血液循环或淋巴途径进入胆囊,在胆汁流出不畅时造成感染。主要是革兰阴性杆菌,以大肠埃希菌为最常见,其次有克雷伯杆菌、粪肠球菌、铜绿假单胞菌等。常合并厌氧菌感染。

急性胆囊炎也可在胆囊内没有结石的情况下发生,称为非结石性胆囊炎。可由胆道感染使细菌逆行侵入胆囊发生,常见于胆道蛔虫症。此外,伤寒杆菌、布鲁杆菌及梨形鞭毛虫使胆囊胆汁感染,也可引起急性胆囊炎,但较少见。胆囊排空发生障碍时,在胆汁淤滞基础上,身体其他部位的感染灶,通过血运播散到胆囊,也可引起急性胆囊炎,此种情况常见于严重创伤和大手术后。某些神经与精神因素的影响:如迷走神经切断术后、疼痛、恐惧、焦虑等,也可使胆囊排空障碍,而导致胆汁淤积,囊壁受到化学性刺激引起胆囊炎。

(二)诊断

1.临床表现

(1)症状:①腹痛:2/3 以上患者腹痛发生于右上腹,也有发生于中上腹者。如系结石或寄生虫嵌顿胆囊管引起的急性梗阻性胆囊炎,疼痛一般是突然发作,通常剧烈可呈绞痛样,多于饱餐、尤其是进食高脂肪食物后发生,也可在夜间或深夜突然发作。如短期内梗阻不能解除,则绞痛可呈刀割样,可随体位改变或呼吸运动而加剧。疼痛可放射至右肩部、右肩胛下部。当引起梗阻的结石一旦松动或滑脱,则疼痛可立即缓解或消失。急性非梗阻性胆囊炎早期,右上腹疼痛一般常不剧烈,并多局限于胆囊区,随着病情的发展,当胆囊化脓或坏疽时则疼痛剧烈,可有尖锐刺痛感,疼痛范围扩大,提示炎症加重,且有胆囊周围炎,甚至腹膜炎的可能。老年人因对疼痛敏感性降低,有时可无剧烈腹痛,甚至无腹痛症状。②恶心、呕吐:60%~70%的患者可有反射性恶心、呕吐,呕吐物量不多,可含胆汁,呕吐后疼痛无明显减轻。胆囊管或胆总管因结石或蛔虫梗阻者呕吐更频繁。严重的呕吐可造成脱水及电解质紊乱。③寒战、发热:热度与炎症范围和严重程度有关。发病初期常为化学性刺激引起的炎症,因而不发热或有低热,随着细菌在淤滞胆汁中繁殖,造成细菌性感染,炎症逐渐加重,体温随之升高。当发生化脓性或坏疽性炎症时,可出现高热。

(2)体征:患者多呈急性病容,严重呕吐者可有失水和虚脱征象。约20%的患者有轻度黄疸,多系胆囊炎症、肿大胆囊、结石或乏特乳头水肿阻碍胆汁排出所致。严重黄疸是胆总管结石性梗阻的重要征象。严重病例可出现周围循环衰竭征象。腹部检查可见右上腹部稍膨胀,腹式呼吸受限,右肋下胆囊区有腹肌紧张、压痛、反跳痛、墨菲征阳性。有 1/4～1/3 的患者在右上腹可扪及肿大的胆囊和炎性包块(胆囊炎症累及网膜及附近肠管而形成的包块)。若胆囊化脓或坏疽而致局限性腹膜炎时,则肌紧张、压痛及反跳痛更显著,呈腹肌强直表现;当腹痛、压痛、反跳痛及腹肌强直扩延至腹部其他区域或全腹时,则提示胆囊穿孔,或有急性腹膜炎、重症急性胰腺炎等并发症存在。少数患者有腹部气胀,严重者可出现肠麻痹。

急性胆囊炎经过积极治疗,或嵌顿于胆囊管中的结石发生松动,患者的症状一般于 12～24 小时后可得到改善和缓解,经 3～7 天后症状消退。如有胆囊积脓,则症状持续数周。如急性胆囊炎反复迁延发作,则可转为慢性胆囊炎。

急性非结石性胆囊炎通常在严重创伤、烧伤、腹部非胆道手术如腹主动脉瘤手术、脓毒症等危重患者中发生。其病理变化与急性结石性胆囊炎相似,但病情发展更迅速。致病因素主要是胆汁淤滞和缺血,导致细菌的繁殖且供血减少,更易出现胆囊坏疽、穿孔。本病多见于男性、老年患者。临床表现与急性胆囊炎相似,腹痛症状常因患者伴有其他严重疾病而被掩盖。因此,临床上对危重的、严重创伤及长期应用肠外营养支持的患者,出现右上腹痛并伴有发热时应警惕本病的发生。若右上腹压痛及腹膜刺激征,或触及肿大的胆囊、Murphy 征阳性时,应及时作进一步检查以明确诊断。

2.辅助检查

(1)白细胞计数及分类:一般均增高。白细胞总数和病变的严重程度及有无并发症有关,如白细胞计数>20×10^9/L,且有显著核左移,应考虑并发胆囊穿孔或坏死的可能。

(2)细菌学检查:应在未使用抗生素前,先做血培养和药物敏感试验。在超声引导下细针穿刺胆囊中胆汁作细菌培养和药物敏感试验是最有价值的确定病菌的方法。

(3)B超检查:可测定胆囊和胆道大小、囊壁厚度、结石、积气和胆囊周围积液等征象,对急性胆囊炎的诊断准确率为 85%～95%。

(4)CT 和 MRI 检查:对诊断胆囊肿大、囊壁增厚、胆管梗阻、周围淋巴结肿大和胆囊周围积液等征象有一定帮助,尤其对并发穿孔和囊壁内脓肿形成价值最大。

(5)胆道造影:对黄疸不严重、肝功能无严重损害者,可实行静脉胆道造影检查:静脉注射 30%胆影葡胺 20mL,如胆管及胆囊均显影,则可排除急性胆囊炎;胆管显影而经 4 小时后胆囊仍不显影时,可诊断急性胆囊炎;若胆管、胆囊均不显影,多数为急性胆囊炎。

(6)放射性核素扫描:对症状不典型的患者,^{99m}Tc-EHIDA 检查诊断急性胆囊炎的敏感性 97%,特异性 87%,由于胆囊管的梗阻,胆囊不显影;如胆囊显影,95%的患者可排除急性胆囊炎。

3.诊断注意事项

右上腹急性疼痛伴发热、恶心、呕吐,体检右上腹有肌免疫压痛,Murphy 征阳性,白细胞计数增高,B超检查有胆囊壁水肿,放射性核素扫描阳性,即可诊断为本病,如过去有胆绞痛病史,则诊断更可肯定。应注意与以下几种疾病鉴别:

(1)急性胰腺炎:急性胰腺炎患者常有饮酒、暴食、腹部外伤等诱因,疼痛为持续刀割样。

压痛、肌紧张、反跳痛都集中表现在中上腹部偏左部位。血、尿淀粉酶增高。胆囊结石排入胆总管并在壶腹部嵌顿时,可诱发急性胰腺炎,谓之胆石性胰腺炎。此时患者主要临床表现为急性胰腺炎,可伴发或无急性胆囊炎。B超检查和CT扫描对急性胰腺炎的诊断均有价值。

(2)溃疡病穿孔:既往病史中常有溃疡病的临床表现,如反酸、胃部不适、规律性疼痛及季节性发病的特点;而胆囊结石常表现为餐后饱胀、嗳气及脂餐诱发胆绞痛时的"胃痛"症状。两者的"胃痛"表现各有特点。溃疡病急性穿孔时腹痛为突发性上腹部剧烈胀痛,并迅速扩散至全腹,出现气腹、板状腹、移动性浊音阳性等体征;而急性胆囊炎体征多局限在右上腹部,很少发生弥漫性腹膜炎,因而急性胆囊炎发作时患者辗转不安,不断变动体位,而溃疡病穿孔时患者因疼痛而保持平卧,并拒绝改变体位。两者依据临床特点和辅助检查不难鉴别。

(3)冠心病(心绞痛和急性心肌梗死):胆囊结石患者心血管病的发病率较高。急性胆囊炎发作时可在原来心血管病的基础上,出现暂时性心电图改变,易误诊为心绞痛或心肌梗死。而急性心肌梗死患者可有上腹部疼痛的表现;或当出现急性心衰时,肝脏急性淤血肿胀,引起Glisson鞘的被动牵拉,导致上腹部出现疼痛、压痛、肌紧张等症状和体征,在既往有胆囊结石病史或胆绞痛病史的患者,易误诊为急性胆囊炎而行急诊手术。因此,对此类患者应常规行心电图检查。

(4)急性病毒性肝炎:急性重症黄疸型肝炎可有右上腹压痛和肌卫,发热,白细胞计数增高,诊断时应注意鉴别。

(5)其他:尚应注意鉴别的疾病有高位阑尾炎、右下肺炎或胸膜炎、右侧带状疱疹等。青年女性患者应与淋球菌性肝周围炎相鉴别,这是由于生殖器官的淋病双球菌感染扩散至右上腹,引起肝周围炎,可有发热、右上腹部疼痛,易误诊为急性胆囊炎。如妇科检查发现附件有压痛,宫颈涂片可见淋病双球菌可资鉴别;如鉴别有困难则可行腹腔镜检查,在本病可见肝包膜表面有特殊的琴弦状粘连带。膈面胸膜炎也可有胆囊区触痛,这也是Bornholm病(流行性胸膜痛)的特征。

(三)治疗

1.非手术治疗

(1)一般处理:卧床休息,轻者可给予清淡流质饮食或暂禁食,严重病例禁食饮,并下胃管进行持续胃肠减压,避免食物及胃酸流经十二指肠时,刺激胆囊收缩素的分泌。应静脉补充营养、水及电解质。

(2)解痉止痛:①药物:可选用阿托品0.5mg或山莨菪碱10mg肌内注射,或硝酸甘油0.3～0.6mg舌下含化;疼痛剧烈者可加用哌替啶(度冷丁)50～100mg肌内注射。②针灸:针刺足三里、阳陵泉、胆囊穴、中脘、合谷、曲池,采用泻法,留针20～30分钟。

(3)利胆药物:口服50%硫酸镁5～10mL,3次/天;去氢胆酸片0.25g或胆酸片0.2g,3次/天;消炎利胆片或利胆片亦可服用。

(4)抗生素:运用抗生素是为了预防菌血症和化脓性并发症,应选择在血和胆汁中浓度较高的抗生素。通常选用氨苄西林、克林霉素、氨基糖苷类、第二、三代头孢菌素和喹诺酮类抗生素。因常伴有厌氧菌感染宜加用甲硝唑(灭滴灵)或替硝唑。

(5)中医药治疗:用大柴胡汤加减,方剂组成:柴胡9g、黄芩15g、姜半夏9g、木香9g、广郁金 12g、生大黄(后下)9g,热重加板蓝根 30g、黄柏 9g,有黄疸者加茵陈蒿 15g,待呕吐稍减后煎汤服用。

2.手术治疗

行胆囊切除术是急性胆囊炎的根本治疗。急诊手术指征:①发病在 48～72 小时内者;②经非手术治疗无效或病情恶化者;③有胆囊穿孔、弥漫性腹膜炎、并发急性化脓性胆管炎、急性重症胰腺炎等并发症者。手术方法有胆囊切除术、部分胆囊切除术、胆囊造口术、超声导引下经皮经肝胆囊穿刺引流术(PTGD)等。

约 30%的患者于诊断明确,经补充水、电解质和抗生素治疗后 24～48 小时内行胆囊切除术;约 30%的患者因一时不能确诊,则需作进一步检查;约 30%的患者因伴有严重心、肺或其他疾病只能先行综合性内科保守治疗;约 10%的患者在住院观察期间发生急性胆囊炎的并发症(胆囊积脓、气肿性胆囊炎、胆囊穿孔等)而行紧急胆囊造瘘术,以引流脓液及去除结石,一般经 6～8 周,病情稳定后再行择期切除胆囊。肝硬化患者比正常人群更容易发生胆囊结石。失代偿肝硬化合并胆囊结石患者多伴有门静脉高压和凝血功能障碍,行胆囊切除术治疗风险很高。有学者对失代偿肝硬化合并胆囊结石患者先作脾切除加经网膜右静脉插管,埋置骨髓输注装置。做自体骨髓输注,改善肝功能。一般 3 个月后肝功能基本恢复正常,影像学检查肝脏体积增大,肝硬化程度降低。如果患者没有胆囊结石的症状,可以长期观察。如果胆囊结石合并胆绞痛经常发作,待肝功能重建以后再次手术切除胆囊,手术的风险将明显降低。

五、急性梗阻性化脓性胆管炎

急性梗阻性化脓性胆管炎(AOSC),又称急性重症胆管炎(ACST),是临床常见的危急重症,其发病急、进展快,病情凶险,且极易合并感染性休克,病死率高。

(一)病因和发病机制

AOCS 的最常见原因是胆总管结石合并胆管梗阻,约占 80%以上。其他导致 AOCS 的原因包括:胆管蛔虫、术后胆管狭窄,肿瘤,十二指肠乳头狭窄,慢性胰腺炎、腹腔淋巴结或肿块压迫胆管或壶腹部等,致病菌以大肠埃希菌最常见。

胆管梗阻后胆管内压力迅速升高,细菌滋生,在脓性胆汁基础上,细菌及内毒素通过静脉反流入血,造成胆源性脓毒症或全身炎性反应综合征(SIRS),最终导致多器官功能衰竭(MODS)以及弥散性血管内凝血(DIC),预后差,病死率极高。

(二)诊断要点

1.典型的症状

夏柯综合征:寒战高热、黄疸以及腹痛;雷诺五联症:黄疸、上腹痛、持续寒战发热、明显低血压以及精神症状。对于 AOSC 患者来说,Charcot 三联征的出现率不到 72%,Reynolds 五联症的患者只有 3.5%～7.7%。

2.综合判断

在急性胆管炎基础上,合并有明显的感染毒血症状,结合局部体征、过去胆管病史或手术史、影像学检查或手术发现作综合判断。

（三）病情判断

1.病情严重程度分级

将 AOSC 分成 4 级。

Ⅰ级：患者为单纯急性梗阻性化脓性胆管炎,病变部位具有明显的局限性,患者以毒血症为主,多不伴休克。

Ⅱ级：患者以败血症及脓毒血症为主,多数伴感染性休克。

Ⅲ级：患者同时具有胆源性肝脓肿,以顽固性败血症及脓毒血症为主,多数患者伴有休克,患者内环境发生严重紊乱,并且纠正困难。

Ⅳ级：患者伴有严重感染,并且有多器官衰竭。

2.并发症的诊断及评估

AOSC 易合并多器官功能衰竭（MODS）,其累及器官的顺序为:肝、肾、肺、胃肠道、心血管、凝血系统、中枢神经系统。需密切监测并早期发现,降低病死率。

（四）治疗

AOSC 的治疗的原则:解除梗阻、控制感染、充分引流。开腹手术因创伤大,且患者需急诊手术,术后易出现感染、肠梗阻等并发症。近年来,随着微创及内镜技术的发展,微创手术逐渐替代传统的开腹手术,并使 AOSC 的治疗策略趋向多元化。

1.综合治疗

禁食禁饮,心电监护,持续胃肠减压,吸氧,保持呼吸道通畅,抗休克治疗包括纠正酸中毒及电解质紊乱,酌情使用激素,补充血容量,必要时应用血管活性药物。AOSC 时血压降低可能由于 Oddi 括约肌功能紊乱为主的多重原因所致,因此血管活性药物应用后血压改善只是暂时的,不应将其作为病情好转的指标,而应作为手术时机。

2.抗感染治疗

AOSC 常为多重耐药菌感染,以革兰阴性菌为主。其选用抗生素的原则为:早期、足量、有效、根据药敏尽早选择敏感抗生素。在无药敏前可首选含 β 内酰胺酶抑制剂如头孢哌酮/舒巴坦等;第三、第四代头孢菌素如头孢哌酮、头孢曲松等;碳青霉烯类药物如美罗培南等。对于 AOSC 患者引流治疗是关键,任何抗感染治疗都不能替代胆管引流的治疗。

3.胆管引流

尽早胆管引流减压是降低 AOSC 死亡率的关键。手术时机及手术方式的选择对患者预后起到非常重要的作用。特别是对于老年 AOSC 患者更应积极治疗,其手术方式包括:外科开腹手术及微创手术。

（1）内镜下十二指肠乳头括约肌切开（EST）:EST 成为目前较为安全及成熟的内镜微创诊治技术,其适应证包括:胆总管结石、胆总管末端狭窄、括约肌功能障碍以及上述病因引起的急性胆管炎,尤其是合并多种基础病变、不能长时间耐受麻醉及手术的高龄患者。

EST 术后并发症主要包括近期并发症和远期并发症。近期并发症主要有:急性胰腺炎、胆管感染、十二指肠穿孔、出血等,其中最常见的是急性胰腺炎,其发生率为 $1.0\% \sim 3.5\%$;远期并发症主要有:胆总管结石复发性胆管炎、乳头狭窄、胆囊炎、癌变等。虽然 EST 操作简单、安全、风险较小,但因重视其并发症的发生。对于 AOSC 行 EST 治疗的患者,应尽量缩短操作时间,必要时可采用 EST 联合 ENBD 等治疗以达到胆管减压效果,且有助于胆汁培养而更好地选择敏感抗生素。

(2)内镜下十二指肠乳头气囊扩张术(EPBD):EPBD 与 EST 相比,操作更加简单、安全,对乳头括约肌影响较小,术中出血、穿孔等发生率较低。EPBD 的适应证包括:胆管良性狭窄、凝血功能障碍或乳头周围情况不适宜行 EST 者。由于 EPBD 保留部分 Oddi 括约肌生理功能,术后 Oddi 括约肌生理功能恢复较快,可有效减少结石复发、胆管感染、Oddi 括约肌狭窄等远期并发症的发生。

EPBD 术后并发症主要为急性胰腺炎、出血、穿孔等。对于合并较大结石的 AOSC,可联合 EPBD 及 EST 减少机械碎石所带来的风险,如果取石困难,应果断采取联合 ENBD 减压引流,病情稳定后再进一步治疗。

(3)内镜下鼻胆管引流术(ENBD):ENBD 是经内镜逆行胰胆管造影术(ERCP)的基础上发展起来的微创技术,是目前较为常用的内镜下解除胆管梗阻的方法。主要适应证:梗阻性胆管炎的减压引流,ERCP 术后胆管炎及胰腺炎的预防,胆管良恶性肿瘤所致的狭窄或梗阻,胆源性胰腺炎,硬化性胆管炎的引流及药物关注等。

与 EST、ERBD 相比,ENBD 极少发生逆行感染;且能够随时对胆汁引流量进行监测,并对胆汁进行细菌培养和药敏试验,指导抗生素的使用;还可以通过 ENBD 管进行胆管造影,观察有无残余结石。ENBD 的并发症包括:引流管脱落、折叠;胆汁大量丢失引起电解质紊乱,引流管引起的咽部和鼻黏膜损伤,ERCP 相关性出血、胰腺炎等。AOSC 患者通常合并有十二指肠乳头肿大和脓性胆汁,一般可联合 EST 进行治疗。

(4)经内镜植入胆管塑料支架引流术(ERBD):ERBD 与 ENBD 类似,也是在 ERCP 基础上发展起来的解除胆管梗阻的方法,其主要适应证包括:胆管恶性肿瘤的姑息治疗及急性胆管炎的治疗。相比 ENBD,ERBD 属于一种内引流方式,患者不适感少,且不会发生电解质及内环境紊乱。

ERBD 最主要的不良反应是支架堵塞。AOSC 患者胆汁浓稠,其阻塞率明显增高,需定期更换,从而使得相关并发症及经济负担增加。

(5)经皮经肝胆管穿刺引流术(PTCD):PTCD 是一种在 X 线或 B 超引导下经皮肝内胆管置管引流术,能够解除梗阻,减轻胆管压力,并且操作简单,患者痛苦小,是梗阻性黄疸的有效姑息性治疗手段。对于 AOSC 患者,能及时解除梗阻,缓解梗阻和中毒症状,迅速稳定病情,为后续手术治疗创造时机,尤其是对较高梗阻部位所致的 AOSC 有重要意义。

PTCD 的并发症包括胆管感染、出血、胆汁漏、胆汁性腹膜炎、引流管阻塞、移位、内环境及电解质紊乱等。对于 AOSC 患者易合并凝血功能异常及 DIC,行 PTCD 时要警惕出血的风险。

(6)三镜(腹腔镜、胆管镜、十二指肠镜)联合序贯治疗:内镜技术的广泛应用及技术成熟明显减少了急诊开腹手术的风险。EST、ENBD 等不仅及时解决梗阻,控制感染,对其病因诊断及治疗也争取了宝贵时间。对合并有结石的患者,通过十二指肠镜放置鼻胆管后,于腹腔镜行胆管探查取石并行一期缝合,有效缓解胆管压力,稳定患者生命体征。对于肿瘤引起的梗阻性黄疸及胆管炎尤其是不能耐受大手术的老年患者,可先行 ERBD、PTCD 减压,待全身情况好转可行腹腔镜胆肠吻合术等姑息性手术提高生活质量。

虽然腔镜技术较开腹手术具体创伤小、风险低、恢复快等优点，但毕竟是有创性操作，术前需制定合理的治疗策略，严格掌握手术适应证。三镜联合完全体现了胆管疾病的微创化治疗，是目前对于 AOSC 伴胆总管结石的最理想的治疗方法。

六、急性出血性坏死性肠炎

急性出血性坏死性肠炎（AHNE），又称坏死性肠炎，是以小肠的广泛出血、坏死为特征的肠道急性蜂窝织炎，病变主要累及空肠和回肠，偶尔也可侵犯十二指肠和结肠，甚至累及全消化道。临床上以腹痛、腹泻、便血、腹胀、呕吐和发热为主要表现，严重者可有休克、肠麻痹等中毒症状和肠穿孔等并发症，是一种危及生命的暴发性疾病。本病的发病与产生 β 毒素的 Welchii 杆菌（C 型产气荚膜杆菌）感染有关。任何年龄均可发病，但以学龄前儿童和青少年多见，男性多于女性，农村多于城市。四季均可发病，但高发于夏秋季节。

（一）病因与发病机制

近年来认为本病的发病与产生 β 毒素的 Welchii 杆菌（C 型产气荚膜杆菌）感染有关。β 毒素属于蛋白质外毒素，它能干扰肠黏膜表面绒毛的正常功能，从而影响肠道的清洗作用，致使病原体黏附于肠黏膜而致病；β 毒素可致肠道组织坏死，产生坏疽性肠炎。营养不良和饮食不当是本病的诱因。正常情况下胰蛋白酶有破坏 β 毒素的作用；在蛋白酶活性缺乏或降低的情况下，如长期低蛋白膳食（使消化酶合成减少），当进食受 C 型产气荚膜杆菌污染或变质的食物时，不能分解破坏 β 毒素而致病；或进食大量的甘薯、大豆等含有耐热性胰蛋白酶抑制因子的食物（使胰蛋白酶的活性和浓度降低），可使寄生肠内的 Welchii 杆菌滋生并产生大量 β 毒素而致病。饮食习惯突然改变，从多吃蔬菜转变为多吃肉食，使肠内生态学环境发生改变，有利于 Welchii 杆菌的繁殖而致病。变态反应亦参与本病的发病。易感因素包括肠道感染、肠道缺血、肠屏障功能受损、ARDS、先天性心脏病合并心衰、脓毒症、休克等。由于肠壁对细菌及细菌内、外毒素或病毒等过于敏感，引发肠出血、坏死、白细胞浸润、小血管纤维素样变性及坏死。本病病变以空肠和回肠最为多见且严重，有时可累及结肠、十二指肠及胃。病变常呈节段性分布，严重者融合成片。始于黏膜下层的病变，向黏膜层发展，黏膜肿胀增厚、粗糙，呈鲜红色或暗褐色，上有片状坏死和散在溃疡，黏膜下层水肿，此时患者以腹泻为主；黏膜广泛坏死脱落则大量便血；病变向浆肌层发展为主时，出现肠蠕动障碍，临床上可表现为肠梗阻；大片肠壁浆肌层或全层坏死时，肠内细菌与毒素外渗，肠壁也可穿孔，产生严重的腹膜炎和中毒性休克。

（二）诊断

1.病史

起病急，发病前多有不洁饮食或暴饮暴食史。受冷、劳累、肠道蛔虫感染及营养不良为诱因。

2.临床表现

（1）腹痛：既是首发症状又是主要症状。病初常表现为逐渐加剧的脐周或左中上腹阵发性绞痛,其后逐渐转为全腹或右下腹持续性痛并有阵发性加剧。一般在 1～3 天后加重,重者可产生腹膜刺激症状。常伴有恶心呕吐,呕吐常为黄水,严重者呈咖啡样或血水样。腹痛在便血控制后3～5 天仍可每天发作数次,可为最后消失的症状。

(2)腹泻与便血:腹痛发生后即可有腹泻,每日数次至十数次不等。粪便初为糊状而带粪质,其后渐为黄水样,继之即呈血水状或呈赤豆汤和果酱样,甚至可呈鲜血状或暗红色血块,粪质少而具难闻的腥臭味。无里急后重。出血量多少不定,轻者可仅粪便潜血阳性无便血;严重者一天出血量可达数百毫升。腹泻和便血时间短者仅 1～2 天,长者可达一月余,且可呈间歇发作,或反复多次发作。严重病例后期因中毒症状严重,发生麻痹性肠梗阻时便次减少,甚至停止,但肛门指检多能发现血便为本病的特征之一。

(3)全身中毒症状:起病后不久即出现发热,一般在 38～39℃左右,少数可达 40℃以上,持续 4～7 天后渐退,偶有长达 2～3 周者。中毒症状严重者可出现抽搐、昏迷,也可出现四肢厥冷、皮肤暗紫花纹、血压下降、中毒性休克。腹泻、便血严重时,可出现贫血、脱水和酸中毒。

(4)腹部体征:胃肠道症状虽重,但腹部体征却相对较少。腹部饱满,有时可见肠型。触诊腹软或有轻度压痛,但也可有明显压痛、腹肌紧张和反跳痛,提示急性腹膜炎。移动性浊音可阳性,也可抽出血性腹水。肠鸣音早期亢进,有肠梗阻时可闻及气过水声或金属音。腹膜炎明显时,肠鸣音减弱或消失。

3.辅助检查

(1)血象:白细胞增多,一般为(12～20)×10⁹/L,以中性粒细胞增多为主。嗜酸性粒细胞及血小板常减少。

(2)粪便检查:粪便呈血性,或潜血试验强阳性,镜检可见大量红细胞、白细胞及脱落的上皮细胞。粪便培养部分病例可有 Welchii 杆菌、大肠埃希菌等生长。

(3)尿常规:可有蛋白尿、红细胞、白细胞及管型。

(4)X 线检查:腹部透视或平片可见中腹或上腹部肠管充气、扩张,黏膜皱襞模糊、粗糙,肠壁水肿增厚,肠间隙增宽。立位片中有大小不等的液平面。肠穿孔者可有气腹。在急性期不宜做胃肠钡餐或钡灌肠检查,以免发生肠穿孔。

(5)结肠镜检查:结肠镜检查可见全结肠腔内有大量新鲜血液,但未见出血病灶,并可见回盲瓣口有血液涌出。

4.临床分型

本病由于病变部位不同,损伤程度不一以及机体反应性的差异,临床表现亦不一致。依其最突出的表现,可将本病分为以下几种类型:

(1)急性胃肠炎型:当病变仅累及黏膜和黏膜下层时,临床表现以腹泻为主,伴有恶心、呕吐,便血不明显。腹部 X 线平片示小肠充气、扩张,肠曲间隙增宽。

(2)肠出血型:病变黏膜广泛坏死脱落时,则以便血为主,量多少不等,呈血水样或暗红色,有明显贫血或急性大出血体征。

(3)肠梗阻型:病变以浆肌层为主时,因肠管肌层严重受损而浸润肿胀,肠管变僵直,丧失蠕动能力,临床表现为肠梗阻,如腹痛、腹胀、频繁呕吐,肠鸣音亢进或减弱、消失。可有肠型,腹部 X 线检查见多个液平面。

（4）腹膜炎型：随着浆肌层病变加重，肠内细菌毒素外渗或局部出现全层坏死，则发展成腹膜炎。表现为腹部压痛、反跳痛、腹肌紧张、肠鸣音消失。

（5）中毒休克型：全身中毒症状为主，高热、谵妄、血压下降乃至休克。

5.诊断注意事项

本病的诊断主要依据临床表现：有不洁饮食、暴饮暴食史，突然腹痛、腹泻、便血和呕吐，伴有中度发热，或突然腹痛后出现休克症状或出现麻痹性肠梗阻，应考虑本病的可能，特别是呈腥臭味的洗肉水样便而无明显里急后重者。由于本病的病情变化迅速且复杂，临床分型也较多，故需与之鉴别的疾病也较多。主要有：

（1）中毒性菌痢：起病更急，开始即出现高热、惊厥、神志模糊、面色苍白，重者血压下降、休克，数小时后出现脓血便。急性出血性坏死性肠炎常以腹痛、腹泻为主，1～3天内出现红豆汤样或果酱样血便，少量黏液，无里急后重。病程、粪便性质和病原学检查可资鉴别。

（2）绞窄性肠梗阻：腹痛、呕吐、便血、休克等症状与急性出血性坏死性肠炎相似。但绞窄性肠梗阻腹痛突出而剧烈，腹胀、呕吐更重，无排便排气，血便出现晚且量少。急性出血性坏死性肠炎早期出现肠梗阻是由于病变侵及肠壁浆肌层，引起节段性运动功能障碍，多为不全性肠梗阻；后期发生的肠梗阻则由于肠管的僵硬、狭窄、粘连、坏死等原因引起，多为完全性梗阻，而且此前常先有腹泻、便血。

（3）急性克罗恩病：与本病鉴别较困难，但急性克罗恩病多转为慢性，经常复发，而急性出血性坏死性肠炎却极少复发。

（4）腹型过敏性紫癜：以腹痛、便血起病，与本病相似，但无腹泻和发热，中毒症状不重，待皮肤出现紫癜后诊断更明确。

此外，本病尚应与急性阑尾炎、肠套叠、阿米巴痢疾、细菌性食物中毒等鉴别。在临床急诊工作中，造成本病误诊的原因主要有二：一是对本病的临床特点认识不够，未能掌握其规律及其与各种疾病鉴别的要点；二是由于有时症状不典型，尤其有时相当一部分患者无腹泻或血便，对这类病例往往通过肛门指诊才获得确诊。

（三）治疗

本病治疗以非手术疗法为主，加强全身支持疗法，纠正水、电解质失衡，解除中毒症状，积极防治中毒性休克和其他并发症。必要时才予以手术治疗。

1.休息和禁食

患者在发热、腹痛、腹胀、呕吐及便血期间应卧床休息与禁食，腹胀者应早做胃肠减压。禁食是一项重要治疗措施，轻者7～8天，重者14～21天，疑诊时即应禁食，确诊后更应禁食。待腹胀消失和腹痛减轻，腹部体征基本消失，无便血或大便隐血转阴，临床一般情况明显好转，方可给予易消化、无刺激性流质饮食，逐渐过渡到半流质、软食乃至正常饮食。过早恢复正常饮食可使症状再发，过晚恢复正常饮食又可影响营养状态，延迟康复。

2.支持疗法

在禁食期间应予静脉输入高营养液，如10%～25%葡萄糖液、复方氨基酸液、水解蛋白，以及维生素B、C及钙剂。儿童补液量约每日80～100mL/kg，成人每日2000～3000mL。贫血或便血严重者输鲜血、血浆或代血浆。治疗期间少量多次输血，对改善全身症状、缩短病程十分有利。本病因呕吐、腹泻和禁食,常有低血钾和酸中毒,若每日尿量不少于 1000mL 而又有低血钾者,每日补充氯化钾量不少于 3～5g;少数严重低钾(血清钾＜2.0mmol/L)患者,每日补氯化钾可达 8～12g。有酸中毒时,可给适量 5%碳酸氢钠液。对重症患者及严重贫血、营养不良者,可施以全胃肠外营养(TPN)。

3.防治中毒性休克

迅速补充有效循环血容量是治疗休克的关键。除补充晶体溶液外,应适当输血浆、新鲜全血或人体血清白蛋白等胶体液。酌情应用血管活性药物以保持正常的血压,如多巴胺、间羟胺、山莨菪碱(654-2)等。

4.肾上腺皮质激素的应用

皮质激素可减轻中毒症状,抑制变态反应,改善和提高机体应激能力,但有加重出血和促发肠穿孔的危险。在高热、中毒休克时可以使用,原则是短期、大量、静脉给药。儿童每日用氢化可的松 4～8mg/kg,或地塞米松 1～2.5mg;成人每日用氢化可的松 200～300mg,或地塞米松 5～20mg。一般用 3～5 天即停药。

5.抗生素的应用

由于本病与细菌感染有关,选用适当的抗生素控制肠道内细菌感染,有利于减轻肠道损害。常用的抗生素有氨苄西林、第三代头孢菌素和喹诺酮类药物等,抗厌氧菌感染宜用甲硝唑或替硝唑。一般选两种联合应用。给药途径以静脉滴入为宜,疗程至少 1 周以上。

6.抗毒血清

采用 Welchii 杆菌抗毒血清 42000～85000U 静脉滴注,有较好疗效,但临床上未广泛使用。

7.其他药物治疗

①微生态制剂调节肠道菌群,可选用双歧杆菌活菌(丽珠肠乐)1 亿活菌口服。②吸附肠道内毒素可用液体石蜡油 20mL/d 或蒙脱石散(思密达,6～9g/d)口服或胃管内注入。③补充胰蛋白酶可水解 β 毒素,减少其吸收,并可清除肠道坏死组织。常用胰蛋白酶 0.6～0.9g 口服,每日 3 次,对重症者可肌内注射 1000～2000U,每日 1～2 次。④驱虫治疗:疑为或诊断为肠蛔虫感染者在出血停止、全身情况改善后应施以驱虫治疗,可用左旋咪唑 150mg 口服,每日 2 次,连用 2 天。

8.对症处理

高热时物理降温,或加用解热药;吸氧;腹痛较剧者可用阿托品、罗痛定(颅通定)肌内注射,必要时用哌替啶 50～100mg 肌内注射。严重腹胀和频繁呕吐者,应行胃肠减压。

七、胆道蛔虫病

胆道蛔虫病系指蛔虫钻入胆道而引起的急腹症,是肠道蛔虫病的严重并发症之一,多见于儿童及青壮年,农村发病率较高。

(一)病因和发病机制

蛔虫一般寄生在小肠中下段,当其生活环境改变时活动性增强,常向上移行。蛔虫有钻孔癖好,因此进入十二指肠的蛔虫常经胆总管开口钻入胆管,胆胰壶腹括约肌受刺激痉挛,引起剧烈腹痛。进入胆管的蛔虫可退出胆管,未退出者,大多数死于胆管内,部分残骸、虫卵停留于胆管内,可成为结石的核心,形成胆管结石。

(二)诊断

(1)多数急性起病,可反复发作。

(2)临床表现

①腹痛:常位于剑突下,呈阵发性钻顶样剧烈绞痛,患者坐卧不安,呻吟不止,常采取屈膝弯腰体位,一般疼痛持续数分钟后缓解,因蛔虫退出胆管或完全进入胆管,缓解期患者可无任何症状。腹痛重体征轻是本病特点,仅有剑突下或偏右有压痛,腹痛时常伴恶心、呕吐,部分患者可吐出蛔虫。部分病例蛔虫进入胆管,患者不感腹痛。

②无或轻度黄疸:因虫体圆滑活动,不易完全阻塞胆管。若因蛔虫将细菌带入胆管内引起胆管炎症、梗阻时可伴有黄疸。

③发热:胆道蛔虫可引起胆管周围炎、化脓性胆管炎、蛔虫性肝脓肿,因此发病 24 小时后可出现发热。

④其他并发症:少数患者可并发急性胰腺炎、胆道出血、胆道穿孔,或蛔虫穿破肝包膜引起腹膜炎。

(3)多数患者有肠道蛔虫症,排蛔虫或吐蛔虫病史,部分患者有近期驱蛔虫治疗史。

(4)血白细胞轻度升高,嗜酸性粒细胞增多,若白细胞升高明显,提示合并感染。

(5)粪便和十二指肠引流液可找到蛔虫卵。

(6)B超可显示胆总管内条形影,内部回声不均匀,还可见到虫体蠕动,如蛔虫已死或钙化,则为条索样强回声影。

(7)内镜下逆行胆管造影可显示胆道蛔虫,或内镜直视下见十二指肠乳头有蛔虫嵌顿。

(三)治疗

1.解痉镇痛

山莨菪碱 10~20mg 肌内注射,必要时与异丙嗪、罗通定、哌替啶等合用。维生素 K_3 能选择性松弛平滑肌,可解除胆管与胃肠痉挛。维生素 K_3 8mg 肌内注射,此药对合并心动过速、肝功能障碍者尤为适用。针刺疗法也可镇痛,常用穴位有足三里、内关、太冲、肝俞、胆俞等。

2.驱蛔治疗

在患者疼痛间歇期或呕吐停止 2~4 小时后,即可服用驱虫药。驱蛔药物有磷酸哌嗪,每天 3g,分 2 次服;甲苯达唑 100mg,每天 2 次,连服 2~3 天。阿苯达唑(肠虫清)400mg,左旋咪唑 100~200mg,睡前顿服。根据蛔虫喜碱厌酸特点,胆道蛔虫发作时,多次口服食醋 50~100g,可止痛、驱虫。

3.内镜治疗

十二指肠镜若发现蛔虫尚未全部进入胆管,可用圈套器或网篮套住蛔虫随内镜一起退出。若蛔虫全部进入胆管,行 ERCP 检查,置入网篮取虫,用气囊将虫体取尽,并发胆管炎时放入导管行鼻胆管引流胆汁。

4.消炎利胆

硫酸镁,5～10g,每天3次,如在服用驱蛔虫药后服,可空腹服10～20g。如合并感染,选用对革兰阴性菌敏感抗生素如氨苄西林、氨基糖苷类、头孢菌素和甲硝唑等。

5.手术治疗适应证

①胆管坏死、穿孔、腹膜炎。②胆管大出血。③蛔虫性肝脓肿。④合并胆管结石、胆管梗阻、化脓性胆管炎,经内科治疗和内镜治疗无效,或怀疑合并胆管肿瘤者。

第二节　急性消化道出血

一、急性上消化道出血

(一)概论

上消化道出血是指屈氏韧带以上的消化道包括食管、胃、十二指肠、胆管及胰管的出血,胃空肠吻合术后的空肠上段出血也包括在内。大量出血是指短时间内出血量超过1000mL或达血容量20%的出血。上消化道出血为临床常见急症,以呕血、黑便为主要症状,常伴有血容量不足的临床表现。

1.病因

(1)上消化道疾病和全身性疾病:均可引起上消化道出血,临床上较常见的病因是消化性溃疡、食管胃底静脉曲张破裂、急性胃黏膜损害及胃癌。糜烂性食管炎、食管贲门黏膜撕裂综合征引起的出血也不少见。

(2)不明原因消化道出血(OGIB):指常规消化内镜检查(包括检查食管至十二指肠降段的上消化道内镜与肛门直肠至回盲瓣的结肠镜)和X线小肠钡剂检查(口服钡剂或钡剂灌肠造影)或小肠CT不能明确病因的持续或反复发作的出血。可分为不明原因的隐性出血和显性出血,前者表现为反复发作的缺铁性贫血和大便隐血试验阳性,后者表现为黑便、血便或呕血等肉眼可见的出血。OGIB占消化道出血的3%～5%。上消化道疾病导致不明原因消化道出血的可能病因包括:Cameron糜烂、血管扩张性病变、静脉曲张、Dieulafoy病变、胃窦血管扩张症、门静脉高压性胃病等。

2.诊断

(1)临床表现

①呕血与黑便:是上消化道出血的直接证据。幽门以上出血且出血量大者常表现为呕血。呕出鲜红色血液或血块者表明出血量大、速度快,血液在胃内停留时间短。若出血速度较慢,血液在胃内经胃酸作用后变性,则呕吐物可呈咖啡样。幽门以下出血表现为黑便,但如出血量大而迅速,幽门以下出血也可以反流到胃腔而引起恶心、呕吐,表现为呕血。黑便的颜色取决于出血的速度与肠道蠕动的快慢。粪便在肠道内停留的时间短,可排出暗红色的粪便。反之,空肠、回肠,甚至右半结肠出血,如在肠道中停留时间长,也可表现为黑便。

②失血性周围循环衰竭:急性周围循环衰竭是急性失血的后果,其程度的轻重与出血量及速度有关。少量出血可因机体的代偿机制而不出现临床症状。中等量以上出血常表现为头晕、心悸、口渴、冷汗、烦躁及昏厥。体检可发现面色苍白、皮肤湿冷、心率加快、血压下降。大量出血者可在黑便排出前出现晕厥与休克,应与其他原因引起的休克鉴别。老年人大量出血可引起心、脑方面的并发症,应引起重视。

③氮质血症:上消化道出血后常出现血中尿素氮浓度升高,24～28小时达高峰,一般不超过14.3mmol/L(40mg/dL),3～4天降至正常。若出血前肾功能正常,出血后尿素氮浓度持续升高或下降后又再升高,应警惕继续出血或止血后再出血的可能。

④发热:上消化道出血后,多数患者在24小时内出现低热,但一般不超过38℃,持续3～5天降至正常。引起发热的原因尚不清楚,可能与出血后循环血容量减少,周围循环障碍,导致体温调节中枢的功能紊乱,再加以贫血的影响等因素有关。

(2)实验室检查及其他辅助检查特点

①血常规:红细胞及血红蛋白在急性出血后3～4小时开始下降,血细胞比容也下降。白细胞稍有反应性升高。

②隐血试验:呕吐物或黑便隐血反应呈强阳性。

③血尿素氮:出血后数小时内开始升高,24～28小时内达高峰,3～4天降至正常。

(3)诊断和鉴别诊断:根据呕血、黑便和血容量不足的临床表现,以及呕吐物、黑便隐血反应呈强阳性,红细胞计数和血红蛋白浓度下降的实验室证据,可做出消化道出血的诊断。下面几点在临床工作中值得注意。

①上消化道出血的早期识别:呕血及黑便是上消化道出血的特征性表现,但应注意部分患者在呕血及黑便前即出现急性周围循环衰竭的征象,应与其他原因引起的休克或内出血鉴别。及时进行直肠指检可较早发现尚未排出体外的血液,有助于早期诊断。

呕血和黑便应和鼻出血、拔牙或扁桃体切除术后吞下血液鉴别,通过询问发病过程与手术史不难加以排除。进食动物血液、口服铁剂、铋剂及某些中药,也可引起黑色粪便,但均无血容量不足的表现与红细胞、血红蛋白降低的证据,可以借此加以区别。呕血有时尚需与咯血鉴别,支持咯血的要点是:a.患者有肺结核、支气管扩张、肺癌、二尖瓣狭窄等病史。b.出血方式为咯出,咯出物呈鲜红色,有气泡与痰液,呈碱性。c.咯血前有咳嗽、喉痒、胸闷、气促等呼吸道症状。d.咯血后通常不伴黑便,但仍有血丝痰。e.胸部X线片通常可发现肺部病灶。

②出血严重程度的估计:由于出血大部分积存于胃肠道,单凭呕出或排出量估计实际出血量是不准确的。根据临床实践经验,下列指标有助于估计出血量。出血量每天超过5mL时,粪隐血试验则可呈阳性;当出血量超过60mL,可表现为黑便;呕血则表示出血量较大或出血速度快。若出血量在500mL以内,由于周围血管及内脏血管的代偿性收缩,可使重要器官获得足够的血液供应,因而症状轻微或者不引起症状。若出血量超过500mL,可出现全身症状,如头晕、心悸、乏力、出冷汗等。若短时间内出血量＞1000mL,或达全身血容量的20%时,可出现循环衰竭表现,如四肢厥冷、少尿、晕厥等,此时收缩压可＜90mmHg或较基础血压下降25%,心率＞120次/分,血红蛋白＜70g/L。事实上,当患者体位改变时出现血压下降及心率加快,说明患者血容量明显不足、出血量较大。因此,仔细测量患者卧位与直立位的血压与心

率,对估计出血量很有帮助。另外,应注意不同年龄与体质的患者对出血后血容量不足的代偿功能相差很大,因而相同出血量在不同患者引起的症状也有很大差别。

③出血是否停止的判断:上消化道出血经过恰当的治疗,可于短时间内停止出血。但由于肠道内积血需经数天(约 3 天)才能排尽,因此不能以黑便作为判断继续出血的指征。临床上出现以下情况应考虑继续出血的可能:a.反复呕血,或黑便次数增多,粪质转为稀烂或暗红。b.周围循环衰竭经积极补液输血后未见明显改善。c.红细胞计数、血红蛋白测定与血细胞比容继续下降,网织红细胞持续增高。d.在补液与尿量足够的情况下,血尿素氮持续或再次增高。

一般来讲,一次出血后 48 小时以上未再出血,再出血的可能性较小。而过去有多次出血史,本次出血量大或伴呕血,24 小时内反复大出血,出血原因为食管胃底静脉曲张破裂、有高血压病史或有明显动脉硬化者,再出血的可能性较大。

④出血的病因诊断:过去病史、症状与体征可为出血的病因诊断提供重要线索,但确诊出血原因与部位需靠器械检查。

a.胃镜检查:是诊断上消化道出血最常用与准确的方法。出血后 24～48 小时内的紧急胃镜检查价值更大,可发现十二指肠降部以上的出血灶,尤其对急性胃黏膜损害的诊断更具意义,因为该类损害可在几天内愈合而不留下痕迹。有报道,紧急内镜检查可发现约 90% 的出血原因。在紧急内镜检查前需先补充血容量,纠正休克。一般认为患者收缩压＞90mmHg、心率＜110 次/分、血红蛋白浓度≥70g/L 时,进行内镜检查较为安全。若有活动性出血,内镜检查前应先插鼻胃管,抽吸胃内积血,并用生理盐水灌洗至抽吸物清亮,然后拔管行胃镜检查,以免积血影响观察。

b.X 线钡餐检查:早期活动性出血期间胃内积血或血块影响观察,且患者处于危急状态,需要进行输血、补液等抢救措施而难以配合检查。早期行 X 线钡餐检查还有引起再出血之虞。鉴于上述原因,X 线钡餐检查对上消化道出血的诊断价值有限,只用于不能耐受胃镜检查患者,最好在出血停止和病情稳定数天后再进行。

c.选择性腹腔动脉造影:若上述检查未能发现出血部位与原因,可行选择性肠系膜上动脉造影。若有活动性出血,且出血速度＞0.5mL/min 时,可发现出血病灶。可同时行栓塞治疗而达到止血的目的。

d.胶囊内镜:用于常规胃、肠镜检查无法找到出血灶的原因未明消化道出血患者,是近年来主要用于小肠疾病检查的新技术。国内外已有较多胶囊内镜用于不明原因消化道出血检查的报道,病灶检出率在 50%～75%,显性出血者病变检出率高于隐性出血者。胶囊内镜检查的优点是无创、患者容易接受,可提示活动性出血的部位。缺点是胶囊内镜不能操控,对病灶的暴露有时不理想,易遗漏病变,肠道狭窄时有发生嵌顿的风险,也不能取病理活检等。

e.小肠镜:小肠镜可检查全小肠,大大提高了不明原因消化道出血的病因诊断率,当胶囊内镜发现可疑病灶或者不宜行胶囊内镜检查时可行小肠镜检查,其优势在于能够对可疑病灶进行仔细观察、取活检,且可进行内镜下止血治疗,如氩离子凝固术、注射止血术或息肉切除术等。不足之处在于该技术属于侵入性检查,操作技术要求高,有一定的并发症发生率,如急性胰腺炎、肠穿孔等。双气囊小肠镜,据国内外报道双气囊全小肠镜对不明原因消化道出血的病因诊断率在 43%～75%，对显性出血的不明原因消化道出血诊断阳性率高于隐性出血。单气囊小肠镜，没有内镜前端的气囊，可单人操作，可较为安全地完成小肠检查，对出血的诊断率与双气囊小肠镜相似。螺旋式小肠镜，是新近研发的技术，小肠镜由螺旋式的外套管和内镜组成，也可配合普通小肠镜内镜使用。推进式小肠镜，只能检查部分上段空肠，且插入时间长、患者不适感强，现已很少使用。对原因未明的消化道出血患者有条件的医院应尽早行全小肠镜检查。

f.放射性核素^{99m}Tc 标记红细胞扫描：注射^{99m}Tc 标记红细胞后，连续扫描 10～60 分钟，如发现腹腔内异常放射性浓聚区则视为阳性。可依据放射性浓聚区所在部位及其在胃肠道的移动来判断消化道出血的可能部位，适用于怀疑小肠出血的患者，也可作为选择性腹腔动脉造影的初筛方法，为选择性动脉造影提供依据。

g.CT/MRI 影像学检查：包括 CT/MRI 消化道成像技术，为非侵入性检查，易为医师与患者接受。可完成全消化道及腹部实质脏器、肠腔内外情况的评价。对占位性病变、肠道狭窄或扩张、瘘管形成等有较高的诊断价值，并能显示病变与周围血管、淋巴结之间的关系，但对黏膜的表浅病变，如小溃疡或血管发育不良等病变，则价值有限。本检查适合于不能耐受内镜检查、内镜不能通过的患者检查，也能单独作为评价消化道病变的检查。

3.治疗

上消化道出血病情急，变化快，严重时可危及患者生命，应采取积极措施进行抢救。这里叙述各种病因引起的上消化道出血的治疗的共同原则，其不同点在随后各节中分别叙述。

(1)上消化道出血的初步诊断一经确立，则抗休克、迅速补充血容量应放在一切医疗措施的首位，不应忙于进行各种检查。可选用生理盐水、林格液、右旋糖酐或其他血浆代用品。对高龄、伴心肺肾疾病患者，应防止输液量过多，以免引起急性肺水肿。对于急性大量出血者。应尽可能施行中心静脉压监测以指导液体的输入量。出血量较大者，特别是出现循环衰竭者，应尽快输入足量同型浓缩红细胞或全血。出现下列情况时有紧急输血指征：①患者改变体位时出现晕厥，心率增快（＞120 次/分）；②收缩压＜90mmHg 或较基础收缩压降低幅度＞30mmHg；③血红蛋白浓度＜70g/L，血细胞比容＜25%。对于肝硬化食管胃底静脉曲张破裂出血者应尽量输入新鲜血，且输血量适中，以免门静脉压力增高导致再出血。下述征象提示血容量补充充分：意识恢复；四肢末端由湿冷、青紫转为温暖、红润，肛温与皮温差减小（1℃）；脉搏由快、弱转为正常有力，收缩压接近正常，脉压差大于 30mmHg；尿量多于 0.5mL/（kg·h）；中心静脉压改善。在积极补液的前提下，可以适当地选用血管活性药物（如多巴胺）以改善重要脏器的血液灌注。

(2)迅速提高胃内酸碱度（pH）：当胃内 pH 提高至 5 时，胃内胃蛋白酶原的激活明显减少，活性降低。而 pH 升高至 7 时，则胃内的消化酶活性基本消失，对出血部位凝血块的消化作用消失，起到协助止血的作用。自身消化作用的减弱或消失，对溃疡或破损部位的修复也起促进作用，有利于出血病灶的愈合。

(3)根据不同的病因与具体情况，因地制宜选用最有效的止血措施。

(4)严密监测病情变化：患者应卧床休息，保持安静，保持呼吸道通畅，避免呕血时血阻塞呼吸道而引起窒息。严密监测患者的生命体征，如血压、脉搏、呼吸、尿量及神志变化。观察呕血及黑便情况,定期复查红细胞数、血红蛋白浓度、血细胞比容。必要时行中心静脉压测定。对老年患者根据具体情况进行心电监护。留置鼻胃管可根据抽吸物颜色监测胃内出血情况。

(二)消化性溃疡出血

胃及十二指肠溃疡出血占全部上消化道出血病因的50%左右。

1.诊断

(1)根据本病的慢性过程、周期性发作及节律性上腹痛,一般可做出初步诊断。出血前上腹部疼痛常加重,出血后可减轻或缓解。应注意约15%患者可无上腹痛病史,而以上消化道出血为首发症状。也有部分患者虽有上腹部疼痛症状,但规律性并不明显。应注意不少老年人消化性溃疡症状不典型或无症状,特别注意询问患者有无服用阿司匹林或非甾体消炎药史,因为此类药物可以引起消化道黏膜损伤,且多数患者没有症状。

(2)胃镜检查常可发现溃疡灶。对无明显病史、诊断疑难或有助于治疗时,应争取行紧急胃镜检查。若有胃镜检查禁忌证或无条件行胃镜检查,可于出血停止后数天行X线钡餐检查。

2.治疗

治疗原则与上述相同。一般少量出血经适当内科治疗后可于短期内止血,大量出血则应引起高度重视,宜采取综合治疗措施。

(1)饮食:目前不主张过分严格的禁食。若患者无呕血或明显活动性出血的征象,可予流质饮食,并逐渐过渡到半流质饮食。但若患者有频繁呕血或解稀烂黑便,甚至暗红色血便,则主张暂时禁食,直至活动性出血停止才予进食。

(2)提高胃内pH的措施:主要措施是静脉内使用抑制胃酸分泌的药物。临床常用的抑酸剂包括质子泵抑制剂(PPI)和H_2受体拮抗剂(H_2RA),常用的PPI针剂有:埃索美拉唑、奥美拉唑、泮托拉唑、兰索拉唑、雷贝拉唑等,常用的H_2RA针剂包括雷尼替丁、法莫替丁等。临床研究资料表明:①PPI的止血效果显著优于H_2RA,起效快并可显著降低再出血的发生率。②尽可能早期应用PPI,内镜检查前应用PPI可以减少内镜下止血的需要。③内镜止血治疗后,应用大剂量PPI可以降低患者再出血的发生率,降低外科手术率。④静脉注射PPI剂量的选择:推荐大剂量PPI治疗,如奥美拉唑或埃索美拉唑80mg静脉推注后,以8mg/h速度持续输注72小时,适用于大量出血患者;常规剂量PPI治疗,如埃索美拉唑40mg静脉输注,每12小时1次。当活动性出血停止后,可改口服治疗。

(3)内镜下止血:是溃疡出血止血的首选方法,疗效肯定,推荐对Forrest分级Ⅰa～Ⅱb的出血病变行内镜下止血治疗。常用方法包括药物局部注射、热凝止血和机械止血3种。药物注射可选用在出血部位附近注射1∶10 000肾上腺素盐水、高渗钠-肾上腺素溶液(HSE)等,其优点为方法简便易行。热凝止血包括高频电凝、氩离子凝固术(APC)、热探头、微波等方法,止血效果可靠,但需要一定的设备与技术经验。机械止血主要采用各种止血夹,尤其适用于活动性出血,但对某些部位的病灶难以操作。目前主张首选热凝固疗法或联合治疗,即注射疗法加热凝固方法,或止血夹加注射疗法。可根据条件及医师经验选用。但不主张单纯的局部注射治疗,因为注射治疗后再出血的机会明显高于热凝固治疗或止血夹治疗。

(三)食管胃底静脉曲张破裂出血

食管胃底静脉曲张破裂出血为上消化道出血常见病因,出血量往往较大,病情凶险,病死率较高。

1.诊断

(1)起病急,出血量往往较大,常有呕血。

(2)有慢性肝病史。若发现黄疸、蜘蛛痣、肝掌、腹壁静脉曲张、脾大、腹水等有助于诊断。

(3)实验室检查可发现肝功能异常,特别是白/球蛋白比例倒置、凝血酶原时间延长、血清胆红素增高。血常规检查有红细胞、白细胞及血小板减少等脾功能亢进表现。

(4)胃镜检查发现食管静脉曲张。

值得注意的是,有不少的肝硬化消化道出血原因不是食管胃底静脉曲张破裂出血所致,而是急性胃黏膜糜烂或消化性溃疡。急诊胃镜检查对出血原因部位的诊断具有重要意义。

2.治疗

除按前述紧急治疗、输液及输血抗休克、使用抑制胃酸分泌药物外,下列方法可根据具体情况选用。

(1)药物治疗:是各种止血治疗措施的基础,在建立静脉通路后即可使用,为后续的各种治疗措施创造条件。

①生长抑素及其类似品:可降低门静脉压力。国内外临床试验表明,该类药物对控制食管胃底曲张静脉出血有效,止血有效率在 $70\%\sim90\%$。目前供应临床使用的有 14 肽生长抑素、8 肽生长抑素类似物、伐普肽等。14 肽生长抑素,能显著改善提高止血率,不良反应发生率低。用法是首剂 $250\mu g$ 静脉推注,继而 $3mg$ 加入 5% 葡萄糖液 $500mL$ 中,$250\mu g/h$ 连续静脉滴注,连用 $3\sim5$ 天。因该药半衰期短,若输液中断超过 3 分,需追加 $250\mu g$ 静脉推注,以维持有效的血药浓度。奥曲肽是一种合成的 8 肽生长抑素类似物,具有与 14 肽相似的生物学活性,半衰期较长。其用法是奥曲肽首剂 $100\mu g$ 静脉推注,继而 $600\mu g$,加入 5% 葡萄糖液 $500mL$ 中,以 $25\sim50\mu g/h$ 速度静脉滴注,连用 $3\sim5$ 天。伐普肽是新近人工合成的生长抑素类似物,用法为起始剂量 $50\mu g$,之后 $50\mu g/h$ 静脉滴注。在硬化治疗前使用有利于减少活动性出血,使视野清晰,便于治疗。硬化治疗后再静脉滴注一段时间可减少再出血的机会。

②血管加压素及其类似物:包括垂体后叶素、特利加压素、血管加压素等。静脉使用血管加压素类药物作用机制是通过对内脏血管的收缩作用,减少门静脉血流量,降低门静脉及其侧支的压力,从而控制食管、胃底静脉曲张破裂出血,可明显控制静脉曲张出血,但未能降低死亡率。垂体后叶素用法为 $0.2\sim0.4U/min$ 持续静脉泵入,视治疗反应调整剂量,最高可加至 $0.8U/min$;由于具有收缩全身血管的作用,其不良反应包括血压升高、心动过缓、心律失常、心绞痛、心肌梗死、缺血性腹痛等;为减少垂体后叶素引起的不良反应,到达有效剂量时必须联合静脉滴注硝酸甘油,$40\sim400\mu g/min$ 静脉滴注,并保证收缩压$>90mmHg$。特利加压素是合成的血管加压素类似物,可有效减少门静脉血流,起始剂量为每 4 小时 $2mg$,出血停止后再改为每天 2 次,每次 $1mg$,一般维持 5 天。

(2)内镜治疗:内镜治疗包括内镜下曲张静脉套扎术、硬化剂或组织黏合剂注射治疗,目的是控制急性食管静脉曲张出血,并尽可能使静脉曲张消失或减轻以防止其再出血。药物联合内镜治疗是目前治疗急性静脉曲张出血的主要方法之一，可提高止血成功率。

①食管静脉曲张套扎术（EVL）：食管静脉曲张套扎术止血率可达90％左右，不引起注射部位出血和系统并发症，值得进一步推广。

a.适应证：急性食管静脉曲张出血；外科手术后食管静脉曲张再发；中重度食管静脉曲张虽无出血史但存在出血危险倾向（一级预防）；既往有食管静脉曲张出血史（二级预防）。

b.禁忌证：有上消化道内镜检查禁忌证；出血性休克未纠正；肝性脑病≥Ⅱ期；过于粗大或细小的静脉曲张。

c.术后处理：术后一般禁食24小时，观察有无并发症，如术中出血（曲张静脉套勒割裂出血）、皮圈脱落（早期再发出血）、发热及局部哽噎感等。首次套扎间隔10～14天可行第二次套扎，直至静脉曲张消失或基本消失。建议疗程结束后1个月复查胃镜，然后每隔3个月复查第二、三次胃镜；以后每6～12个月进行胃镜检查，如有复发则在必要时行追加治疗。

②硬化注射治疗（EIS）：在有条件的医疗单位，硬化注射治疗为当今控制食管静脉曲张破裂出血的首选疗法。多数报道硬化注射治疗紧急止血成功率超过90％，硬化注射治疗治疗组出血致死率较其他疗法明显降低。

a.适应证：一般来说，不论什么原因引起的食管静脉曲张破裂出血，均可考虑行硬化注射治疗；对于不适合套扎治疗的食管静脉曲张者，也可考虑应用硬化注射治疗。下列情况下更是硬化注射治疗的指征：重度肝功能不全、储备功能低下如Child C级、低血浆蛋白质、血清胆红素升高的病例。合并有心、肺、脑、肾等重要器官疾病而不宜手术者。合并有预后不良或无法切除之恶性肿瘤者，尤以肝癌为常见。已行手术治疗而再度出血，不可再次手术治疗，而常规治疗无效者。经保守治疗（包括三腔二囊管压迫）无效者。由于胃曲张静脉直径较大，出血速度较快，硬化剂不能很好地闭塞血管，因此胃静脉曲张较少应用硬化注射治疗。但在下列情况下可以胃静脉曲张硬化注射治疗作为临时止血措施：急诊上消化道出血行胃镜检查见胃静脉喷射状出血；胃曲张静脉有血囊、纤维素样渗出或其附近有糜烂或溃疡。

b.禁忌证：有上消化道内镜检查禁忌证；出血性休克未纠正；肝性脑病≥Ⅱ期；伴有严重肝肾功能障碍、大量腹水或出血抢救时根据医师经验及医院情况而定。

c.硬化剂的选择：常用的硬化剂有下列几种。乙氧硬化醇（AS）：主要成分为表面麻醉剂polidocanol与乙醇。乙氧硬化醇的特点是对组织损伤作用小，有较强的致组织纤维作用，黏度低，可用较细的注射针注入，是一种比较安全的硬化剂；乙氧硬化醇可用于血管旁与血管内注射，血管旁每点2～3mL，每条静脉内4～5mL，每次总量不超过30mL。乙醇胺油酸酯（EO）：以血管内注射为主，因可引起较明显的组织损害，每条静脉内不超过5mL，血管旁每点不超过3mL，每次总量不超过20mL。十四羟基硫酸钠（TSS）：据报道硬化作用较强，止血效果好，用于血管内注射。纯乙醇：以血管内注射为主，每条静脉不超过1mL，血管外每点不超过0.6mL。鱼肝油酸钠：以血管内注射为主，每条静脉2～5mL，总量不超过20mL。

d.术后治疗：术后应继续卧床休息，密切注意出血情况，监测血压等生命指征，严密观察出血、穿孔、发热、败血症及异位栓塞等并发症征象；禁食6～8小时后可进流质饮食，补液，酌情使用抗生素，根据病情继续使用降低门静脉压力的药物。首次治疗止血成功后，应每隔1～2周后进行重复治疗，直至曲张静脉完全消失或只留白色硬索状血管，多数病例施行3～5次治疗后可达到此目的。如发现静脉再生，必要时行追加治疗。

e.并发症：较常见的并发症有：出血：在穿刺部位出现渗血或喷血，可在出血处再补注1～2针，可达到止血作用。胸痛、胸水和发热：可能与硬化剂引起曲张静脉周围炎症、食管溃疡、纵隔炎、胸膜炎的发生有关。食管溃疡和狭窄。胃溃疡及出血性胃炎：可能与 EIS 后胃血流淤滞加重、应激、从穿刺点溢出的硬化剂对胃黏膜的直接损害有关。

③组织黏合剂治疗：对于合并有胃静脉曲张出血，组织黏合剂疗法有效而经济，但组织黏合剂治疗后可发生排胶出血、败血症和异位栓塞等并发症，且有一定的操作难度及风险。

a.适应证：急性胃静脉曲张出血；对于胃静脉曲张有红色征或表面糜烂且有出血史者可行二级预防治疗。

b.术后处理：同硬化注射治疗。给予抗生素治疗5～7天，注意酌情应用抑酸药。术后1周、1个月、3个月及6个月时复查胃镜。可重复治疗直至胃静脉闭塞。选用何种内镜治疗方法应结合医院具体条件、医师经验和患者病情综合考虑。硬化注射治疗和食管静脉曲张套扎术以其安全有效、并发症少成为食管静脉曲张的一线疗法，联用食管静脉曲张套扎术和硬化注射治疗并发症较少、根除率较高、再出血率较低。对于胃底静脉曲张出血患者，有条件时建议使用组织黏合剂进行内镜下闭塞治疗，在某些情况下也可使用内镜下套扎治疗。

（3）三腔双囊管压迫：是传统的有效止血方法，其止血成功率在44%～90%，由于存在一定的并发症，目前大医院已较少使用。主要用于药物效果不佳，暂时无法进行内镜治疗者，也适用于基层单位不具备内镜治疗的技术或条件者。

①插管前准备：a.向患者说明插管的必要性与重要性，取得其合作。b.仔细检查三腔管各通道是否通畅，气囊充气后做水下检查有无漏气，同时测量气囊充气量，一般胃囊注气200～300mL（用血压计测定内压，以40～50mmHg为宜），食管囊注气150～200mL（压力以30～40mmHg为宜），同时要求注气后气囊膨胀均匀，大小、张力适中，并做好各管刻度标记。c.插管时若患者能忍受，最好不用咽部麻醉剂，以保存喉头反射，防止吸入性肺炎。

②正确的气囊压迫：插管前先测知胃囊上端至管前端的距离，然后将气囊完全抽空，气囊与导管均外涂液状石蜡，通过鼻孔或口腔缓缓插入。当至50～60cm刻度时，套上50mL注射器从胃管做回抽。如抽出血性液体，表示已到达胃腔，并有活动性出血。先将胃内积血抽空，用生理盐水冲洗。然后用注射器注气，将胃气囊充气200～300mL，再将管轻轻提拉，直到感到管子有弹性阻力时，表示胃气囊已压于胃底贲门部，此时可用宽胶布将管子固定于上唇一侧，并用滑车加重量500g（如500mL生理盐水瓶加水250mL）牵引止血。定时抽吸胃管，若不再抽出血性液体，说明压迫有效，此时可继续观察，不用再向食管囊注气。否则应向食管囊充气150～200mL，使压力维持在30～40mmHg，压迫出血的食管曲张静脉。

③气囊压迫时间：第一个24小时可持续压迫，定时监测气囊压力，及时补充气体。每1～2小时从胃管抽吸胃内容物，观察出血情况，并可同时监测胃内pH。压迫24小时后每间隔6小时放气1次，放气前宜让患者吞入液状石蜡15mL，润滑食管黏膜，以防止囊壁与黏膜黏附。先解除牵拉的重力，抽出食管囊气体，再放胃囊气体，也有人主张可不放胃囊气体，只需把三腔管向胃腔内推入少许则可解除胃底黏膜压迫。每次放气观察15～30分钟后再注气压迫。间歇放气的目的在于改善局部血循环，避免发生黏膜坏死糜烂。出血停止24小时后可完全放

气,但仍将三腔管保留于胃内,再观察 24 小时,如仍无再出血方可拔出。一般三腔双囊管放置时间以不超过 72 小时为宜,也有报告长达 7 天而未见黏膜糜烂者。

④拔管前后注意事项:拔管前先给患者服用液状石蜡 15～30mL,然后抽空 2 个气囊中的气体,慢慢拔出三腔双囊管。拔管后仍需禁食 1 天,然后给予温流质饮食,视具体情况再逐渐过渡到半流质和软食。

三腔双囊管如使用不当,可出现以下并发症:a.曲张静脉糜烂破裂。b.气囊脱出阻塞呼吸道引起窒息。c.胃气囊进入食管导致食管破裂。d.食管和/或胃底黏膜因受压发生糜烂。e.呕吐反流引起吸入性肺炎。f.气囊漏气使止血失败,若不注意观察可继续出血引起休克。

(4)介入治疗

①经皮经颈静脉肝穿刺肝内门体分流术(TIPS):TIPS 是影像学 X 线监视下的介入治疗技术。通过颈静脉插管到达肝静脉,用特制穿刺针穿过肝实质,进入门静脉。放置导线后反复扩张,最后在这个人工隧道内置入 1 个可扩张的金属支架,建立人工瘘管,实施门体分流,降低门静脉压力,达到治疗食管胃底曲张静脉破裂出血的目的。与外科门体分流术相比,TIPS 具有创伤小、成功率高、降低门静脉压力效果确切、可控制分流道直径、能同时行断流术(栓塞静脉曲张)、并发症少等优点。TIPS 要求有相当的设备与技术,费用昂贵,推广普及尚有困难。对于食管、胃底静脉曲张破裂大出血经保守治疗(药物、内镜下治疗等)效果不佳,外科手术后再发静脉曲张破裂出血以及终末期肝病等待肝移植术期间静脉曲张破裂出血等患者可考虑 TIPS 治疗。TIPS 对急诊静脉曲张破裂出血的即刻止血成功率可达 90％～99％,但其中远期(≥1 年)疗效尚不十分满意。

②其他介入疗法:包括经球囊导管阻塞下逆行闭塞静脉曲张术(BORTO)、脾动脉栓塞术、经皮经肝曲张静脉栓塞术(PTVE)等。

二、急性下消化道出血

急性下消化道出血是指屈氏韧带以下的空肠、回肠、结肠部位(临床上通常把屈氏韧带以下的空肠、回肠、结肠称为下消化道)出血。临床上主要表现为血便和大便带血。根据出血量可分为急性大出血、显性出血和隐性出血。一般所说的急性下消化道出血多指下消化道大量出血,一次出血量超过 450mL 者,常可导致急性贫血,血压下降,甚至出现休克等。

(一)病因

急性下消化道出血可由肠道炎症、肿瘤、息肉及肠道血管畸形等因素引起。

1.溃疡和炎症

溃疡和炎症是下消化道出血的主要原因。肠道炎症性病变可分为特异性炎症和非特异性炎症。

(1)特异性炎症:包括结核、梅毒、伤寒及肠道寄生虫感染等。小肠和结肠非常适合细菌及寄生虫发育、定居和繁殖,从而造成肠黏膜充血、水肿、糜烂和溃疡,导致出血的发生。急性出血坏死性小肠炎是一类与 C 型产气荚膜芽孢杆菌感染有关的急性肠炎,主要表现为便血、腹痛、呕吐和腹胀等,严重者可出现休克、肠麻痹,甚至穿孔等并发症,病情危重,预后不良。

（2）非特异性炎症：是指病因还不清楚的一些疾病，如溃疡性结肠炎、克罗恩病、嗜酸性胃肠炎等。

（3）放射性肠炎：由于放射损伤或治疗后引起的肠黏膜损害，出现肠道充血、水肿、糜烂和溃疡，从而出现下消化道出血。

2.恶性肿瘤

以结肠癌为多见，多见于中老年人群。小肠恶性肿瘤则相对少见，主要有淋巴瘤、间质肉瘤等。肿瘤活动性出血主要发生于肿瘤的中央坏死部位以及黏膜溃疡部位，侵及血管者则出血量更大。

3.息肉

无论是单发还是多发息肉均可以出现下消化道出血，以家族性腺瘤样息肉病更为明显。

4.良性肿瘤

以小肠间质瘤为多见，其他有脂肪瘤、腺瘤、血管瘤、神经纤维瘤和淋巴管瘤等。

5.憩室

憩室可发生在肠道的任何部位，以十二指肠降部最为常见。由于憩室颈部狭小，容易造成食物及粪便潴留，从而引起憩室部位炎症、溃疡，甚至出血。

6.肠道血管性病变

肠道血管性病变引起的下消化道出血往往反复发作，出血量多少不一，诊断比较困难。

（1）肠道血管发育不良：发病原因不明，男女发病率相当，年龄一般小于 60 岁。早期病理变化为黏膜下静脉血管扩张呈簇状，后期形成动静脉瘘。伴出血者为 50%～80%。

（2）肠道血管畸形：多见于老年人，随着年龄的增加有升高的趋势，也是引起下消化道出血的常见原因之一。随着检查技术的发展和普及，肠道血管畸形的检出率有明显增加。

（3）奥斯勒-韦伯-朗迪病：即遗传性毛细血管扩张症，好发于胃及近端小肠，消化道出血可能是唯一的临床表现。

7.胆管胰腺疾病

胆管出血在临床上并不多见，常有典型的三联征，发热、黄疸和腹痛，多有外伤及胆管手术史。

8.全身疾病

引起出凝血机制障碍的疾病都可能导致下消化道出血，如血液系统疾病、尿毒症、肝硬化、结缔组织病等。

（二）诊断要点

1.临床表现

对便血患者应详细了解病史，了解粪便的颜色、血与粪便是否相混、便血量及次数等对估计出血部位、病因有较大的价值。体检时要注意有无贫血、休克等情况，有无腹块及压痛等。对出血量较大或黑便的患者，应插入胃管持续引流胃液，以鉴别是否为上消化道出血，必要时行胃镜检查。对不能排除的全身性疾病所致的出血应行相应的检查，如血小板、凝血因子、肾功能和肝功能等。

（1）血便和大便带血：下消化道出血一般很少由胃部呕出，绝大多数都通过肠道排出而呈血便,或者血液与粪便混合排出。根据出血的速度、量,特别是在肠道停留的时间长短,血液的颜色从黑色到果酱色、红色不等。出血的位置越高,在肠道停留的时间越长,颜色就越深;位置越接近肛门,出血后排出越快,颜色就越红。

(2)循环衰竭的表现:根据出血的速度和量的多少,表现有不同的全身症状。若出血速度慢,量又少,一般无明显全身症状,仅在出血时间多后显示有贫血。若出血量多又快,则可出现心慌、冷汗、苍白,甚至血压下降等急性失血表现。

(3)原发疾病的症状:引起下消化道出血的原因甚多,不同的病因会出现不同的症状。如间质肉瘤引发的出血,常伴腹痛、腹块;克罗恩病和溃疡性结肠炎引起的出血一般都伴有腹泻、腹痛、发热;肠癌引起的出血则可能有肠梗阻和腹块。

2.辅助检查

对于不能排除上消化道出血(UGIB)的患者,应通过胃镜或鼻胃管胃冲洗加以鉴别。同时,还可通过鼻胃管给予清肠剂(口服困难者),以完成肠镜检查前的肠道准备。近年来,内镜和影像技术的迅速发展使得结肠镜和CT血管成像在诊治下消化道出血中愈发重要。

(1)结肠镜检查:90%以上的LGIB患者可经急诊结肠镜检查而确诊。因结肠镜还可通过内镜下喷洒药物、黏膜下注射、套扎以及金属夹夹闭等技术实现内镜下止血。基于诊治一体化的优势,目前结肠镜检查已成为急性LGIB的首选诊疗手段。

存在血流动力学不稳的便血患者,应立即行胃镜检查以排除上消化道出血可能。血流动力学稳定的患者须在出血后24小时内进行结肠镜检查,但出血急性期也存在病情不稳定、肠道准备困难等不利因素,应结合病情实施个体化方案。结肠镜检查前的肠道准备对于保证内镜下清晰的视野以及后续的诊治至关重要。故只要病情允许,在结肠镜检查前应尽量完成肠道准备。聚乙二醇因其安全性较好,是目前常用的清肠剂。推荐剂量3~6L,须在3~4小时内口服完毕。而对于有持续性出血且不能耐受口服清肠剂的患者,在排除存在误吸高风险的基础上,可短期内置入鼻胃管以协助肠道准备。当然,不是所有LGIB患者结肠镜检查前都需要肠道准备。以下情况,如出血较快且血压不稳、可预判出血部位(息肉切除后出血)、直肠或左半结肠出血可能性高,可不做肠道准备直接行结肠镜检查。

(2)CT血管成像:多层螺旋CT血管成像(MDCTA)较常规CT可获得高分辨率的薄层轴位图像,可检出0.3mL/min的急性LGIB。MDCTA对活动性消化道出血总体敏感性为85.2%,特异性为92.1%,具有简单、快速、无创等优势,基本可取代传统血管造影的诊断作用。同时,MDCTA一旦明确出血部位,可立即通过超选择栓塞"罪犯血管"止血,在憩室引起的急性LGIB止血成功率达85%。该项技术主要不足是造影剂肾毒性、射线暴露等。

(3)核素显像:利用^{99m}锝(^{99m}TC)标记红细胞行放射性核素扫描消化道活动性出血,具有较高的敏感性,可检出0.1~0.5mL/min的出血。核素显像对急性LGIB的诊断阳性率为45%~90%,但只能靠腹部投影大致判断出血部位,定位的精准度有限。因此,核素显像需要与其他检查手段联合诊断LGIB。

(三)治疗

1.一般治疗

(1)监测生命体征,注意病情变化。出血量大的时候应住院治疗或卧床休息,严密监测血压、脉搏、心率、呼吸等变化。

（2）根据病情禁食或无渣饮食或静脉营养，有活动性出血的时候一般需要禁食，待病情稳定后进清淡饮食、软食、流质或半流质，注意保持正常的饮食习惯。

（3）补充有效血容量，积极抗休克治疗。迅速建立通畅的静脉通路，充分补充血容量，出血量较大者，则需输血，尽快尽早地使循环保持稳定。无血的情况下可先输注平衡盐液和糖盐水或其他血浆代用品。

（4）针对原发病的治疗，如怀疑有感染者，应选用足量有效的抗生素。特异及非特异性炎症采用相应的治疗。

2.药物止血治疗

（1）肠道局部用药：可用冰盐水口服或胃管内注入，即 100mL 生理盐水中加入 8mg 去甲肾上腺素，每2～4 小时一次。凝血酶 400～2000U 溶于适量的生理盐水中，口服或胃管内注入，每 4～8 小时一次。出血量不大时也可口服云南白药。

（2）全身给药：静脉使用酚磺乙胺、氨甲苯酸、维生素 K、凝血酶原复合物等，对于有血管性出血也可使用生长抑素及其类似物。

3.内镜治疗

病变位于内镜所及的局限性病变如息肉、血管畸形等，可通过内镜下行电凝、热探头、激光、微波等治疗。也可在局部注射高渗盐水、肾上腺素和硬化剂等止血治疗。

4.动脉栓塞治疗

通过选择性动脉插管找到出血部位后，采用明胶海绵、聚乙烯醇颗粒、微弹簧圈及液体栓塞剂等对病变供血血管进行栓塞。对于肿瘤及动静脉瘘者，一般选用弹簧圈等永久性栓塞物质，在急性止血的同时，也是对原发病的治疗。而对于溃疡、糜烂、憩室及渗出性出血，可选用明胶海绵等临时性栓塞物质。一般要求尽量减少栓塞范围，达到止血目的，获得最佳效果。

第三节　肝性脑病

肝性脑病（HE）是由肝功能障碍和（或）门-体分流导致、除外已知脑部疾病，并以一系列非特异性神经或精神异常为主要表现的临床综合征，是严重肝病的常见并发症和主要死因之一，临床表现可从轻微的人格改变和智力减退到严重的意识紊乱甚至昏迷。隐匿性肝性脑病（CHE）是肝性脑病的早期类型，其症状不明显，因多种原因而延误治疗者并非少见。超过50％的轻微型肝性脑病患者在确诊 30 个月后会进展为显性肝性脑病，逐渐出现人格改变，如淡漠、易激惹、去抑制状态以及明显的认知和运动功能受损。因此，早发现、早诊治是避免病情进展、改善预后及降低病死率的有效措施。

一、病因和发病机制

肝性脑病患者绝大多数具有肝脏的基础疾病，其中最常见的病因是肝硬化。确定病因一般不难,但肝性脑病的发生常常存在诱发因素。因此,在治疗原发病的基础上,寻找和识别诱因对预防、治疗肝性脑病非常重要。

(一)肝性脑病的病因

1.导致急性肝衰竭的肝脏疾病

如重型肝炎、严重感染、自身免疫性肝病、妊娠期急性脂肪肝等,所致的肝性脑病被称为 A 型肝性脑病。A 型肝性脑病可能与颅内压增高和脑疝有关。

2.门-体旁路形成或分流异常

所致的肝性脑病被归为 B 型肝性脑病,大部分患者无肝脏疾病。

3.肝硬化

所致的肝性脑病是 C 型肝性脑病,是我国肝性脑病的主要原因。根据发作持续时间,可分为:①阵发性肝性脑病;②复发性肝性脑病:一般间隔 6 个月或以内,肝性脑病再次发作;③持续性肝性脑病:指持续存在的行为异常。

(二)肝性脑病的常见诱因

肝性脑病常见的诱因有消化道出血、过度使用利尿剂、感染(如自发性腹膜炎)、电解质紊乱(如低钠血症、低钾血症)、便秘、高蛋白饮食、大量放腹水、尿毒症、使用镇静催眠药及麻醉药等。

(三)发病机制

肝性脑病的发病机制至今尚未完全阐明,主要包含如下几个假说:氨中毒学说认为,在消化道产生的氨以 NH_3 为主要形态入血,通过血脑屏障后对中枢神经系统功能产生多方面的负性影响,造成肝性脑病的发生;γ-氨基丁酸/苯二氮䓬(GABA/BZ)神经递质学说认为,GABA/BZ 受体复合物中任一受体激活后,可使氯离子内流而促进神经元突触后膜的抑制功能,产生中枢抑制表现;假性神经递质学说认为,机体摄入的芳香族氨基酸(如酪氨酸、苯丙氨酸、色氨酸等)所产生的代谢物质通过血脑屏障入脑后,可形成相关的假性神经递质,阻碍正常的神经传导功能,而造成肝性脑病的发生;锰中毒学说认为,由于严重肝病患者锰的代谢障碍而积聚在体循环中,通过血脑屏障进入大脑后发挥其神经毒性。

二、诊断要点

1.临床表现

HE 临床上主要表现为高级神经中枢的功能紊乱(如性格改变、智力下降、行为失常、意识障碍等)以及运动和反射异常(如扑翼样震颤、肌阵挛、反射亢进和病理反射等)。其临床过程现分为 5 期:①0 期(潜伏期):又称轻微 HE,无行为、性别的异常,无神经系统病理征、脑电图(EEG)正常,只在心理测试或智力测试时有轻微异常。②1 期(前驱期):轻度性格改变和精神异常,如焦虑、欣快激动、淡漠、睡眠倒错、健忘等,可有扑翼样震颤,EEG 多数正常。此期临床表现不明显,易被忽略。③2 期(昏迷前期):嗜睡、行为异常(如衣冠不整或随地大小便)、言语不清、书写障碍及定向力障碍。有腱反射亢进、肌张力增高、踝阵挛及 Babinski 征阳性等神经体征,有扑翼样震颤,EEG 有特征性异常。④3 期(昏睡期):昏睡,但可唤醒,醒时尚能应答,常有神志不清或幻觉,各种神经体征持续或加重,有扑翼样震颤,腱反射亢进,肌张力高,锥体束征常阳性,EEG 有异常波形。⑤4 期(昏迷期):昏迷,不能唤醒。患者不能合作而无法引出扑翼样震颤。浅昏迷时,腱反射和肌张力仍亢进;深昏迷时,各种反射消失,肌张力降低。EEG 明显异常。

最具有特征性的神经系体征为"扑翼样震颤",具有早期诊断意义。扑翼样震颤须在一定的体位时才能显露或引出。嘱患者将上肢伸直,手指分开,或腕部过度伸展而前臂固定不动时可出现掌-指及腕关节呈快速的屈曲及伸展运动,每秒常达 5～9 次,且常伴有手指的侧位动作。HE 时还可出现一种特征性的气味——肝臭,这种气味很难用语言、文字来形容,有人把其描述为鱼腥味、烂苹果味、变质鸡蛋或大蒜样味等。

2.肝性脑病的分型

HE 根据病理生理的不同,分为 3 种类型:①A 型多发生于急性肝衰竭 2 周内,亚急性肝衰竭时,HE 出现于 2～12 周。②B 型主要与门-体分流有关,肝组织可以正常。③C 型发生于慢性肝病、肝硬化基础上,常有肝功能不全及门静脉高压和(或)门-体分流,是 HE 中最常见类型。

3.诊断注意事项

HE 的主要诊断依据为:①有严重肝病和(或)广泛门体侧支循环形成的基础;②出现精神紊乱、昏睡或昏迷,可引起扑翼样震颤;③有肝性脑病的诱因;④反映肝功能的血生化指标明显异常及(或)血氨增高;⑤脑电图异常;⑥心理智能测验、诱发电位及临界视觉闪烁频率异常;⑦头部CT 或 MRI 检查排除脑卒中及颅内肿瘤等疾病。

HE 应与下列疾病鉴别:①出现精神症状时应与精神病鉴别:肝病患者常先表现为精神症状,极易误诊为精神病,尤多见于暴发性肝炎时。因此,凡有精神症状等应注意检查有无肝病体征(如黄疸、腹水)和做肝功能检测,以免漏误诊。②有扑翼样震颤时,应除外尿毒症、呼吸衰竭、严重心力衰竭和低钾性昏迷。这 4 种情况下均可引出扑翼样震颤。③已陷入昏迷的 HE,应与引起昏迷的其他常见疾病,如脑卒中、颅内感染、尿毒症、糖尿病昏迷、低血糖昏迷及镇静剂中毒等鉴别。④有锥体束征或截瘫时,还应与脑或脊髓肿瘤、脊髓炎鉴别。

三、治疗

(一)治疗原则

肝性脑病的治疗应全面考虑,综合治疗,不同病因,不同病情,不同类型肝性脑病治疗可能有所不同。对 A 型肝性脑病患者,宜采取综合治疗措施(如抗病毒治疗、促进肝细胞再生、支持对症治疗等)治疗急性肝衰竭;对 B 型或 C 型某些与门体分流相关的自发型肝性脑病患者,临床上可用介入治疗技术(如金属圈、气囊、油剂、无水乙醇)或手术阻断门体侧支循环,以降低肝性脑病的复发率。C 型肝性脑病患者以尽快行肝移植,包括原位肝移植和肝细胞移植。目前的外科和免疫抑制技术的发展使肝移植得以广泛开展,因此,对于有适应证的患者,肝移植是肝性脑病的最理想和最根本的治疗手段。

轻微型肝性脑病的预防和治疗,要增强对轻微型肝性脑病重要性的认识,对高危人群及早进行筛查,早期预防和治疗。对从事潜在危险性工作的轻微型肝性脑病患者进行教育,治疗上可采用乳果糖、口服非吸收抗菌药长程维持治疗,也有口服 L-鸟氨酸 L-天门冬氨酸(OA)的报道,可以起到改善神经心理测验结果和生活质量以及降低临床型肝性脑病发病率的作用,但由于上述药物治疗轻微型肝性脑病的研究均是小样本,短疗程的研究,因此,其效果宜从循证医学角度看尚需通过大样本,随机对照临床研究来证实。

(二)临床型肝性脑病的治疗

1.严密观察病情变化

肝性脑病常发生于严重或终末期肝脏疾病,病情重,死亡率高,故宜严密观察病情变化,包括生命体征、神志、尿量、血清生化学、肝功能、血氨、凝血功能等。

2.去除诱因

多数肝性脑病的发生有明确的诱因,控制或消除这些诱因常可有效地逆转肝性脑病的发展。例如肝功能失调或障碍时,宜严格控制肠道内蛋白质的摄入;防治便秘;维持水电解质和酸碱平衡;食管曲张静脉破裂大出血后常出现肝性脑病,应积极止血、清除肠道积血、并纠正贫血、避免输库存血等可以抑制肝性脑病的发生。合并感染时,肝功能恶化,可促发肝性脑病,应尽早发现和给予抗生素治疗。值得重视的是,严重肝脏疾病时,感染的发生率较高,其临床表现可很不典型,且容易被原发病所掩盖,故要警惕。对躁动的患者,主要是治疗肝性脑病,应慎用镇静剂,尤其是苯巴比妥类药物,以免加重病情。

3.营养支持治疗

改善肝细胞功能肝性脑病患者往往食欲缺乏,或已处于昏迷状态,进食少,甚至不能进食,仅靠一般的静脉输液远远不能满足机体的需要。

(1)饮食:每天热量<6000~8000kJ,应以碳水化合物为主,每天葡萄糖总量可达 300~400g;蛋白质摄入的控制取决于病情轻重和基础病,肝性脑病发作时,严格控制肠道内蛋白质摄入(可经静脉适当补给蛋白质)(尤其是急性肝功能衰竭诱发的肝性脑病),但禁食蛋白质食物不宜过长时间(<4 天);待病情改善后,每天经胃肠道摄入蛋白质量宜控制在 1~1.5g/(kg·d),选择植物蛋白质和奶制蛋白质为佳,因其有较高的产热量和提供食物纤维,有利于胃肠正常菌群和酸化肠道。可少量多次鼻饲或必要时辅予经中心静脉予肠道外营养。

(2)维持水、电解质和酸碱平衡:记录每天液体出入量,定期查血钾、钠、氯、二氧化碳结合力、血尿素氮、血细胞比容、尿钾、尿钠等。每天入液量应量出而入,一般为 2000mL 左右,不宜超过 2500mL。有腹水、水肿、脑水肿者,应减少液量,并限钠,氯化钠量<3~5g/d。如水潴留和低血钠同时存在,多为稀释性低钠血症,应同时限制水,不主张补给高钠液体。但如重度缺钠时,水中毒对机体造成威胁,尤其是可能出现脑水肿时,可酌情补给适量高渗盐水,同时严格限水(每天 700~1000mL)。血钠水平纠正到 120mmol/L 以上即为安全范围。此外,透析治疗可用于纠正严重的低钠,以移去过多的水。对缺钠性低钠、低钾血症,以补钾为主,补钠为辅。进食困难者,要静脉补钾,每天给氯化钾 3g,低钾碱中毒时,补钾量还要增加。如伴有低镁血症,也应予以补镁。

肝性脑病患者如出现肝肾综合征时,预后很差。要注意有无引起急性肾前性肾功能衰竭的各种因素。可试给右旋糖酐 40、白蛋白扩容,并在此基础上,再给多巴胺以增加肾小球灌注,然后静脉推注 100~200mg 呋塞米。应严格限制入液量(1000~1500mL/d,或以前一天尿量加上 1000mL 为当天输液总量)。也有主张应用血透或腹膜透析,但疗效较差。

对肝功能衰竭时各类酸碱失衡,主要针对原发病因处理。

(3)维生素和能量合剂:宜给予各种维生素,如维生素 B、维生素 C、维生素 K,此外还有维生素 A、维生素 D、叶酸。有人认为不宜给维生素 B₆,因为它使周围神经的多巴转变成多巴胺,影响多巴进入脑部,因而减少中枢神经系统内神经递质的形成。此外,可给 ATP 20mg,每天 1~2 次,肌内注射或静脉滴注;辅酶 A50U,每天 1~2 次,肌内注射或静脉滴注。可酌情补给锌剂。

(4)加强支持治疗:酌情输给血、血浆及白蛋白;胃肠道大出血或放腹水引起肝性脑病时,可输血、血浆及白蛋白,可维持胶体渗透压。补充白蛋白对肝细胞的修复和提高机体免疫力也有利。

4.抗感染治疗

感染是Ⅲ、Ⅳ级和部分Ⅱ级肝性脑病患者的常见并发症。最常见的病原体为革兰阳性(金黄色葡萄球菌和链球菌)和革兰阴性细菌。30%患者可发生真菌感染,主要是念珠菌属。严密监测,包括每天血、尿培养和胸片,可早发现早治疗,对改善预后非常重要。避免不必要的静脉置管。

抗生素运用有三种方法:①预防性运用:联合注射和口服抗生素的预防方案未能改善预后或生存率,不推荐常规运用。②治疗:有细菌培养的药物敏感试验结果或胸片异常。③超前治疗:当临床病情恶化,如肝性脑病加重或出现全身炎症反应综合征(SIRS),即使没有培养结果也应抗菌治疗,宜选用广谱抗生素。SIRS 还可反映因细胞因子释放和激活产生的全身炎症表现。

5.降低血氨的浓度或拮抗氨及其他有害物质,改善脑细胞功能

(1)减少肠道内氨及其他有害物质的生成和吸收:清洁肠道,口服缓泻剂,如乳果糖、乳梨醇、20%甘露醇、50%硫酸镁及大黄等,维持稀软大便 2~4 次/天(不能口服或意识障碍时进行清洁灌肠),使肠内保持酸性环境,减少氨的吸收(其中乳果糖口服或灌肠是目前国内外认为最有效的治疗)。

①导泻或灌肠:清除肠道内积食或积血,减少氨、含氮物质及其他有害物质的来源,是一重要的辅助治疗。如无上消化道出血,可口服 50%硫酸镁 40mL 导泻。肝硬化患者上消化道大出血后合并肝性脑病时,口服 20%甘露醇 100~200mL,能使血 NH₃ 和氨基酸浓度迅速下降。

②不吸收的双糖:

乳果糖:是人工合成的双糖(乳糖和果糖),人类小肠细胞的微绒毛无分解乳果糖的双糖酶,所以乳果糖不被小肠吸收。起效的初始部位在结肠,乳果糖被结肠菌丛酵解,能增加大便次数,从而减少肠道谷氨酰胺转换成氨或 α-酮戊二酸的能力,从而减少氨负荷,降低血氨水平。乳果糖有糖浆剂和粉剂,每天 30~100mL 或 30~100g 分 3 次口服,宜从小剂量开始,调节至每天 2~3 次软便,粪 pH 5~6。有研究显示,乳果糖减少肠道需氧菌数量,降低粪便 pH,降低血氨浓度,能有效改善肝性脑病患者的心理智能测试结果。有学者建议对 TIPS 术后患者和门静脉高压的肝硬化患者预防性地常规应用乳果糖。但近年来,对乳果糖治疗肝性脑病的疗

效有一定的争议。另外,乳果糖引起腹胀等不良反应有不少报道。

乳梨醇:是乳果糖的衍生物,作用机制与乳果糖相似,口服更易被吸收。应用乳梨醇后厌氧菌和乳酸杆菌占肠道细菌总量的比值增加,产氨的细菌和需氧菌占肠道细菌总量的比值减少,同时,肠道 pH 下降,排便次数增加,大便多为软便,患者血氨浓度下降,精神状态改善,扑翼样震颤减轻,且因乳梨醇的口感更好,不良反应更少,易于携带,故更易耐受。剂量均遵从个体化,以保持每天 2 次软便为宜。

③口服抗生素:轻度肝性脑病患者可口服一些不吸收的抗生素被认为是一种与不吸收双糖制剂一样有效的治疗肝性脑病的措施。口服新霉素、卡那霉素、庆大霉素、甲硝唑或替硝唑、氟喹诺酮类、利福昔明等曾被应用于肝性脑病的治疗,以减少细菌对蛋白质的分解,从而减少氨和内毒素的产生(但这些药物都有一定的不良反应,有可能造成菌群失调),也可使用乳酸杆菌、双歧杆菌等肠道有益活菌制剂,抑制肠道有害菌群的繁殖,减少氨的生成,但新霉素等氨基糖苷类药物由于其潜在的肾脏毒性已渐渐被弃用;而甲硝唑引起胃肠道反应大,近年来临床应用越来越少。近年来,喹诺酮类药物在防治肝性脑病的报道越来越多。另外,利福昔明的报道也逐渐引起人们的重视,利福昔明是利福霉素的衍生物,抑制细菌 RNA 的合成。口服给药实际上不吸收,仅作用于胃肠道局部。临床试验证明利福昔明治疗肝性脑病至少与乳果糖和新霉素作用同样有效,同时耐受性更好。在不耐受新霉素和肾功能损害的患者,利福昔明是首选的抗生素。有研究发现,利福昔明联合乳果糖治疗肝性脑病更能有效控制患者症状、体征,且耐受性良好,无不良反应发生。在减少产氨菌丛方面,两药合用有协同作用。在需接受长时间治疗的肝性脑病患者,利福昔明和双糖联合使用因其有效性和耐受性良好应首先考虑。

④其他:如粪肠球菌(SF68),SF68 是通过发酵乳酸而产生的一种尿素酶阴性的细菌,对几种肠道抗生素均耐药。它能抑制其他肠道细菌的复制。有研究发现 SF68 对慢性肝性脑病患者的治疗作用至少与乳果糖同样有效,且无不良反应,治疗中断 2 周也不会失去其有效作用。

(2)增加氨等毒性物质的排除

①L-鸟氨酸-L-天门冬氨酸(OA):OA 通过刺激谷氨酰胺合成而降氨。OA 是安全、有效的治疗肝硬化伴肝性脑病患者的药物。口服 OA 是安全、耐受良好的治疗肝性脑病的药物。OA 在临床上开始应用,初步证实是安全有效的,OA 中的鸟氨酸为鸟氨酸循环的底物,并能增加氨基甲酰磷酸合成酶的活性,天冬氨酸能促进谷氨酰胺的形成,从而达到促进氨的转化与尿素合成的目的,降低血氨水平,减轻脑水肿(这是目前认为较为有效地可以降低血氨的静脉用药物)。

②苯甲酸盐:苯甲酸盐与氨结合后以马尿酸盐的形式排泄而使血氨下降。但其疗效尚有待进一步研究。临床上常用的有谷氨酸钠、谷氨酸钾、门冬氨酸钾镁及盐酸精氨酸等。但均为经验用药,其确切疗效仍有争议(谷氨酸钠与谷氨酸钾可与氨结合形成谷氨酰胺,但可导致或加重碱中毒,并且在腹水、少尿和水肿时限制了钾盐和钠盐的使用)。盐酸精氨酸在理论上可促进鸟氨酸循环,但对于 A 型肝性脑病患者,由于肝衰竭时缺乏鸟氨酸氨基甲酰转移酶和精氨酸酶而导致效果较差;B 型疗效可能较好(因精氨酸为酸性,适用于有碱中毒者)。

③其他:如补充锌,动物实验证实脑中锌含量下降与肝性脑病的神经抑制有关,肝性脑病

患者在限制蛋白质摄入的同时也限制了锌的摄入,蔬菜又阻碍了锌的吸收,而尿素循环中有两种酶依赖锌,故理论上认为给乙酸锌可改善症状。但在两项大样本研究中,发现口服锌(200mg,每天3次)能提高血浆锌浓度,但不能改善PSE指数。L-卡尼汀能显著降低血液和脑内的氨水平,对氨中毒导致的肝性脑病有明显的保护作用,故有人试用于各型肝性脑病的治疗。

(3)基于假性神经递质的治疗:主要使用支链氨基酸。有研究显示,支链氨基酸治疗肝性脑病,可能有助于患者的症状、体征好转,摄入足量富含支链氨基酸的混合液对恢复患者的正氮平衡是有效和安全的。但支链氨基酸用于预防和治疗慢性肝性脑病,在权威著作上意见分歧。目前临床上支链氨基酸预防和治疗肝性脑病,仅用于不耐受蛋白质的进展期肝硬化患者。

(4)基于假性神经递质和"GABA/BZ符合受体"假说的治疗:针对假性神经递质学说和GABA/BZ复合受体学说,许多研究者进行了相关的探索,如左旋多巴、多巴胺受体激动剂——溴隐亭、苯二氮䓬受体拮抗剂——氟马西尼、阿片受体拮抗剂——纳洛酮等,但实际疗效差异,评价不一,临床工作中不做常规推荐。氟马西尼对70%的肝性脑病患者可产生短暂而明显的改善,氟马西尼口服吸收达高峰浓度需20~90分钟,静脉应用20分钟遍布全身,因起效快,排泄快,故多用静脉注射。马西尼不是对所有肝性脑病有效,可能同时存在颅压升高、脑水肿、低氧、低血糖;肝衰竭终末期或某些物质,并非苯二氮䓬类与肝性脑病发生有关,或存在其他苯二氮䓬受体的配体。

6.防治脑水肿和其他并发症,积极治疗原发疾病

(1)防治脑水肿:对严重肝昏迷(HE)的脑水肿处理仍有争议。①Ⅲ、Ⅳ级肝性脑病者,若动脉血氨>150μmol/L有发生脑疝的危险,若>200μmol/L有高度危险性。降低血氨水平的手段有限,但可用透析,正如在儿童尿素环化酶缺乏症中的所用。②建议行CT扫描排除其他颅内病变,但对脑水肿的发现敏感性差。③ICP监测仍有争议。其引起颅内出血的危险性在近来的ALF学组系列中已降至10%(2/58),20世纪90年代早期为22%。可能永远无法进行ICP监测的随机对照研究。有用与未用ICP对肝移植预后影响的研究发现两组在移植后生存率上相似,用ICP监测的患者治疗脑水肿的频率更多。颅内压>60mmHg造成的神经系统损伤可能在移植后数月才表现出来。ALF学组将对此进行前瞻性研究。脑水肿在ALF出现以下情况的患者中更为显著,有快速临床恶化的患者如对氨基乙酰酚诱导的肝损伤,严重高血氨症(>200μg/dL),血钠低于125mmol/L(潜在的高血氨诱导的脑水肿)和那些获得性感染者。在肝移植候选者中,ICP监测可能有助于对无益处的肝移植及时决定终止和手术中管理ICP。大多数中心避免在没有肝移植可能的患者中用此方法。处理时基础措施很重要:患者应置于安静的环境,30°半卧位,避免过度扩容。发热可加重颅内高压,应及时处理。输注高张盐水被认为可防止颅内高压的发展。甘露醇以0.5mg/kg剂量快速输注,可升高脑部血管的渗透压,是治疗高ICP的主要方法。应监测血清渗透压。因为可以引起动脉低血压,巴比妥盐冬眠法极少使用。治疗目标为ICP<20mmHg和维持CPP 50~80mmHg,此基于对其他疾病高ICP的研究结果而制定。但CPP<40mmHg时也有成功施行肝移植的报告,此应视为特例。CPP<40mmHg超过2小时或严重的难治的持续颅内高压(>40mmHg)是凶险的征兆。

　　（2）凝血机制异常：肝性脑病患者常有明显的凝血机制异常，由合成功能低下（如维生素 K 依赖性因子）、血小板功能异常和纤溶所造成，但是罕见明显的出血。现有的凝血异常检测方法往往不能恰当反映肝硬化患者的出血危险性。主要的出血发生于侵袭性操作或诊断性检查中的皮肤组织穿刺伤，通常用新鲜冰冻血浆预防。

　　（3）预防与治疗胃肠道出血：首选质子泵抑制剂，也可使用 H_2 受体拮抗剂。

　　（4）肾衰竭：肝性脑病患者常发生肾功能衰竭，缘于感染和/或肝衰竭本身导致的严重动脉血管扩张，临床表现为急性肾小管坏死。通过中央静脉导管可以评估血管内容量，但可能需更多的 ICU 内特异检测来辅助。Swan-Ganz 导管的安全性日益受到质疑，已很少用于 ALF 处理。现在，对抗动脉血管扩张的缩血管疗法不推荐用于肾衰竭。特利加压素已越来越多地用于肝硬化和肝肾综合征，但发现可增加颅内压力，即使没有动脉压力增高时亦如此。动物实验也发现血管加压素通过 V_2 受体诱导脑部充血，加重脑水肿。严重肝性脑病患者脑血管自我调节功能丧失，所以那些可以增加动脉压力的药物都有可能增加脑血流量，加重脑水肿。出现尿毒症、容量超负荷和其他代谢紊乱（酸中毒、高钾血症）的肾功能衰竭，人工肾疗法是标准措施。推荐使用连续血液透析，如持续静脉/静脉血滤（CV/VH），相比较于间歇性血透更加安全，可以使 ICP 上升减少、心血管系统更为稳定和脑部灌注更好。若要清除血氨更倾向于用连续性静-静脉血液透析（CVVHD）。近年来血管加压素在防治肝肾综合征方面有一定的效果。

　　（5）循环衰竭：循环衰竭是动脉血管扩张状况的更晚期表现，预后凶险。平均动脉压（MAP）明显下降（＜65mmHg）可影响大脑灌注，大脑灌注压（CPP）＝MAP－ICP，当 CPP＜40mmHg 时极可能导致大脑缺血。应当排除肾上腺功能不足引起的心血管功能衰竭，补充氢化可的松可改善对去甲肾上腺素的反应，后者通常用于治疗此类循环功能不全。

　　7.人工肝支持系统

　　包括机械人工肝支持系统和生物人工肝支持系统。后者尚处于实验研究阶段。临床上常用的机械人工肝支持系统包括血浆置换、血液透析、血液灌流、分子吸附再循环系统等，主要用于 A 型肝性脑病患者，主要是通过清除血液中的氨和其他毒性物质，并可补充蛋白质及凝血因子，纠正水、电解质紊乱及酸碱平衡失调。实际工作中要针对患者的具体情况，选择不同的方法，以达到最佳效果。其疗效有待进一步验证。

　　8.肝移植和肝细胞移植

　　肝性脑病常发生于终末期肝脏疾病或严重肝功能衰竭患者，肝脏移植和肝细胞移植是最终治疗肝性脑病的重要而且非常有效的治疗手段，尤其对于终末期肝脏疾病，有条件的应尽快行肝脏移植或肝细胞移植。

　　（1）肝细胞移植：肝细胞移植目前尚处于临床研究阶段，技术尚不成熟。前期研究表明肝细胞能移植、扩增，对慢性肝功能不全的患者提供代谢支持。

　　（2）原位肝移植：近年来，随着肝移植的开展，肝脏移植手术在技术上趋于成熟，手术成功率和生存率越来越高，对于许多目前尚无其他满意治疗方法可以逆转的慢性肝性脑病，肝移植是一种有效的治疗方法。肝移植的成功为肝硬化并发症如肝性脑病等的治疗提供了新的解决思路，但供体不足仍然是目前的主要困难之一。

9.门体分流栓塞术

主要用于门体分流性肝性脑病的治疗。门体分流栓塞术常用的途径有经皮逆行经腔静脉栓塞术、经皮经肝门静脉栓塞术。栓塞材料可为不锈钢螺栓或乳胶气囊。研究发现,栓塞术后分流消失且血氨下降、脑电图改善者未再发生肝性脑病。门体分流栓塞术的并发症有发热、一过性胸腔积液、腹水和轻微的食管静脉曲张,对于轻微的食管静脉曲张无严重后果不需治疗。另有学者提出,TIPS术后患者用乳胶气囊能栓塞分流,并改善脑病的症状、体征。然而,患者依然有发生门静脉高压并发症的危险。

第六章

泌尿系统急危重症

第一节　急性肾损伤

一、概述

急性肾衰竭（ARF）是由各种原因引起的肾功能急骤在短期内（数小时至数周）进行性减退而出现的临床综合征，主要以肾小球滤过率突然下降、含氮物质堆积和水、电解质、酸碱平衡紊乱为特征。但是，既往医学界对急性肾衰竭的诊断标准极不统一，导致各家报道急性肾衰竭的发病率和死亡率差异较大，一定程度上影响了急性肾衰竭诊治水平的提高。急性肾衰竭国际研讨会，提议将急性肾衰竭改为急性肾损伤（AKI），并就急性肾损伤的定义和分期制定了统一的标准。国际改善全球肾脏病预后组织（KDIGO）又将急性肾损伤定义和分期标准进行了更新。KDIGO-AKI诊断标准是在急性透析质量倡议（ADQI）的风险、损伤、衰竭、丢失和终末期肾衰竭（ADQI-RIFLE）标准和急性肾损伤国际组织（AKIN）标准的基础上提出的。其定义如下：48小时内血肌酐水平升高≥0.3mg/dL（26.5μmol/L）；或超过基础值的1.5倍，且明确或经推断上述情况发生在之前的7天内；或持续6小时以上尿量＜0.5mL/（kg·h）。

急性肾损伤是危重症患者常见的并发症，也是促进其他脏器衰竭和增加患者死亡率的重要因素。除原发疾病本身的作用外，抢救过程中的一些治疗措施，如造影剂、抗生素、抗病毒药物等均可导致急性肾损伤。近年来，尽管肾脏替代治疗（RRT）技术取得了显著的进步，但是急性肾损伤的死亡率仍高居不下。因此，急性肾损伤防治非常重要。

二、病因

导致 AKI 发生的病因很多，可分为肾前性、肾性和肾后性三大类。

（一）肾前性因素

1.有效血容量减少

常见于各种原因导致的液体流失和出血，如腹泻、呕吐、利尿剂应用、消化道出血、大面积烧伤及低蛋白血症等。

2.心排血量减少

见于急性心肌梗死、严重心律失常、心肌病、心脏瓣膜病及严重肺心病等导致的急性心功能下降。

3.全身血管扩张

多见于脓毒症、药物(如降压药)、过敏及麻醉意外等。

4.肾血管严重收缩

见于脓毒症、药物(如非甾体抗炎药)。

5.肾动脉机械性闭锁

见于手术、血栓、栓塞等。

(二)肾实质性因素

1.急性肾小管坏死

多见于急性肾缺血、肾毒性药物应用及重金属中毒等。

2.间质性肾炎

见于药物过敏、感染、肾移植急性排异反应及系统性疾病等;众多药物可引起急性间质性肾炎,其中抗生素占大多数,尤以β-内酰胺类(青霉素族、头孢菌素族等)最为常见。

3.肾小管阻塞

见于结晶沉积(如尿酸,草酸)、蛋白沉积(轻链,肌红蛋白,血红蛋白)等。

4.肾血管性疾病

见于系统性血管炎、恶性高血压、硬皮病、血栓性微血管病、DIC、肾动脉机械闭塞(如手术,血栓栓塞)及肾静脉血栓形成等。

5.肾小球疾病

见于急进性肾炎、感染后肾炎、IgA肾病及膜增殖性肾炎等。继发性肾病如狼疮性肾炎、紫癜性肾炎等。

6.感染

见于脓毒症、全身炎症反应综合征等。

7.浸润

见于结节病、淋巴瘤及白血病等。

8.其他。

(三)肾后性因素

1.肾外

输见于尿管肿瘤、结石,腹膜后和盆腔恶性肿瘤、腹膜后纤维化及腹主动脉瘤等。

2.膀胱

见于前列腺增生、肿瘤及结石等。

3.尿道

见于尿道狭窄、包茎等。

三、诊断步骤

(一)病史采集

1.起病情况

急性肾小管坏死(ATN)是住院患者和ICU患者急性肾损伤的主要原因。急性肾小管坏死起病急骤,常出现面色苍白、四肢厥冷、血压下降,甚至休克等。需要仔细询问病史,结合相关临床资料,争取早期诊断,避免使用肾毒性药物,改善患者的预后。

2.临床表现

包括尿量改变以及水、电解质、酸碱平衡紊乱和含氮废物堆积引起的全身并发症。

(1)尿量改变:尿量仍然是反映急性肾损伤的最佳临床指标之一,也是影响患者预后的重要因素。多数患者尿量减少,甚至出现无尿。少尿是急性肾损伤的重要特征,也常常是临床提示诊断的重要线索。但也有患者没有少尿,尿量在 400mL/d 以上,称为非少尿型急性肾损伤,其病情大多较轻,预后较好。

(2)水、电解质、酸碱平衡紊乱:可表现为水潴留、低钠血症、高钾血症、低钙血症、高血磷、高血镁以及代谢性酸中毒等。

(3)全身并发症

①消化系统症状:食欲减退、恶心、呕吐、腹胀、腹泻等,严重者可出现消化道出血。少数患者可表现为难以解释的腹痛。

②循环系统症状:因患者尿少以及未控制进水,导致体液过多,可引起急性肺水肿、充血性心力衰竭和高血压。临床表现为呼吸困难、心悸等。因毒素潴留、酸中毒、电解质紊乱和贫血,可引起各种心律失常、心肌病变以及心包炎。

③神经系统症状:在急性肾损伤时常见神经系统异常,尤其是老年患者。可以表现为意识障碍、定向力障碍、精神错乱、躁动、昏迷等,偶见癫痫大发作。

④血液系统症状:血小板质量下降、多种凝血因子减少和毛细血管脆性增加,引起出血倾向及轻度贫血现象,表现为皮肤、黏膜、牙龈出血以及头晕、乏力等。

⑤感染:是急性肾损伤较常见而严重的并发症,也是急性肾损伤患者死亡的主要原因;常见的感染部位包括呼吸道、泌尿道和手术部位,严重者可出现败血症。

⑥其他:部分急性肾损伤患者可合并多器官功能障碍综合征(MODS)并出现相应的临床症状,这是极其严重的并发症。

3.既往病史

详细的病史,对于急性肾损伤的诊断和鉴别诊断有重要参考价值。如有以下病史者,需要引起重视。如心力衰竭、休克、肝硬化并大量腹水等导致的肾脏灌注不足;大量失血、严重呕吐和腹泻、过量应用利尿剂、高热和大量出汗等引起的有效循环血容量不足;近期有输血史、外科手术、挤压伤、大面积烧伤、毒蛇咬伤、毒蜂蜇伤史;近期有使用肾毒性药物包括抗生素类(如氨基糖苷类、第一代头孢菌素类、磺胺类、四环素类、万古霉素、两性毒素 B、阿昔洛韦、利福平等)、中药(特别是含马兜铃酸的中药)、化疗药(如顺铂、丝裂霉素、异环磷酰胺)、NSAID 类药物、造影剂、ACEI 类药物、甘露醇、静脉用免疫球蛋白(MG)等;近期有毒蕈、鱼胆食入史;多发性骨髓瘤等恶性肿瘤接受化学治疗后;有重金属(如汞、铅、砷、铋)和有机溶剂(如四氯化碳、甲醇)接触史等。

(二)体格检查

1.一般情况

精神萎靡、乏力,如有感染存在,可有不同程度的发热。部分患者可有低血压。因代谢性酸中毒可有深大呼吸、鼻翼扇动等。尿毒症毒素严重堆积可导致尿毒症脑病,出现意识障碍。常呈急性病容,表情痛苦。

2.皮肤、黏膜

全身皮肤、黏膜可有不同程度的出血倾向,表现为皮下出血点、紫癜等。并可有不同程度贫血貌,表现为眼睑结膜、甲床等苍白。继发于溶血、肝硬化等的急性肾损伤可出现皮肤、黏膜黄疸。因血容量不足所致急性肾损伤可出现眼眶凹陷,皮肤、黏膜皱缩、弹性减退。部分患者也可因水钠潴留出现皮肤、黏膜水肿。

3.胸部

继发于心力衰竭的急性肾损伤可出现心音低钝及各种心律失常。心脏有器质性病变者可出现相应的临床表现如瓣膜杂音、异常心音等。肺部查体可有呼吸音增粗,因心力衰竭致心源性哮喘者可闻及哮鸣音。

4.腹部

可有肋腰点、肋脊点压痛及肾区叩痛。继发于肝硬化者可见腹壁静脉曲张、扪及脾大。

5.脊柱及四肢

继发于多发性骨髓瘤并转移者可出现脊柱及四肢骨骼压痛。继发于外伤者可有相应的临床表现。

(三)门诊资料分析

1.血常规

可有轻、中度贫血,血小板计数正常。

2.尿常规

尿蛋白多为+~++。尿沉渣检查可见肾小管上皮细胞、上皮细胞管型和褐色颗粒管型及少许红、白细胞等。尿比重降低且较固定,多在1.015以下。

3.肾功能

除了尿量之外,血肌酐仍然是目前反映急性肾损伤的最佳指标生物学标记物。急性肾损伤患者血肌酐和尿素氮升高,明显超出正常范围。因急性肾小管坏死患者肾小管重吸收尿素氮的能力下降,计算血尿素氮与肌酐的比值常小于(10~15)∶1。

(四)继续检查项目

1.急诊生化检查

完善电解质检查,必要时尚需进行血气分析,明确有无电解质紊乱、酸碱失衡及其严重程度。

2.尿液特殊检查

完善尿钠、尿肌酐以及尿渗透压检查,计算尿肌酐与血肌酐的比值、肾衰指数和钠排泄分数,协助肾前性急性肾损伤和急性肾小管坏死(ATN)的鉴别诊断。

$$肾衰指数=尿钠/(尿肌酐/血肌酐)$$
$$钠排泄分数=[(尿钠/血钠)/(尿肌酐/血肌酐)]×100\%。$$

3.溶血相关检查

若怀疑患者为溶血性贫血所致急性肾损伤,完善红细胞形态、游离血红蛋白、结合珠蛋白、

G-6-PD 等溶血相关检查。若患者近期有输血史,考虑输血所致溶血,需要再进行血型鉴定。

4.酶学相关检查

若怀疑横纹肌溶解或挤压伤综合征所致急性肾损伤,完善肌肉酶学检查;怀疑生物毒素(如毒蕈、鱼胆)中毒所致急性肾损伤,需进行肝脏酶学检查。

5.血培养检查

若患者有严重感染,怀疑败血症所致急性肾损伤,有必要进行血培养及药敏试验。

6.出血倾向检查

完善出、凝血时间以及 FDP、D-二聚体等凝血相关检查,了解患者的凝血功能。

7.骨髓检查

若患者为老年人,需排除多发性骨髓瘤所致的急性肾损伤。必要时考虑骨髓穿刺及骨髓活检排除多发性骨髓瘤的可能。

8.心脏彩超及心电图检查

若怀疑心力衰竭所致急性肾损伤,需进行心脏彩超和心功能测定以及心电图检查,排除心脏功能和器质性病变。

9.肝胆脾 B 超检查

若怀疑肝硬化由于肝肾综合征所致急性肾损伤,需完善肝胆脾 B 超检查初步排除有无肝硬化。

10.双肾、输尿管、膀胱(前列腺)影像学检查

双肾 B 超检查了解双肾形态大小及肾实质受损情况;输尿管、膀胱(前列腺)B 超或 CT 检查或者静脉肾盂造影(IVP)检查排除有无结石、梗阻等肾后性因素所致急性肾损伤,协助鉴别诊断。

11.肾穿刺活检

当排除肾前性和肾后性因素引起的肾衰竭后,没有明确致病因素(肾缺血或肾毒素)的肾性急性肾损伤,或者当急性肾损伤与慢性肾衰竭难以鉴别时,如果无禁忌证,应尽快进行肾活检,协助诊断。

12.其他

指甲和头发肌酐测定有助于急性肾损伤和慢性肾衰竭的鉴别诊断。急性肾损伤,指甲和头发肌酐正常;慢性肾衰竭,指甲和头发肌酐增高。尿 β_2-微球蛋白和 α_1-微球蛋白增高也可见于肾小管功能受损。急性肾小管坏死时,尿液溶菌酶等酶学指标可升高。新近研究发现,在急性肾损伤时,半胱氨酸-C 比血肌酐升高要早 1～3 天,是反映急性肾损伤时早期肾功能急剧变化及肾功能损伤严重程度的敏感指标,其诊断急性肾损伤的敏感性和特异性分别为 91.9% 和 95.3%。中性粒细胞明胶酶相关性脂质运载蛋白(NGAL)、半胱氨酸-C、Gro-2、肾损伤分子-1(KIM-1)、IL-6、IL-8、IL-18 等均与急性肾损伤的早期诊断有关,提示有作为急性肾损伤早期检测标志物的可能。另外,抗肾小球基底膜抗体(抗-GBM)、抗中性粒细胞胞质抗体(ANCA)、抗核抗体谱及补体测定等免疫学检查也有助于急性肾损伤的鉴别诊断。

四、诊断

（一）急性肾损伤的诊断线索

如果存在急性肾损伤的诱因，出现如下征象时应注意急性肾损伤的可能：①突发尿量明显减少；②突发全身水肿或水肿加重；③原因不明的充血性心力衰竭、急性肺水肿；④原因不明的电解质紊乱和代谢性酸中毒。

（二）急性肾损伤的诊断思路

1.急性肾损伤诊断标准和分期

肾功能在48小时内突然减退，血肌酐升高绝对值≥0.3mg/L；或超过基础值的1.5倍，且明确或经推断上述情况发生在之前的7天内；或持续6小时以上尿量<0.5mL/(kg·h)。

2.临床类型

根据患者的尿量，可分为少尿型急性肾损伤和非少尿型急性肾损伤。尿量小于400mL/d的急性肾损伤称为少尿型急性肾损伤。非少尿型急性肾损伤是一种比较轻型的急性肾损伤，尿量在400～1000mL/d，症状较轻，病程较短，并发症少，预后较好。但由于尿量减少不明显，易被漏诊，可因治疗不及时或治疗不当而转变为少尿型急性肾损伤。

3.鉴别诊断

（1）肾前性与肾性急性肾损伤鉴别诊断：肾前性与肾性急性肾损伤可通过补液试验、血浆尿素氮与肌酐的比值以及尿液诊断指标协助鉴别。

如果患者存在循环血容量不足和（或）肾脏灌注不足的诱因，如大量失血失液、心力衰竭、休克、应用NSAID或ACEI类药物等，首先考虑是否为肾前性急性肾损伤。对于疑诊肾前性急性肾损伤的患者，可给予5％碳酸氢钠或生理盐水200～250mL快速静脉滴注。如果补充液体后患者尿量增多，则更加支持肾前性急性肾损伤的诊断；反之，如果补充液体后患者尿量无明显增多，血清肌酐和尿素氮轻微或无明显下降，则应考虑为肾前性急性肾损伤已经转变为肾性急性肾损伤。

肾前性急性肾损伤，肾小管功能未受损，低尿流速率导致肾小管对尿素氮的重吸收增加，血浆尿素氮与肌酐的比值常大于20；肾性急性肾损伤，肾小管功能受损，对尿素氮的重吸收能力下降，血浆尿素氮与肌酐的比值常低于20。

肾前性急性肾损伤与肾性急性肾损伤的尿液改变也存在明显差异，具体见表6-1-1。

表6-1-1　肾前性与肾性急性肾损伤的尿液鉴别诊断

项目	肾前性	肾性
尿比重	>1.015	<1.015
尿渗透压（mmol/L）	>500	<350
尿肌酐/血肌酐	>40	<20
尿钠（mmol/L）	<20	>20
钠排泄分数	<1	>1

续表

项目	肾前性	肾性
肾衰竭指数	<1	>1
尿沉渣	少许透明管型	棕色颗粒管型

(2)肾性与肾后性急性肾损伤鉴别诊断：双侧输尿管完全梗阻者可完全无尿（导尿条件下无尿）；如每天排尿量波动很大则提示间歇性梗阻性尿路疾病。肾后性因素所引起的急性肾损伤通过B超、CT等影像学检查即可明确诊断，可见导致尿路梗阻的因素存在，也可见双侧肾盂积水，输尿管上段扩张。下尿路梗阻者还可见膀胱尿潴留的表现。但是应引起重视，长期的肾后性梗阻可导致肾实质病变而出现肾功能不全。

(3)肾性急性肾损伤的鉴别诊断：如果排除肾前性和肾后性肾功能不全，则可诊断为肾性急性肾损伤。但是仍需要进一步明确急性肾损伤是否为肾血管性、肾小球性还是间质小管性病变。

尿沉渣镜检对肾性急性肾损伤的鉴别诊断有重要意义。75％以上的急性肾小管坏死患者可出现褐色细胞管型和肾小管上皮细胞；红细胞管型的出现则提示肾小球或血管的炎性病变；大量分叶核细胞存在提示急性间质性肾炎或乳头坏死；如尿中见大量嗜酸性细胞支持过敏性间质性肾炎的诊断。

临床上疑诊肾血管性急性肾损伤的患者，应施行肾动脉和（或）肾静脉血管超声检查，必要时进行核磁共振三维成像以明确诊断。

肾穿刺活检对肾性急性肾损伤的诊断和鉴别诊断意义较大。通过肾活检病理检查可以明确诊断、指导治疗和帮助判断预后。

(4)急性肾损伤与慢性肾衰竭的鉴别诊断：临床上有夜尿增多，疾病早期出现少尿，严重出现贫血和高磷血症等，影像学检查提示肾脏缩小均有助于慢性肾衰竭的诊断，其中影像学检查意义最大，误差相对较小。

4.诊断急性肾损伤时应注意的问题

(1)尿量：用于急性肾损伤的诊断并不十分精确，一直以来其临床应用的价值有限。KDIGO指南认为应该个体化评估患者的尿量，如药物、液体平衡以及其他因素的影响。但是，尿量的标准可以用作进一步评估的起点，即对于符合尿量标准的患者，应该注意评估患者的急性肾损伤风险是否增加。

(2)目前急性肾损伤的概念存在一定的问题：对于缺乏既往血清肌酐值或初次就诊不伴有少尿的患者，诊断急性肾损伤较为困难。此外，由于血清肌酐受种族、性别、年龄、营养状况等影响，导致急性肾损伤诊断存在人群的差异，如老年患者本身可以存在GFR的生理性下降，且波动较大，同时又由于老年人肌肉量、营养状况减低，血清肌酐难以反映其真实的肾功能状态，因此，对老年人的急性肾损伤诊断需要考虑这些影响因素。

(3)急性肾损伤早期诊断的生物学标志：急性肾损伤定义的提出有利于早期诊断，但是血清肌酐水平不是反映肾功能状态敏感的指标，血清肌酐的升高意味着肾小球滤过率下降了50％以上。因此，探寻早期诊断急性肾损伤的生物标志物，有助于急性肾损伤的早期诊断和早期干预。近年来,诸多研究显示 NGAL、cystatin C、KIM-1、IL-6、IL-8 和 IL-18 等均可能是诊断急性肾损伤早期标志物。但是,上述生物学标志物还需要大量前瞻、对照性临床研究的评估和证实。

五、治疗

(一)治疗原则

消除诱因、促进肾脏恢复、防治并发症、降低病死率。

(二)治疗计划

1.内科治疗

(1)一般治疗:积极治疗原发病,消除导致或加重急性肾损伤的因素,是防治急性肾衰竭的重要原则。在诸多防治措施中,快速准确地补充血容量,维持足够的有效循环血容量,防止和纠正低灌注状态,避免使用肾毒性药物显得十分重要。有透析指征者,应尽快予以透析治疗,对于尚未达到指征者,可对症处理。

(2)维持水、电解质、酸碱平衡

①严格控制水钠的摄入:入液量应为前一天的尿量加上其他显性失水量和非显性失水量(400mL)。如有发热,则体温每增加 1℃,每天应增加入液量约 100mL。由于患者处于分解代谢状态,病者体重允许减轻 0.2～0.3kg;如果患者体重不减或增加,提示水钠潴留,体液量过多;如果患者体重减轻超过上述指标,则提示可能有容量不足或处于高分解状态。轻度的水过多,只需要严格限制水的摄入,并给予 25％的山梨醇导泻;严重者则需行透析治疗。

②高钾血症的治疗:轻度高钾血症(＜6.0mmol/L),应严格限制富含钾的食物和药物的摄入,积极治疗原发病和纠正代谢性酸中毒,并密切观察。如血清钾＞6.5mmol/L,则应积极处理。其措施包括:a.10％葡萄糖酸钙 10～20mL 稀释后静脉缓慢注射,以缓解高钾血症对心肌的毒性作用。b.5％碳酸氢钠 100～200mL 静脉滴注,以纠正酸中毒,促使钾离子向细胞内转移。c.50％葡萄糖溶液 50mL 加普通胰岛素 10U 缓慢静脉注射。d.口服钠型离子交换树脂 50g/d,分 3～4 次口服,并加服 25％山梨醇 20mL 导泻。亦可用钠型离子交换树脂灌肠。严重的高钾血症应尽快行透析治疗予以纠正。

③代谢性酸中毒的治疗:轻度代谢性酸中毒可暂时密切观察和口服碳酸氢钠,急性肾损伤引起的轻度代谢性酸中毒一般可以不治疗;但如 HCO_3^- 小于 15mmol/L 时,应积极治疗,予以 5％碳酸氢钠 100～250mL 静脉滴注。严重的代谢性酸中毒补碱难于纠正者,应尽快行透析治疗。

④其他电解质紊乱的治疗:出现高磷血症时应予以氢氧化铝凝胶 30～60mL 口服,每天 4 次;严重者宜行透析治疗。轻度低钙血症很少有症状,一般不需特殊处理。

(3)液体复苏:纠正容量不足,保持血流动力学稳定,有利于减少肾脏损伤的进一步发展,促进肾功能恢复。

KDIGO 指南建议对于存在急性肾损伤风险或已经发生急性肾损伤的患者,在没有失血性休克的证据时,使用等张晶体液而不是胶体(白蛋白或淀粉类液体)作为扩张血管内容量的起始治疗。尤其是重病患者,应首选晶体扩容。

当使用高氯盐溶液如 0.9% 的生理盐水(氯 150mmol/L)时,需监测酸中毒以及肾功能情况。

对存在急性肾损伤风险或已经发生急性肾损伤的血管源性休克的患者,在补液同时可以联合使用血管活性药物,如去甲肾上腺素,以恢复或维持灌注压。但是,低血容量纠正后则停用,不宜长期使用。以往认为肾脏剂量的多巴胺[$1\sim3\mu g/(kg \cdot min)$]可以解除血管痉挛,扩张血管,增加肾血浆流量、尿钠排泄和尿量。但 meta 分析提示多巴胺对急性肾损伤的治疗没有明显益处。可能与多巴胺进一步恶化肾脏的血液灌注有关。此外,多巴胺还可能增加心律失常和心肌缺血。因此,目前不主张使用多巴胺预防或治疗急性肾损伤。

(4)利尿剂的使用:目前临床上主要应用的利尿剂为襻利尿剂(呋塞米)。襻利尿剂能降低髓襻升支的细胞能量代谢从而减轻肾小管的缺血性损伤;同时能使患者从少尿型急性肾损伤转变为非少尿型急性肾损伤。但襻利尿剂对急性肾损伤的治疗没有明显益处。相反,襻利尿剂的使用使患者肾功能恢复的失败率和死亡率增加,究其原因可能与由于使用襻利尿剂导致延迟进行肾脏替代治疗有关。因此,KDIGO 指南推荐呋塞米可用于减轻急性肾损伤时的容量负荷,但需慎用。

甘露醇作为渗透性利尿剂,虽然能有效地预防和减轻术后及中毒性肾小管坏死,但短期内过大剂量($100\sim1000g$)或连用 3~6 天,有明显的肾毒性作用,尤其是高龄和少尿患者。

(5)并发感染的预防和治疗:急性肾损伤易于并发感染,多见于呼吸道、泌尿道和皮肤等部位。因此,应强调感染的预防,如注意口腔、皮肤和外阴部的清洁,一般不用抗生素预防感染。但是,一旦出现感染迹象,应予以积极的有效抗生素治疗。首选无肾毒性或肾毒性低的药物,并按肌酐清除率调整药物剂量。

(6)营养支持:营养不良是影响患者预后的独立相关因素。因此,对于急性肾损伤患者应该注意营养支持,积极纠正营养不良。英国肾脏病学会发布的急性肾损伤治疗指南中推荐:急性肾损伤患者尽可能采取胃肠内营养。尽可能地供给足够的热量和限制蛋白质的摄入,以保证机体代谢的需要,防止内源性和外源性蛋白质的分解代谢的增强。急性肾损伤患者摄入能量 $25\sim35kcal/(kg \cdot d)$,能量的供应应以碳水化合物和脂肪为主。即使存在高代谢状态或者接受 CRRT 治疗,每天蛋白摄入量不超过 $1.7g/(kg \cdot d)$。同时补充微量元素和水溶性维生素。

2.肾脏替代治疗(RRT)

急性肾损伤的肾脏替代治疗遵循以下原则:强调早期进行,尤其是伴有多器官衰竭时;根据患者病情选择不同类型的透析方式,如血液透析、腹膜透析、连续性血液净化等;治疗处方因人而异,根据患者具体情况选择不同的透析剂量、透析器和抗凝剂等。

(1)透析时机:急性肾损伤进行肾脏替代治疗的适应证和最佳时机,至今国际上尚缺乏循证医学证据和统一的标准。尽管目前倾向于早期进行肾脏替代治疗,但是必须权衡肾脏替代治疗的弊端,如留置透析导管相关的感染、低血压、透析膜生物不相容性以及肝素过敏所致的血小板减少等。目前有关早期进行预防性透析,尽管少数回顾性研究中存活率较高,但至今尚无前瞻性对照研究报道。但是,对于脓毒血症、重症胰腺炎、MODS 和 ARDS 等危重患者应及早开始肾脏替代治疗。Lameire等提出急性肾损伤患者进行肾脏替代治疗的指征包括：①少尿（尿量$<200\text{mL}/12\text{h}$）；②无尿（尿量$<50\text{mL}/12\text{h}$）；③高钾血症（血钾$>6.5\text{mmol}/L$）；④严重酸中毒（$pH<7.0$）；⑤$155\text{mmol}/L<$血钠$<120\text{mmol}/L$；⑥血尿素氮$>30\text{mmol}/L$；⑦尿毒症性脑病、心包炎；⑧水负荷过重。但是，这一标准是否适用于不同病因和不同临床情况尚需大量的临床研究证实。

（2）肾脏替代治疗方式的选择：急性肾损伤的肾脏替代治疗方式主要有间歇性血液透析（IHD）、缓慢低效率血液透析（SLED）、延长的每天血液透析（EDD）连续性肾脏替代治疗（CRRT）和腹膜透析（PD）等。

间歇性血液透析和连续性肾脏替代治疗是目前临床应用于救治急性肾损伤的主要肾脏替代治疗方式。与间歇性血液透析相比，理论上连续性肾脏替代治疗具有血流动力学稳定、溶质清除率高、为重症患者的营养支持提供治疗"空间"和清除炎症介质等优势。然而，许多临床研究结果显示，连续性肾脏替代治疗和间歇性血液透析具有相似的临床疗效、生存率、死亡率和并发症发生率。尽管目前的研究结果尚不能得出明确的结论，但能够肯定的是，连续性肾脏替代治疗更适用于脑水肿、肝衰竭、血流动力学不稳定和不能耐受间歇性血液透析治疗的患者；而间歇性血液透析对于有出血倾向和连续性肾脏替代治疗过程中容易出现血管通路栓塞的患者更有优势。此外，还必须考虑的是连续性肾脏替代治疗的治疗费用高。

持续低效每天透析（SLEDD）与间歇性血液透析的机制一样，但是时间相对较长，血流速度和透析液速度都相对较慢，近年许多研究认为其综合了间歇性血液透析和连续性肾脏替代治疗的优点，且较连续性肾脏替代治疗效果更好、安全、治疗成本大幅减低。故对于确诊的患者，可以每天实施一次血液透析，治疗的持续时间不等（6～10小时）。关于透析膜的选择，由于合成膜更少引起补体和单核细胞激活，英国肾脏病学会关于急性肾损伤的治疗指南中认为合成或变性纤维膜优于非变性纤维膜。在透析缓冲液方面，连续性肾脏替代治疗时，除非局部使用柠檬酸盐抗凝，碳酸氢盐是透析液和置换液最佳的缓冲液。此外，连续性肾脏替代治疗的急性血管通路应该首选静脉-静脉（V-V）血管通路而不是动脉-静脉（A-V）血管通路。

在发达国家，腹膜透析较少用于危重的成年急性肾损伤患者（这类患者通常伴发败血症）。但对于幼儿和欠发达国家，腹膜透析在救治急性肾损伤中仍然发挥一定作用。腹膜透析治疗具有设备和操作简单、不需要抗凝、血流动力学稳定等优点。但研究发现在重症急性肾损伤的治疗中连续性肾脏替代治疗可能优于间歇性腹膜透析（IPD），IPD在抢救急性肾损伤中的作用有限。有学者提出应用持续流动腹膜透析（CFPD）的模式治疗急性肾损伤。持续流动腹膜透析时，腹腔内保留较大容量的透析液（2～3L），腹透液持续再循环流量为$200\sim300\text{mL}/\text{min}$。因此，持续流动腹膜透析清除血尿素氮效率是间歇性腹膜透析的2～5倍，可望提高腹膜透析抢救急性肾损伤的成功率。但是，这只是理论上的推测，尚需要临床研究进一步证实其有效性和可操作性。

因此，肾脏替代治疗方式的选择取决于患者的临床状况、医疗和护理经验以及透析方式的可行性。

此外，不同的透析方式之间，患者的转归没有明显差异，也没有发现在重症患者中连续性肾脏替代治疗具有明显的益处。

（3）透析剂量：虽然，长期以来一直公认肾脏替代治疗的剂量与急性肾损伤患者的预后密切相关，但截至目前，肾脏替代治疗的最佳治疗剂量仍然是目前争论的焦点和研究的热点。ATN 研究和 RENAL 研究均发现，肾脏替代治疗急性肾损伤的剂量增加至 20～25mL/（kg·h）未能带来获益。但是在临床实际中，急性肾损伤患者行肾脏替代治疗的实际剂量经常会低于处方剂量。因此，为了达到 20mL/（kg·h）以上的有效治疗剂量，目前的指导方针建议肾脏替代治疗的处方剂量为 25mL/（kg·h）以上，并且尽量减少各种原因导致连续性肾脏替代治疗的治疗中断。

六、病情观察和处理

1.病情观察要点

（1）感染：是急性肾损伤的常见并发症，也是患者死亡的主要原因之一。治疗期间，注意观察患者的生命体征，定期复查血常规，早期发现感染迹象。一旦发现感染，需要及时给予有效抗生素治疗。抗生素宜选用对肾无毒性或毒性低的药物。

（2）定期复查肾功能和电解质、血气分析等。了解肾功能损害的程度及其进展或恢复情况；了解有无高钾血症和代谢性酸中毒并给予及时处理。

（3）治疗期间，定期进行液体评估。注意观察有无心力衰竭、水钠潴留、血容量不足或休克的早期症状，并给予适当的液体管理。

（4）治疗期间，注意观察有无急性肾损伤的全身并发症和多器官功能衰竭（MODS），及时行肾脏替代治疗。

（5）治疗期间，注意出、凝血功能检查，了解患者的凝血功能和有无弥散性血管内凝血的发生。

2.疗效判断与处理

若患者临床症状改善、尿量增加，提示治疗有效，可暂停肾脏替代治疗，给予相关药物治疗。若患者临床症状加重、尿量持续性减少、血尿素氮和肌酐进行性升高，提示病情进一步恶化，应当及时行肾脏替代治疗。

七、出院后随访

出院后定期门诊复查尿常规、肾功能以及双肾 B 超，了解有无肾脏持续性损害，明确急性肾损伤是否转变为慢性肾脏病（CKD），同时避免加重肾损害的诱因。

八、预后评估

急性肾损伤住院患者总院内死亡率约为 20％，需要透析的重症患者死亡率高达 40％～70％。与急性肾损伤患者死亡率增加相关的危险因素包括男性、老年、出现并发症、患有恶性肿瘤、无尿、败血症、机械通气、合并多器官衰竭以及高分值的病情评分等。

急性肾损伤存活患者进展为慢性肾脏病的风险高，尤其是已有慢性肾脏病背景的患者。约 10％儿童急性肾损伤患者在 1～3 年后可发展为慢性肾脏病。

第二节 慢性肾衰竭

慢性肾衰竭(CRF)为各种慢性肾脏病(CKD)持续进展的共同结局。它是以代谢产物潴留,水、电解质及酸碱代谢失衡和全身各系统症状为表现的一种临床综合征。我国目前慢性肾衰竭发病率约为 100/百万人口,男女发病率分别占 55% 和 45%,高发年龄为 40～50 岁。在 CRF 病情进展的早中期,控制危险因素并积极采取有效的治疗措施可使病情有所好转,一旦患者肾功能出现慢性受损,大多呈不可逆性,表现为 GFR 进行性下降,直至肾功能全部丧失。

在肾功能评估方面,我国目前依然沿用中华肾脏病学会全国肾小球疾病座谈会制定的综合分类标准,分类如下。

1.肾功能不全代偿期

肾小球滤过率(GFR)为 50～80mL/min,血清肌酐(Scr)133～177μmol/L(1.5～2.0mg/dL),在此期间,肾功能可因代偿作用而不发生血尿素氮(BUN)等代谢产物的潴留,患者一般无临床症状。

2.肾功能不全失代偿期

GFR 在 20～49mL/min 之间,血清肌酐值 186～442μmol/L(2.1～5.0mg/dL)。此期患者肾单位出现受损,残余肾功能低于正常肾功能的 50%,部分 BUN>7.1mmol/L。患者适度活动后可出现乏力,可在劳累、感染、血压波动时加重,同时合并有轻度贫血、食欲减退、夜尿增多等体征,又称之为氮质血症期。

3.肾功能衰竭期

GFR 处在 10～19mL/min 之间,血清肌酐值 451～707μmol/L(5.1～8.0mg/dL)。此期患者 BUN 可上升至 7.9～28.6mmol/L,患者有明显的消化道症状,同时可有贫血、代谢性酸中毒、钙磷代谢紊乱、水电解质代谢紊乱等,又称之为尿毒症前期。

4.尿毒症期

GFR< 10mL/min,血清肌酐值 > 707μmol/L(8.0mg/dL)。此时 BUN 可大于 28.6mmol/L,可有重度贫血、恶心呕吐,严重者可出现昏迷等尿毒症症状,此期又称之为终末期肾脏病(ESRD)。

目前国际公认的 CKD 分期依据美国肾脏病基金会制定的指南分为 1～5 期。CKD 的分期目的在于指导一体化治疗模式的进行,即针对 CKD 的不同阶段而采取不同的治疗策略。该分期方法将 GFR 正常(≥90mL/min)的 CKD 称为 CKD1 期,其目的是为了早期识别和防治 CKD;同时将 ESRD 的诊断放宽到 GFR<15mL/min,有助于晚期 CRF 的及时诊治。单纯 GFR 轻度下降(60～89mL/min)而无肾损害其他表现者,不能认为存在 CKD;只有当 GFR< 60mL/min 时,才可按 CKD3 期对待。部分 CKD 在疾病进展过程中 GFR 可逐渐下降,进展至 CRF。CRF 则代表 CKD 中 GPR 下降至失代偿的那一部分群体,主要为 CKD 4～5 期。根据 GFR 分为五期,其后四期与国内 CRF 的分期相似,CKD 的分期目的在于指导一体化治疗模式的进行,即针对 CKD 的不同阶段而采取不同的治疗策略:①CKD1 期:GFR≥90mL/(min·1.73m^2),应侧重病因、并发症的诊断、治疗,努力延缓疾病进展,减少心血管疾病危险

因素;②CKD2 期:GFR 为 60～89mL/(min·1.73m²),此时应估计疾病是否会进展以及进展的速度;③CKD3 期:GFR 为 30～59mL/(min·1.73m²),此期应着重对并发症进行评估和治疗;④CKD4 期:GFR 为 15～29mL/(min·1.73m²),开始为肾替代治疗做准备;⑤CKD5 期:GFR<15mL/(min·1.73m²)或透析,此时应进行肾替代治疗。

但在实际临床上针对 CKD 患病率高、预后判断有所偏倚和老年群体适应性欠佳等问题仍存在诸多争议,为此在 2012 年,美国肾脏病基金会 K/DOQI 专家组 KDIGO 对 CKD 定义和分期标准进行了进一步的完善,将 CKD 分期由单纯根据 GFR 水平修改为了同时考虑病因、GFR 水平和尿白蛋白水平的联合分期系统。

CRF 有时可发生急性加重或伴发 AKI。如 CRF 本身已相对较重,或其病程加重过程未能反映 AKI 的演变特点,则称之为“CRF 急性加重”(CRF)。如果 CRF 较轻,而 AKI 相对突出,且其病程发展符合 AKI 演变过程,则可称为“CRF 基础上 AKI”,其处理原则基本上与 AKI 相同。

一、病因与发病机制

(一)病因与危险因素

CKD 的病因可涉及肾小球病变、肾小管间质病变和肾血管病变等方面。心力衰竭、严重低血压、肝硬化均可导致肾功能损害,对肾脏有毒害作用的物质或有肾毒性药物的不合理使用也可破坏肾脏组织,并随着损害作用加重最终可发展为慢性肾衰竭。

CKD 与 CRF 的病因主要有糖尿病肾病、高血压肾小动脉硬化、原发性与继发性肾小球肾炎、肾小管间质疾病(慢性间质性肾炎、慢性肾盂肾炎、尿酸性肾病、梗阻性肾病等)、肾血管疾病、遗传性疾病(多囊肾病、遗传性肾炎)等。在美国,糖尿病肾病和高血压肾损害是导致 CRF 的前两位病因,我国则是以 IgA 肾病为主的原发性肾小球肾炎最为多见,其次为高血压肾小动脉硬化、糖尿病肾病、狼疮性肾炎、慢性肾盂肾炎,泌尿道阻塞以及多囊肾等。

CRF 病程渐进性发展的危险因素,包括高血糖控制不满意、高血压、蛋白尿、低蛋白血症、吸烟等。

CRF 病程中急性加重的危险因素主要有:①累及肾脏的疾病(如原发性或继发性肾小球肾炎、原发性高血压、糖尿病、缺血性肾病等)复发或加重;②有效血容量不足(低血压、脱水、大出血或休克等);③肾脏局部血供急剧减少(如肾动脉狭窄患者应用 ACEI、ARB 等药物);④严重高血压未控制;⑤肾毒性药物;⑥泌尿道梗阻;⑦其他:严重感染、高钙血症、肝衰竭、心力衰竭等。其中,因有效血容量不足或肾脏局部血供急剧减少致残余肾单位低灌注、低滤过状态,是导致肾功能急剧恶化的主要原因之一;肾毒性药物尤其是非甾体抗感染药、氨基糖苷类抗生素、造影剂等的不当使用,也是导致肾功能恶化的常见原因。

(二)发病机制

多年来针对慢性肾衰竭的发病机制提出了诸如矫枉失衡学说、脂质代谢紊乱学说和尿毒症毒素学说等假说,但至今还没有一种假说能够完全解释发病的全过程。近些年随着分子生物学研究的发展,诸如细胞生长因子等活性物质学说的提出加深了对慢性肾衰竭发病机制的认识。

1.健存肾单位学说

当出现慢性肾衰竭时,肾单位受到破坏而失去滤过功能,健存的肾单位越来越少,剩余的尚有部分功能的肾单位则由于代偿作用而导致健存的肾单位发生代偿性增大,使得肾小球滤过和肾小管重吸收功能增强,最终导致肾小球硬化,出现终末期肾衰竭。

2.矫枉失衡学说

当机体健存的肾单位不足以维持机体正常需要时,机体内环境便出现一系列失衡状态(包括水、电解质失衡和酸碱失衡等),为了维持内环境的稳定,机体会做出一系列调整,造成体内某些物质的增加或减少(矫枉),进而又产生新的不平衡现象。例如,在肾功能减退时,尿磷排出减少,血磷升高,血钙降低,从而刺激甲状旁腺激素(PTH)分泌增多,增加肾小管排磷,同时动员骨钙入血,纠正了高磷低钙状态;但随者 GRF 进一步下降,为维持血钙磷平衡,势必会持续增加 PTH 水平,这就导致继发性甲状旁腺功能亢进,引起肾性骨病、周围神经病变、心血管疾病和转移性钙化等失衡症状,进一步损害肾功能。

3.肾小球的"高压力、高灌注、高滤过"学说

肾单位穿刺研究表明,在残存肾单位中单个肾单位的肾小球滤过率(SNGFR)明显增高,这主要由于健存肾单位的入球小动脉阻力下降、出球小动脉阻力增加所致,此过程导致肾小球内出现高压力、高灌注和高滤过。肾小球高压使得跨毛细血管静水压增高和肾小球血流量增多,进一步导致肾小球毛细血管内压力和血管壁张力增高,引起缺血和内皮细胞损害,导致残余肾小球发生代偿性肥大和硬化,失功能的肾小球又使残存的肾小球滤过率进一步增加,最终可造成肾功能进行性恶化。

4.肾小管-间质高代谢学说

研究认为,慢性肾衰竭患者的肾小管并不是处于被动的代偿适应或单纯受损状态,而是直接参与到肾功能减退的进展中。肾小管的高代谢可增加剩余肾单位内氧自由基生成,而自由基清除剂(如谷胱甘肽)生成减少和氧化应激作用加强导致细胞和组织的损伤。此外,肾小管间质病变会使间质淋巴-单核细胞浸润并释放多种细胞因子和生长因子,导致小管-间质损伤和球-管失衡,并刺激间质纤维母细胞,加快间质纤维化的过程。

5.钙磷代谢失衡和内分泌紊乱

肾衰竭时,$1,25-(OH)_2-D_3$ 缺乏、低钙高磷状态可导致继发性甲旁亢而分泌大量的甲状旁腺激素(PTH),由于残存肾单位少,继发性分泌增多的 PTH 已不能维持磷的排出,出现血磷升高;同时 PTH 又可增强溶骨活性,使骨钙磷释放增多,使血磷水平上升。慢性肾衰竭时极易出现代谢性酸中毒,而 $1,25-(OH)_2-D_3$ 生成减少又可造成肠钙吸收障碍和胶原蛋白代谢障碍,上述过程可最终导致肾型骨质营养不良。

此外,过多的 PTH 可引起软组织转移性钙化,引起肾小管-间质钙化的发生和发展;促红细胞生成素(EPO)减少可造成肾性贫血;胰岛素、胰高血糖素代谢失调可引起糖耐量异常。肾素-血管紧张素-醛固酮系统(RAAS)参与对心血管功能稳态、电解质和体液平衡维持以及血压的调节,肾组织高表达的血管紧张素Ⅱ(AngⅡ)可通过影响细胞增殖、凋亡和细胞外基质集聚等作用促进肾组织的纤维化,加重肾功能损害。

6.细胞因子生长因子的作用

近年的研究发现,各种细胞介质、生长因子和 CRF 的发生和发展密切相关。按作用主要分为四类:①炎症前因子:补体激活产物(C3a,C5a)、白介素(IL-1、IL-6)、肿瘤坏死因子(TNFα)和干扰素(IFNγ)等;②血管活性物质:血管紧张素、前列腺素等;③生长因子和基质促进物质:血小板源生长因子(PDGF)、纤维母细胞生长因子(FGF)、胰岛素样生长因子(IGF-1)和转化生长因子(TGF-β)等;④细胞外基质(ECM)与蛋白酶:核心蛋白聚糖、调凝蛋白 1、Ⅳ 型胶原、SPARC 等。上述细胞因子和生长因子可通过引发炎症反应、促进肾小球硬化和系膜增殖以及促进肾小管-间质损害等方式加重肾脏病进展。

7.脂质代谢紊乱

研究显示 CRF 患者在肾小球硬化和间质纤维化区域出现毛细血管壁巨噬细胞吞噬脂蛋白后形成的泡沫细胞(包浆内含有大量胆固醇和磷脂),而巨噬细胞、系膜细胞和肾小管细胞可以产生氧自由基而氧化脂蛋白,低密度脂蛋白经氧化后可促使炎性、致纤维化细胞因子的表达而诱导细胞凋亡;同时氧化的脂蛋白自身也可以产生反应性的氧自由基,引发巨噬细胞浸润、细胞外基质积聚和细胞凋亡。

8.蛋白尿学说

CRF 可导致肾小球上皮细胞空泡形成、足突融合和白蛋白沉积,造成肾小球基底膜(GBM)对滤过物质的选择性屏障作用消失,导致大量大、中分子蛋白进入肾小管而形成蛋白尿。蛋白尿不仅使机体营养物质流失,还可造成以下病理生理学改变:①肾小管上皮细胞溶酶体破裂;②肾小管细胞合成和释放化学趋化因子,引起炎性细胞浸润和细胞因子释放;③与远端肾小管产生 Tamm-Horsfall 蛋白相互反应阻塞肾小管;④尿中转铁蛋白释放铁离子,产生游离 OH^-;⑤刺激肾小管上皮细胞分泌内皮素,产生致纤维化因子。蛋白尿通过上述一系列反应引起肾小管间质进一步损害及纤维化。

9.慢性酸中毒学说

CRF 通过多种途径导致肾脏对酸负荷调节能力下降,而健存的肾单位又会通过多种机制加速酸性物质的产生,久而久之势必会促进肾脏病的进展,因此也有学者把因酸中毒代偿引起的肾脏损害称之为酸中毒矫枉失衡学说。

10.慢性缺氧学说

CRF 患者肾内血流动力学的紊乱会引发肾小球缺氧。缺氧通过促使缺氧诱导因子(HIF-1)表达、肾小管上皮细胞转分化、增加细胞因子和炎症介质释放、诱导肾小球内皮细胞凋亡等机制加速肾损害。

11.尿毒症毒素学说

目前已知尿毒症患者体内至少存在 200 种以上的尿毒症毒素,多数尿毒症毒素对肾组织有毒害作用。常见的尿毒症毒素包括:①蛋白质和氨基酸代谢产物;②尿酸盐和马尿酸盐;③核酸代谢产物;④脂肪酸代谢产物;⑤其他含氮化合物;⑥糖基化终产物和高级氧化蛋白产物。

二、诊断

(一)临床表现

1.水、电解质、酸碱代谢紊乱

(1)水代谢紊乱:肾脏通过其浓缩和稀释功能调节体内水平衡。肾脏的浓缩功能依赖其髓质解剖形态和物质转运功能的完整性,浓缩功能下降的原因主要有:①肾单位中参与浓缩功能的结构破坏;②健存的肾单位分泌过量的前列腺素以拮抗 ADH,损害浓缩功能;③肾小管间质被纤维组织替代,亨氏袢、远曲小管和集合管与相应的血管空间结构排列紊乱,髓质溶质梯度不能维持。肾脏的稀释功能是通过排泄过量的自由水来实现的,功能损害出现较晚,一方面是因为亨氏袢和直小血管结构的破坏,另一方面是由于原尿中大量的溶质无法得到有效稀释。此时,肾脏因总体排水能力下降而发生体内水潴留,可导致充血性心力衰竭和肾功能恶化。

通常当 GFR 下降到 $40\sim30mL/min$ 时常出现尿量增多;当 GFR 下降到 $5\sim10mL/min$ 时常出现少尿或无尿。严重的水潴留可导致水中毒,出现血钠过低、血压过高,重者可发生心衰、肺水肿和脑水肿。当患者出现发热、不显性失水、呕吐和腹泻等其他急性疾病时,可因水需求增加而造成脱水,出现血容量不足。

(2)钠代谢紊乱:在 CRF 早期,虽然患者的 GFR 和肾小管重吸收功能均有降低,但二者却建立了一种暂时的平衡,所以早期 CRF 患者血钠水平能保持在正常范围。随着疾病的进展,肾脏调节钠平衡的敏感性逐渐降低,肾单位也出现大量毁损,出现了肾小球钠滤过的减少和钠储量的增多,导致细胞外液容量过多,增加心血管负荷。而机体通过增加心排出量可代偿性增加钠盐的滤过,最终导致低钠。此外,CRF 患者如摄入过量的钠或体内排钠受阻时可发生高钠血症,严重者可诱发恶性高血压和心力衰竭。

(3)钾代谢紊乱:CRF 患者高钾血症较为常见,但在 CRF 早期,在机体的自我调节机制作用下很少出现高钾血症,原因包括:①激活的 RAAS 增加了醛固酮的分泌,增强了对钾的排出;②残存肾单位滤过液中高浓度的 Na^+ 使 Na^+-K^+ 交换作用增加,促进了钾的排泄;③地高辛类药物抑制了 Na^+-K^+-ATP 酶的活性,加速了钾的排泄;④代谢性酸中毒;⑤肾小管对 HCO,重吸收能力下降;⑥局部多巴胺含量的增加加强了远端肾小管钾的排泄能力。

当 GFR 降至 $20mL/min$ 或更低时,极易出现高钾。原因包括:①少尿;②细胞内的 K^+ 大量转移至细胞外;③细胞损伤破裂后 K^+ 外溢;④组织高分解状态;⑤输入库存血;⑥使用影响血钾的药物。高钾血症最严重的并发症是心律失常和心脏骤停,还可伴有心音低钝、心率减弱、乏力、肢体麻木、甚至瘫痪,还可有意识障碍、晕厥等神经系统表现,严重时会出现呼吸肌抑制而导致呼吸停止。

部分 CRF 患者可由于厌食、呕吐、腹泻及使用排钾利尿剂而出现低钾血症。低钾患者可出现消化道麻痹,如腹胀、肠鸣音减弱;循环系统可表现为心律失常,如期前收缩和阵发性心动过速;周围神经系统可表现为肌无力、肌麻痹和腱反射迟钝等。

(4)钙代谢紊乱:在 CRF 初期,虽然患者体内有活性的维生素 D 在肾脏的合成减少,但由于机体对 PTH 合成的抑制和代谢作用减弱,导致继发性甲状旁腺功能亢进,故血钙不会过低。随着肾功能的进一步恶化,低钙血症终将出现,原因包括:①钙摄入不足;②活性维生素 D 的缺乏:由于肾脏实质被破坏 $1,25\text{-}(OH)\text{-}D_3$ 羟化成 $1,25\text{-}(OH)_2\text{-}D_3$ 发生障碍,加剧了钙摄入的减少;③高磷血症:因为钙磷乘积为一常数,血磷的升高必将导致血钙水平的降低;同时高水平的血磷促使肠道内磷酸根分泌增多,与肠道中的钙结合形成不易溶解的磷酸钙,导致钙摄取障碍;④代谢性酸中毒;⑤降钙素分泌增加。低钙血症常伴有手足搐搦等神经-肌肉症状,特别是酸中毒经补碱纠正后。少数 CRF 患者亦可发生高钙血症,多是由于甲状旁腺增生释放过多的甲状旁腺激素引起的,临床上主要表现为骨痛和转移性钙化。

(5)磷代谢紊乱:在 CRF 早期,当 GFR 降至正常值的 20%～30% 时,残余肾单位不能维持正常磷的排出而在体内蓄积,可出现高磷血症。在临床上如出现高磷血症,提示肾功能损害已近终末期。在疾病初期,暂时性的血磷过高刺激甲状旁腺分泌过多 PTH,作用于肾小管后减少了磷的重吸收;血中游离钙减少刺激了甲状旁腺分泌 PTH,PTH 通过抑制肾小管对磷的重新收,使磷的排出增多。而当 GFR 持续下降至 20mL/min 以下时残存肾单位排泄磷的能力显著下降,导致磷在体内发生聚集,出现高磷血症。当 GRF 持续下降时升高的 PTH 促使钙和磷从骨骼中释放,而肾脏对 PTH 的反应性降低,肾脏排磷受阻导致血磷水平持续上升。

(6)镁代谢紊乱:在疾病早期镁离子代谢紊乱情况不多见,但当 GFR＜30mL/min 时,由于镁的排出减少,常伴发有高镁血症,患者可表现出嗜睡、言语障碍、血压下降、心室传导阻滞或腱反射消失等。

(7)代谢性酸中毒:肾脏调节体内酸碱平衡主要通过肾小管对碳酸氢盐的重吸收和排泌酸性物质来完成。早期 CRF 患者通常可通过代偿作用耐受体内酸碱失衡,当 GFR＜25mL/min 时则会发生不同程度的代谢性酸中毒。主要发病机制包括:①健存肾单位代偿性增加 H^+ 排泄;②残余肾单位氨的产生增加;③肾小管铵的产生不足;④肾小管的泌 H^+ 功能受损;⑤肾小管重吸收碳酸氢盐的能力下降;⑥酸性代谢产物潴留。

轻度酸中毒可无症状,中度以上的酸中毒可出现恶心、呕吐、腹痛、深大呼吸、烦躁等,重度酸中毒最主要的危害是导致心血管系统和中枢神经系统功能障碍。酸性环境可导致机体对儿茶酚胺反应性降低,降低心肌收缩力,严重的还可发生致死性的室性心律失常;中枢神经系统受到功能性抑制会出现神志障碍、嗜睡和昏迷。

2.循环系统

心血管系统病变及其并发症是 CRF 患者的首位死亡原因。据调查在 CRF 患者中有心功能不全者占到 30%,而发生心脏结构改变者则占到 85% 以上。心血管系统异常主要包括高血压和左心室肥大、动脉粥样硬化和血管钙化、尿毒症性心肌病、充血性心力衰竭、心包炎和心脏瓣膜病等。

(1)高血压和左心室肥大:CRF 患者高血压发生率达 80%,病因包括钠水潴留、肾素血管紧张素系统(RAAS)激活、内源性洋地黄样物质的作用、内皮素和 NO 的作用以及肾脏分泌的诸如 PGE_2、PGI_2、激肽等抗高血压物质的减少等。钠水潴留所致的高血压经透析除去多余的水钠后血压可恢复正常,由肾素水平升高所致的血压增高患者使用 ACEI 和血管紧张素 II 受体拮抗剂后血压可恢复正常。高血压早期症状不明显,后期可出现恶心、乏力等,长期持续的高血压可出现心肌损害。眼底检查结果常随高血压的严重程度而异,表现为血管痉挛、反光增强、明显出血和渗出等。

左心室肥厚是 CRF 患者最常见的心血管并发症,与长期高血压、容量负荷过重和贫血有关。左心室肥厚可导致尿毒症心肌病和充血性心力衰竭。

(2)动脉粥样硬化和血管钙化:动脉粥样硬化与 CRF 患者冠心病和脑血管意外的高发率呈正相关,其中血液透析患者的病变程度较透析前患者重。发生原因包括:①高血压所致的血流动力学改变等机械因素增加了血管壁张力,促进巨噬细胞向血管内膜迁移,引起血管缺血和出血。②代谢和体液性因素促进了血管内单核细胞的聚集,氧自由基的产生可引起血管壁的损害。③钙磷代谢紊乱诱导了主动脉瓣钙化。动脉粥样硬化的结果一方面会引起动脉结构的重塑,还可引起心脏结构的改变和心肌供血不足。

(3)尿毒症性心肌病:尿毒症性心肌病是指尿毒症毒素所致的特异性心肌功能障碍,发病类型包含左心室肥厚伴收缩功能正常和扩张性心肌病伴收缩功能不全两种。近年来,PTH 被认为是导致尿毒症性心肌病的重要因素,因为 PTH 不仅能引起心肌内转移性钙化,而且还能抑制心肌细胞膜 Ca^{2+}-ATP 酶和 Na^+-K^+-ATP 酶活性,促进细胞钙负荷增多。主要的临床表现包括左室肥厚、左室舒张功能障碍、充血性心力衰竭、心律失常和缺血性心肌病等。

(4)充血性心力衰竭:充血性心力衰竭是 CRF 患者循环系统方面最常出现的并发症和致死因素,病程中极易发生心功能不全。钠水潴留、高血压、贫血、酸中毒、电解质紊乱、心肌缺血缺氧等均参与了充血性心力衰竭的发生。急性左心衰竭常表现为心悸、气促、端坐呼吸,严重者出现急性肺水肿。右心衰竭常表现为乏力、颈静脉怒张、肝大和双下肢水肿。

(5)心包炎:CRF 患者发生率超过 50%,但仅有 6%～17% 的患者有明显临床症状,临床上常见有尿毒症性心包炎和透析相关性心包炎,前者主要发生于透析前或透析初始期,由尿毒症本身代谢异常引起;后者可能与透析不充分、体液及某些毒素特别是中分子物质和 PTH 等蓄积有关。病理上两类心包炎都可有渗出、出血,可发展成亚急性或慢性缩窄性心包炎,常有胸痛、卧位及深呼吸时症状加剧。

在尿毒症性心包炎患者中约有 15%～55% 的患者合并有心包积液,症状与心包积液量、积液的发展速度和心包腔的顺应性有关,少量的心包积液可以依靠超声心动图和 X 线做出诊断,常无临床症状。大量心包积液可影响血流动力学而引发呼吸困难和刺激性咳嗽等表现,体检时有心音低钝、遥远、心浊音界扩大、奇脉、脉压减小和肝肿大等。

3.呼吸系统

CRF 患者由于免疫功能减低,极易发生支气管肺炎、间质性肺炎和胸膜炎等。CRF 早期常可出现肺活量减低,限制性通气障碍和氧弥散能力下降,进入尿毒症期则可出现尿毒症性肺、尿毒症性胸膜炎及肺钙化,是 CRF 患者最主要的死亡原因之一。

尿毒症性肺病理上主要是以肺水肿为主,肺泡上形成富含纤维蛋白的透明质膜,主要是由于 CRF 时体液过多、低蛋白血症、充血性心功能不全和尿毒症毒素潴留引起,一般多见于尿毒症晚期。临床上常表现为咳嗽、血痰和呼吸困难。尿毒症性胸膜炎发生率可达 15%～20%,可出现胸腔积液,积液可呈漏出液或血性,单侧或双侧可同时发生。肺钙化是继发性甲状旁腺引起的转移性钙化在肺部的表现,病理上可见肺泡间隔钙质沉着和纤维化。临床可表现为干咳、气短、PaO_2 及动脉氧含量下降。同时 CRF 患者由于免疫力降低、营养不良、贫血等使机体防御能力降低,肺结核发生率比一般人群高。

4.消化系统

消化系统症状是 CRF 最早和最突出的表现,早期可有厌食、食后胃肠饱胀感;后期可出现恶心、呕吐、腹泻,严重者可致水、电解质和酸碱平衡紊乱。尿毒症期大部分患者还可出现胃或十二指肠溃疡,溃疡发生率可达 60% 以上,可伴有消化道出血,糜烂性胃炎是 CRF 患者发生上消化道出血最常见的原因,其次是消化性溃疡。此外,CRF 患者还可出现急腹症,当出现持续性腹痛是应警惕急性胰腺炎和腹膜炎的可能。

5.血液系统

在血液系统方面 CRF 患者主要表现有贫血、出血倾向和血栓。

(1)贫血:当患者血清肌酐超过 309.4μmol/L 时,绝大多数患者会出现贫血,并随着肾脏功能的减退而加剧。贫血多为低增生性、正常细胞正色素性贫血。发病原因主要有促红细胞生成素(EPO)生成减少,红细胞生成障碍,溶血,造血原材料不足、甲旁亢和感染状态等。

(2)出血倾向:患者常表现为鼻出血、月经量多、术后止血困难、胃肠道出血以及皮肤瘀斑等,严重者可出现心包出血、颅内出血等。出血倾向的病因主要包括血小板功能异常,血小板聚集、黏附和释放功能异常以及部分凝血因子的缺乏(凝血因子Ⅱ、Ⅶ、Ⅸ、Ⅹ等)。

(3)血栓:CRF 患者发生血栓主要表现在动静脉内瘘易发生堵塞,这考虑与血小板功能亢进有关,同时还可能与 CRF 患者体内血纤维蛋白原和Ⅷ因子水平增高导致的纤溶系统失衡相关。

6.神经-肌肉系统

神经系统异常分为中枢神经系统(CNS)病变和周围系统神经(SNS)病变。CNS 异常在疾病早期主要为功能抑制,可表现为记忆力、定向力的障碍,主要为脑实质的水肿和胶质细胞的变性。SNS 异常发生更为普遍,约 60% 的患者在进入透析之前即有不同程度的 SNS 损害,主要表现在肌肉萎缩和活动能力下降,同时可伴有感觉异常。

(1)尿毒症脑病:患者早期可出现乏力、易疲倦、焦虑、记忆力减退、烦躁等症状,随着疾病的进展患者可出现定向力障碍和精神错乱,表现为反应淡漠、抑郁、谵妄、幻觉、精神异常等,晚期可有多灶性肌痉挛和昏迷等重症表现。

(2)周围神经病变:感觉性神经障碍更为显著,最常见的是肢端袜套样感觉丧失,也可有肢体麻木、深反射迟钝或消失、肌肉震颤、痉挛、不宁腿综合征等。

(3)尿毒症性肌病:常发生于尿毒症晚期,表现为严重的肌无力,近心端肌肉受累为主,可伴有举臂或起立困难、企鹅样步态等。原因主要为活性维生素 D_3 缺乏、甲状旁腺素水平增高、铝集聚和营养不良等,患者可有骨痛、自发性骨折、关节炎和关节周围炎以及肌腱断裂等症状。

7.骨代谢异常

肾性骨营养不良(肾性骨病)包括高转化型骨病、低转化型骨病和骨容量异常。有 10% 的 CRF 患者在透析前会出现骨痛、行走不便和自发性骨折等表现,约 35% 和 90% 的患者可分别经 X 光和骨组织活检而被发现。

(1)高转化型骨病:常见的有纤维囊性骨炎,主要由 PTH 过高引起,由于破骨细胞过度活跃引发骨盐溶化,取而代之的是纤维组织,故形成纤维囊性改变而易发生骨折。X 线检查显示有可见的骨骼囊样缺损和骨质疏松。

（2）低转化型骨病：主要包括骨软化症和骨再生障碍。骨化三醇不足和（或）铝中毒可引起骨组织钙化，而未钙化的骨组织过分堆积形成骨软化组织，成人多发生在脊柱和骨盆。骨再生障碍主要与血 PTH 浓度偏低和成骨因子不足有关。

（3）骨容量异常：即骨质疏松，最常见的是透析相关性淀粉样变骨病（DRA），该病变只发生于长期透析的患者中，原因可能是由于 β_2 微球蛋白发生淀粉样变之后沉积于骨组织所致。

8.蛋白质、糖类代谢紊乱

CRF 患者除了会发生蛋白质代谢产物的蓄积以外，还会出现血清白蛋白、血浆和组织必需氨基酸水平的下降，造成蛋白质分解增多、合成减少以及肾脏排出障碍，含氮物质在体内的蓄积会加重肾功能的恶化。糖代谢异常主要表现为糖耐量减低和组织对胰岛素的敏感性降低，前者多见。糖耐量减低主要与胰高血糖素升高、胰岛素受体障碍等因素有关，表现为空腹血糖水平或餐后血糖水平升高，但晚期患者会出现低血糖现象。

（二）实验室检查

慢性肾衰竭是多系统损害的综合征，对各个系统的检查都应该及时、尽早的进行，在对肾衰竭的程度进行评估时既要明确病史、症状和体征，同时又要及时了解反应肾脏功能的各项实验室及影像学检查。

1.尿液检查

早期 CRF 患者尿液成分中会出现镜下血尿、管型尿、24 小时蛋白定量和糖含量增高，而晚期肾功能损害明显时尿蛋白反而减少，尿沉渣镜检有不同程度的血尿，管型尿，粗大宽阔的蜡状管型对慢性肾衰竭有诊断价值。

2.电解质和血清免疫学检查

慢性肾衰竭患者常出现代谢性酸中毒和电解质紊乱，应注重对 HCO_3^-、K^+、Na^+、Ca^{2+}、Mg^{2+} 和 P^{3+} 的测定，同时应严密监测血气值和二氧化碳结合力。血清免疫学检查包括血清 IgA、IgM、IgG、补体 C_3 和 C_4、T 淋巴细胞亚群和 B 淋巴细胞群 CD_4/CD_8 的比值等。

3.血液检查

因 CRF 时极易发生肾性贫血，需定期检测血清铁浓度、总铁结合力、血浆转铁蛋白等。当血清铁<90μg/dL、铁蛋白<100μg/dL 时需要补充铁剂，当血红蛋白<60g/L，可以考虑给予输血。

4.肾功能检查

目前临床上常用肾小球滤过率（GFR）来评估肾脏功能，此外还将血清肌酐（Scr）、内生肌酐清除率（Ccr）和血尿素氮（BUN）作为评价肾功能的指标。男性 Scr<106μmol/L，女性 Scr<88μmol/L 为正常水平，当 Scr>133nmol/L 或 Ccr<80mL/min 即认为发生了肾功能减退。在排除因高蛋白饮食、脱水、低血容量、感染、胃肠道出血以及药物引起的 BUN 升高因素外，出现 BUN>7.1μmol/L 应警惕有发生肾功能受损的可能性。

5.肾小管功能的检查

肾小管功能障碍可使尿浓缩功能受损，出现尿比重和尿渗透压降低。临床常用的检测指标包括：α_1 微球蛋白（α_1-MG）、β_2 微球蛋白（β_2-MG）、尿视黄醇结合蛋白（RBP）和尿 N-乙酰-β-

葡萄糖苷酶(NAG)。

6.肾性骨病的检查

包括血液生化、尿生化和骨活检,其中骨活检是诊断肾性骨病的金标准。血液生化中的检测项目包括碱性磷酸酶、甲状旁腺素(PTH)和骨钙素(BGP)等。

7.影像学检查

B超、X线、CT等影像学检查可以显示肾脏和泌尿系统的形态学改变;核医学有助于明确骨病和肾脏功能;胸部的影像学检查可发现患者是否有心脏扩大、心包积液、肺水肿和肺部感染等。

8.其他相关检查

心电图、骨密度、肌电图、MRI和感染患者病原体的检查有助于明确病因,短期内肾功能迅速恶化者在无禁忌证的情况下可实施肾活检。

(三)诊断与鉴别诊断

由于CRF起病隐匿,且肾脏本身具有巨大的代偿能力,故轻度症状不易被发现,患者就诊时多数已进入晚期,因此对于不明原因的恶心、呕吐、嗜睡、高血压及视力障碍、面部水肿和肤色萎黄、伴有肾脏病家族史者应警惕本病的存在。在对CRF进行诊断时要从以下要点入手。

1.慢性肾衰竭诊断的主要内容

对CRF患者进行诊断时,其主要内容包括:①CRF的确立与分期;②病因诊断(如慢性肾小球肾炎、糖尿病肾病、高血压性肾脏损害);③并发症的诊断(如肾性贫血、肾性骨病、感染、出血);④是否存在加重肾功能恶化的急性可逆因素。

2.急诊针对CRF患者的诊治思路

急诊工作中,应在认真分析患者病史、症状、体征和实验室检查结果的基础上,按以下步骤进行诊治:①尽快明确是否存在严重高血压、心衰、严重酸中毒、严重高钾血症、严重出血等可能危及患者生命的急性并发症,并给予相应的对症处理;②在病情允许的情况下,根据是否存在长期肾功能不全的病史、B超是否存在肾脏萎缩、是否存在贫血等指标判断是否为CRF;③明确是否为CRF急性加重或合并有AKI,找出导致肾功能急性加重的诱因并积极予以纠正;④尽可能明确CRF的病因诊断。

3.慢性肾衰竭的鉴别诊断

①肾前性氮质血症:肾前性氮质血症在病程的早期常表现出血清尿素氮和肌酐的不平行上升,同时伴有尿比重的升高。在有效循环血量补足48～72小时后肾前性氮质血症患者的血清肌酐、尿素氮水平会恢复正常,而慢性肾衰竭患者的肾功能则很难恢复。②急性肾衰竭:根据肾衰竭病史的长短、影像学检查结构(如B超、CT等)、贫血情况、指甲肌酐水平、甲状旁腺激素水平等指标可以做出正确的判断。

三、治疗

(一)CRF早期防治对策和基本措施

早期诊断、有效治疗原发病和去除导致肾功能恶化的因素,是CRF防治的基础,也是保护肾功能和延缓 CKD 进展的关键。首先要提高对 CKD 的警觉,重视询问病史、查体和肾功能的检查,即使对正常人群,也须每年筛查一次,努力做到早期诊断。同时,对已有的肾脏疾患或可能引起肾损害的疾患(如糖尿病、原发性高血压等)进行及时有效的治疗,并须每年定期检查尿常规、肾功能等至少 2 次或以上,以早期发现 CKD。对诊断为 CKD 的患者,要采取各种措施延缓、停止或逆转 CRF 发生,防止进展至 ESRD。其基本对策是:①坚持病因治疗。②避免或消除肾功能急剧恶化的危险因素。③阻断或抑制肾单位损害渐进性发展的各种途径,保护健存肾单位。对患者血压、血糖、尿蛋白定量、血肌酐水平、GRF 控制水平等指标做到定期监测,使其控制在理想水平。具体防治措施如下。

1.纠正原发病和可逆性因素

治疗原发病和消除肾功能恶化的可逆因素是慢性肾脏病治疗的基础和前提,同时,也应积极寻找 CRF 的各种诱发因素,合理纠正这些诱因有可能会使病变减轻或趋于稳定,并较大程度的改善肾功能。

2.控制高血压

24 小时持续、有效地控制高血压。CKD 1~4 期患者血压控制目标在 130/80mmHg 以下,CKD5 期患者血压控制目标<140/90mmHg。常用药物有 ACET、ARB、钙拮抗剂、B 阻滞剂等。

3.发挥 ACEI 和 ARB 的独特作用

ACEI 和 ARB 除有良好的降压作用外.还有独特的减低肾小球高滤过、减轻蛋白尿的作用,主要通过扩张出球小动脉实现,同时也有抗氧化、减轻肾小球基底膜损害、减少系膜基质沉积等作用。ACEI 和 ARB 类药物还能减少心肌重塑,降低心血管事件的发生率。但应注意他们有使血钾升高及一过性血肌酐升高的作用。常用的 ACEI 有依那普利(10~20mg,每天 2次)、贝那普利(10~20mg,每天 1 次)、卡托普利(12.5~50mg,每天 2~3 次)等。ARB 常用氯沙坦 50~100mg,或缬沙坦 80~160mg,或厄贝沙坦 150~300mg 口服,均为每天 1 次。

4.严格控制血糖

使糖尿病患者空腹血糖 5.0~7.2mmol/L(睡前 6.1~8.3mmol/L),糖化血红蛋白(HbA1c)<7%。可延缓 CKD 进展。在 GFR>60mL/min 时,可选用格列喹酮(糖适平,30~180mg/d)、格列本脲(优降糖,2.5~15mg/d)、格列美脲(亚莫利,1~6mg/d)和格列齐特(达美康,40~240mg/d);GFR 30~60mL/min 时,宜使用格列喹酮;GFR<30mL,min 时,宜改用胰岛素治疗。

5.控制蛋白尿

将患者蛋白尿控制在<0.5g/24h,或明显减轻微量白蛋白尿,均可改善其长期预后,包括延缓病程进展和提高生存率。

另两个控制目标分别是 GFR 下降速度每年<4mL/min,Scr 升高速度每年<50μmol/L。

(二)慢性肾脏病的一体化治疗

1.纠正酸中毒和水、电解质紊乱

(1)纠正代谢性酸中毒:轻度酸中毒,可口服碳酸氢钠片 1.5~3.0g/d,中重度酸中毒者3.0~15g/d,必要时静脉输入。严重时,如 CO_2CP<10mmol/L,尤其是伴有昏迷或深大呼吸

时,应静脉滴注碳酸氢钠迅速予以纠正。纠正酸中毒前,如患者已有低钙血症、低钾血症,或纠正酸中毒后出现低钙或低钾,应给予 10％葡萄糖酸钙 10～20mL 静脉注射或补充氯化钾。补碱量可按照下述公式计算后给予静脉输入:碱性缓冲液量(mmol/L)＝[正常二氧化碳结合力(25mmol/L)－实测的二氧化碳结合力(mmol/L)]×0.3×体重。其中 1g 碳酸氢钠相当于12mmol 的碱性缓冲液,首次给予计算量的 1/2,以后视病情变化再决定是否继续补碱。但应注意的是对有明显心衰的患者应防止碳酸氢钠输入过量,且输入速度宜缓慢,以免加重心脏负担。为防止碳酸氢钠输入过多过快,使心衰加重,可根据患者情况同时应用呋塞米 20～200mg/d,以增加尿量,防止钠潴留。

(2)水钠紊乱的防治:①脱水和低血压状态的防治:对有呕吐、腹泻、发热、过度利尿等原因引起的脱水应及时补足液量。对容量不足、降压过度等原因引起的低血压状态应及时纠正。每天入水量应补足前 1 日尿量,并外加水入量 400～500mL/d。当患者有轻度失水时可通过口服补液而纠正;重度脱水时,可给予静脉输液,补液量按公式计算:[患者血钠(mmol/L)－142]×体重(kg)×4＝所需水量(mL)。补液应分次给予,一般第一个 8 小时内先补 1/2,后根据情况,再给相应的补充。②水钠潴留的防治:非透析的尿毒症患者如无水肿、高血压,不需严格限钠;如为防止水钠潴留每天氯化钠的摄入量应控制不超过 6～8g/d。有明显水肿、高血压者,氯化钠的摄入量一般为 5～7g/d。严重病例如果尿量减少,应严格限制入水量;水肿严重时,可试用呋塞米(速尿)20～200mg/次静脉注射,2～3 次/天。如有严重肺水肿、心衰、稀释性低钠血症致神经精神症状时,应及时予以透析疗法。

(3)钾代谢紊乱:高钾血症多见,当患者血清钾＞5.5mmol/L、GFR＜25mL/min(或 Scr＞309.4～353.6μmol/L)时应限制钾的摄入,同时还应及时纠正酸中毒,并适当应用排钾利尿剂增加尿钾排出。轻度高钾血症患者可口服聚磺苯乙烯,10g/次,3 次/天;还可给予袢利尿剂,最好静脉或肌内注射呋塞米 40～80mg,必要时将剂量增至 100～200mg/次,静脉注射。当血钾＞6.5mmol/L,出现了心电图高钾、肌无力等症状时必须紧急处理,首先用 10％葡萄糖酸钙20mL,稀释后缓慢静脉注射,再用 5％碳酸氢钠 100mL 静脉推注,5 分钟注射完,最后用 50％葡萄糖 50～100mL 加胰岛素(普通胰岛素)6～12U 静脉注射。对严重高钾血症(血钾＞6.5mmol/L),且伴有少尿、利尿效果欠佳者,应及时给予血液透析治疗。低钾血症较为少见,当血清 K$^+$水平在 3.0～3.5mmol/L 时可通过多进食含钾丰富的食物或口服补钾治疗;当血清K$^+$水平低于 3.0mmol/L 时可考虑静脉补钾。

(4)钙、磷、镁代谢紊乱:机体主要发生低钙、高磷和高镁状态。当 GFR＜30mL/min 后则易出现高磷、低钙血症,应适当限制磷的摄入量(＜600～800mg/d),并同时应用磷络合剂口服,如碳酸钙(含钙 40％)、醋酸钙(含钙 25％)、司维拉姆、碳酸镧等。碳酸钙每次 0.5～2.0g,3次/天,餐时服用。当血钙高于2.6mmol/L(12mg/dL)、明显高磷血症(血磷＞2.26mmol/L)或血清 Ca、P 乘积＞65(mg/dL)者,则应暂停应用钙剂,以防止转移性钙化的加重。此时可短期服用氢氧化铝制剂 10～30mL/次,每天 3 次,待血清 Ca、P 乘积＜65(mg/dL)时,再服钙剂。司维拉姆、碳酸镧为新型不含钙的磷络合剂,可有效降低血磷水平而不增加血钙水平。对明显低钙的患者,可口服骨化三醇,0.25pg/d,连服 2～4 周;如血钙和症状无改善,可将用量增至0.5μg/d;对血钙不低者,则宜隔日口服 0.25μg。凡口服骨化三醇的患者,治疗中均需监测血钙、血磷、PTH 浓度,使透析前患者血全段甲状旁腺激素(iPTH)保持在 35～110pg/mL(正常参考值 10～65pg/mL);使透析患者血钙磷乘积尽量接近目标值的低限($Ca \times P < 55mg/dL$ 或 4.52mmol/L),血 iPTH 保持在 150～300pg/mL,以防止生成不良性骨病。对已有生成不良性骨病的患者,不宜应用骨化三醇及其类似物。当患者出现血镁升高时,可使用钙剂或采取透析疗法治疗。

2.肾性骨病的治疗

对软骨病和严重继发性甲状旁腺功能亢进者,可加用活性维生素 D。常用的有 1,25-二羟维生素 D_3(罗钙全)0.25～1.0μg/d。治疗前应首先降低血磷,避免高钙血症,以防止转移性钙化和维生素 D 中毒。如经上述治疗后,甲状旁腺功能亢进症状仍无明显改善,可行甲状旁腺次全切除术。

3.高血压和心血管系统并发症的治疗

CRF 高血压治疗的主要目标是降压、减轻心血管损害和减少并发症。在药物选择上,血管紧张素转化酶抑制剂(ACEI)、血管紧张素 Ⅱ 受体拮抗剂(ARB)、Ca^{2+} 通道拮抗剂、利尿剂、β 受体阻滞剂、血管扩张剂等均可使用。ACEI 及 ARB 可显著改善肾小球血流动力学异常和改善肾小球的"三高"状态,但可导致高钾和血肌酐一过性升高。高血压危象患者可静脉滴注硝普钠或酚妥拉明,严重钠、水潴留者可行单纯超滤或序贯透析治疗。

慢性肾衰患者的高血压多属容量依赖型,应限制水钠摄入和减轻心脏负荷为主,对较早期患者,应用排钾利尿剂,可促进机体排水、排钠、排钾、减轻心脏负荷。噻嗪类利尿剂在肾衰时不宜使用。当伴有心律失常时应及时去除诱因(如低钾或高钾),必要时予抗心律失常药物。使用洋地黄制剂时应按肾衰程度适当减量,以减少毒性作用。尿毒症性心包炎多出现在疾病终末期,对于心包积液患者应立即透析治疗。少数透析无效者,其发病可能与容量过多无关,而与病毒感染或变态反应有关,应予抗病毒或抗变态反应治疗。当充分透析后症状仍无好转或出现急性心脏压塞、持续增多的心包积液或缩窄性心包炎时,应及时手术治疗。

4.肾性贫血的治疗和 rHuEPO 的应用

肾性贫血多与溶血、促红细胞生成素(EPO)减少、尿毒症毒素抑制红细胞的生成、铝中毒和因营养不良造成的造血物质缺乏有关。治疗原则主要为及时给予 EPO 治疗,根据检查结果适当补充铁剂、叶酸、维生素 B_{12},并纠正其他非肾性贫血的因素(出血、营养不良、感染及严重的继发性甲旁亢等)。

当 Hb<100g/L 时即可考虑开始用重组人促红细胞生存素(rHuEPO)治疗肾性贫血。开始用量为每周 80～120U/kg,分 2～3 次皮下注射(常用途径)或静脉注射(或 2000～3000U/次,每周 2～3 次)。对透析前 CRF 患者,宜用小剂量疗法(2000～3000U/次,每周 1～2 次)。Hb 上升至 110～120g/L 即达标,不建议维持 Hb>130g/L。在维持达标的前提下,每个月调整用量 1 次,适当减少 rHuEPO 用量。个别透析患者用量需增加(3000～4000U/次,每周 3 次)。应同时重视补充铁剂,口服铁剂主要有琥珀酸亚铁(速力菲,每次 0.1～0.2g,每天 3 次)、硫酸亚铁(0.3g,每天 3 次)等,经静脉途径补充铁以氢氧化铁蔗糖复合物(蔗糖铁)安全有效性较好。除非存在需要快速纠正的贫血如急性失血、急性冠脉综合征等,CRF 贫血患者通常无需输注红细胞治疗。因其不仅存在输血相关风险,而且可导致致敏状态影响肾移植疗效。

5.CRF 的饮食与营养治疗

饮食治疗的重点在于限制蛋白质和磷的摄入。其应遵循以下原则:①减少蛋白质的摄入,应从肾衰早期开始,但应保证患者的基本生理需要量[0.5～0.6g/(kg·d)],以动物蛋白为主(50%～60%);②应补充足够的热量,减少蛋白质分解;③满足人体必需氨基酸(EAA)的需求。

单独应用低蛋白、低磷饮食,或同时加用必需氨基酸或 α-酮酸(EAA/α-KA),可能具有减轻肾小球硬化和肾间质纤维化的作用。α-酮酸(α-KA)是氨基酸的前体物质,在体内经转氨基作用转化为相应的 EAA,口服剂量为 6～12g/d。使用 α-酮酸除具有 EAA 的疗效以外还有以下优点:①与胺基(NH-2)生成必需氨基酸,有助于尿素氮的再利用和改善蛋白营养状况;②α-酮酸制剂中含有钙盐,可改善低钙血症和继发性甲旁亢;③减少尿素氮的生成,促使 BUN 下降;④改善代谢性酸中毒;⑤降低糖尿病患者的空腹血糖,改善胰岛素抵抗。

非糖尿病肾病患者在 CKD 1～2 期推荐蛋白入量 0.8g/(kg·d)。从 CKD 3 期起应开始低蛋白饮食治疗,推荐蛋白入量 0.6g/(kg·d)。糖尿病肾病患者从出现显性蛋白尿起就应该限制蛋白摄入,推荐蛋白入量 0.8g/(kg·d),一旦出现 GFR 下降,蛋白入量需降至 0.6g/(kg·d)以下。在低蛋白饮食[0.4～0.6g/(kg·d)]中,约 50% 的蛋白质应为高生物价蛋白,如蛋、瘦肉、鱼、牛奶等,以增加 EAA 的摄入比例。有条件时,可同时补充适量 EAA[0.1～0.2g/(kg·d)]或(和)α-KA。此外,须同时摄入足够热量,一般为125.6～146.5kJ/kg[30～35kcal/(kg·d)]。磷摄入量一般应<600～800mg/d,对严重高磷血症患者,应同时给予磷络合剂。

6.口服吸附疗法和导泻疗法

非透析的 CRF 患者,其肠道是清除尿毒症毒素的主要途径之一。口服氧化淀粉(剂量为20～40g/d)或活性炭制剂、口服大黄制剂(大黄水 500mL 口服)或甘露醇(导泻疗法)等,均是应用胃肠道途径增加尿毒症毒素的排出。主要用于透析前 CRF 患者,对减轻氮质血症有一定辅助作用。

7.中西医结合治疗

我国学者证实中药大黄除具有"泻下"作用外,还具有抗氧化、改善脂质代谢和氮质代谢、促进 ECM 蛋白酶活性、抑制肿瘤坏死因子和多种炎症因子的作用,可延缓肾脏病进展。其他如黄芪,川芎,冬虫夏草等也具有类似的作用。尿毒清有黄芪、党参、制附子、何首乌、白芍、大黄、丹参、茯苓、半夏和甘草等中药制成,有通腑降浊、健脾利湿、活血化瘀的功效,可显著的降低血肌酐、尿素氮和稳定肾功能。另外,中医对肾脏病治疗还注意辨证施治,并积累了许多有用的复合配方,对延缓病情进展,改善患者预后等方面具有重大意义。

8.其他

CRF 在病程中还可伴有多重不典型症状。皮肤瘙痒可用炉甘石洗剂或止痒乙醇擦拭;尿毒症患者发生肺部感染是导致尿毒症死亡的主要原因之一,可依靠增强免疫力和完善致病菌药敏试验后选用有效且肾毒性小的抗生素治疗;有烦躁、失眠、头痛表现的患者可用地西泮或氯氮䓬治疗;出现幻想、幻觉时可使用氟哌啶醇;出现精神抑郁可结合心理治疗。但早期接受充分的透析治疗是改善尿毒症患者周围神经病变、神经系统症状的有效方法。

(三)血液净化治疗

血液净化是 ESRD 患者最有效和最主要的治疗手段,常用的血液净化方式有血液透析、血液滤过、血浆置换和腹膜透析等,其中血液透析应用最广。

当患者 GFR<10mL/min(Scr>707mmol/L)并有明显尿毒症表现,则应进行透析治疗。对糖尿病肾病可适当提前(GFR10～15mL/min)安排透析。血液透析和腹膜透析的疗效相近,但各有其优缺点,在临床上可互为补充。但血液净化治疗仅可部分替代肾脏的排泄功能(对小分子溶质的清除仅相当于正常肾脏 10％～15％),也不能代替其内分泌和代谢功能。血液净化治疗 CRF 的适应证:①BUN>28.6mmol/L(80mg/dL),Scr>707.2μmol/L(8mg/dL)或 Ccr<10mL/min(糖尿病肾病可提早至 15mL/min);②出现水钠潴留、心力衰竭、严重的代谢性酸中毒、高钾血症或尿毒症性心包炎等;③可逆性慢性肾衰竭。临床上决定是否施行血液净化治疗及选择治疗方法时,应根据患者具体病情综合分析,在肾外脏器受到明显损害或全身情况恶化时应及早施行。

透析治疗的相对禁忌证有:①老年高危患者,不合作的婴幼儿;②由心肌病引起的肺水肿或心衰;③胃肠道等严重活动性出血;④患晚期肿瘤等系统性疾病导致的全身衰竭;⑤严重感染伴有休克;⑥非容量依赖性高血压,收缩压大于 200mmHg。透析治疗的严格禁忌证有:①颅内出血和颅内压增高;②升压药不能纠正的严重的休克;③严重心肌病变并伴有难治性心力衰竭;④严重精神病,不能配合透析者。

不卧床持续腹膜透析(CAPD)设备简单,易操作,安全性高,可持续性的对尿毒症毒素进行清除,血容量不会出现明显波动,因此对伴发有活动性出血、心血管功能不稳定、血管通路难以建立及老年和儿童 CRF 患者而言 CAPD 可作为首选。

CAPD 无绝对禁忌证,但不宜在下述情况下行腹膜透析:①腹部有肿瘤病变或严重营养不良;②广泛腹膜粘连;③腹腔内脏器外伤、结肠造瘘和近期腹部有大手术;④腹壁广泛感染或蜂窝织炎;⑤膈疝、严重肺部病变伴呼吸困难者;⑥妊娠。

(四)肾移植

成功的肾移植会恢复正常的肾功能(包括内分泌和代谢功能),可使患者几乎完全康复。移植肾可由尸体供肾或亲属供肾(由兄弟姐妹或父母供肾),以后者肾移植的效果更好。要在 ABO 血型配型和 HLA 配型合适的基础上,选择供肾者。肾移植需长期使用免疫抑制剂,以防排斥反应,常用的药物为糖皮质激素、环孢素(或他克莫司)、硫唑嘌呤(或麦考酚吗乙酯)等。近年肾移植的疗效已明显改善,尸体供肾移植肾的存活率有较大提高,其 1 年存活率约为 90％,5 年存活率约为 70％。由于移植后长期使用免疫抑制剂,故并发感染者增加,恶性肿瘤的患病率也有增高。

第七章

神经系统急危重症

第一节　颅内压增高

颅脑损伤、颅内占位、脑出血等引起颅腔内容物增加导致颅内压持续高于 2kPa（15mmHg）引起的相应综合征，称为颅内压增高。颅内压增高可由很多颅内外病变引起，是神经外科最常见的危重症。颅内压增高可引起脑灌注压下降，造成脑缺血等继发脑损伤，严重者可出现脑疝危象，导致患者呼吸循环衰竭而死亡，是影响脑外伤等疾病预后的重要因素。

颅内压是指颅内容物对颅腔壁所产生的压力，一般用脑脊液静水压代表颅内压。儿童颅内压正常值范围：<8 岁为 0.59～0.98kPa（60～100mmH$_2$O）；8 岁以上与成年人接近。成年人颅内压正常值范围为 0.735～1.96kPa（75～200mmH$_2$O）。当儿童颅缝闭合或成年人后，颅腔容积相对固定，为 1400～1700mL。颅腔内容物主要为脑组织、脑脊液和血液 3 种成分，其中脑组织占 80%～83%；脑脊液占 5%～15%；血液占 3%～11%。由于颅腔不可压缩，其容积相对固定，当颅腔某种内容物的体积或容量增加时，其他内容物体积或容量则缩减以维持正常颅内压。正常生理情况下，发挥缓冲作用的主要是脑脊液，其次为血液。但机体代偿有一定限度，超过限度就会引起颅内压增高。

一、病因

颅内病变和颅外病变均可导致颅内压增高，原因可分为三类。

（1）颅腔内容物体积增大包括脑水肿等引起脑组织增加，脑脊液循环障碍引起脑脊液增加，颅内血容量增加等。

（2）颅内占位性病变如颅内血肿、脑肿瘤、颅内脓肿等。病变本身在颅腔内占据一定体积，还可造成病变周围组织脑水肿或引起脑积水，均可引起颅内压增高。

（3）颅腔容积变小如狭颅症、颅底凹陷症等造成颅腔容积减小，引起颅内压增高。

二、分期和症状

ICP 增高的发展过程，根据临床症状和病理生理特点，分为代偿期、早期、高峰期和晚期（衰竭期）四个不同阶段。应该引起重视的是，有些患者分期并不明确。

(一)代偿期

病变虽已开始形成,但处于初期发展阶段。由于颅腔内有占总容积 8%～10% 以下的代偿容积,所以只要病变本身和病理变化后所占的体积不超过这一限度,ICP 仍可保持在正常范围内,临床上也不会出现 ICP 增高的症状和体征,所以早期诊断较为困难。

此期进展的快慢,取决于病变的性质、部位和发展的速度等因素。如良性肿瘤和慢性硬脑膜下血肿,病变发展较缓慢,一般产生的脑水肿也较轻,故此期持续的时间都较久,甚至数月到数年。急性颅内血肿、脑脓肿和恶性肿瘤因病变发展较快,周围的脑组织也有较为广泛和严重的水肿反应,这种原发性改变可迅速地超过颅腔的代偿容积,所以此期一般都较短。如急性颅内血肿此期仅为数十分钟到数小时,脑脓肿为数日到数周,恶性肿瘤多为数周或 1～2 个月。病变位置对 ICP 增高临床也有重要意义,如前颞叶病灶因受颞窝限制及邻近脑干之故,可在 ICP 较低状态(15mmHg)即出现小脑幕切迹疝。

(二)早期

病变发展并超过颅腔的代偿容积,但 ICP 低于平均体动脉压值 1/3,小于 4.7kPa (35mmHg),脑灌注压值为平均体动脉压值的 2/3,脑血流量也保持在正常脑血流量的 2/3 左右,约 34～37mL/(100g 脑组织·min),动脉血二氧化碳分压值在正常范围内。脑血管自动调节反应和全身血管加压反应均还保持良好。但脑组织已有早期缺血缺氧和脑血流量减少,血管管径也有明显改变,所以逐渐出现 ICP 增高症状和体征如头痛、恶心、呕吐,并可因激惹引起 ICP 的进一步增高。还可见到视神经盘水肿等客观体征。在急性 ICP 增高时,尚可出现血压升高、脉率变慢、脉压增大、呼吸节律变慢、幅度加深的 Cushing 反应。

(三)高峰期

病变已发展到严重阶段,ICP 为平均动脉压值的 1/2＝4.7～6.6kPa(35～50mmHg),脑灌注压也相当于平均体动脉压值的一半,脑血流量也为正常的一半约 25～27mL/(100g 脑组织·min)。如 ICP 接近动脉舒张压水平,动脉血二氧化碳分压超过 6.1kPa(46mmHg)而接近6.6kPa(50mmHg)时,脑血管自动调节反应和全身血管加压反应可丧失,可出现脑微循环弥散性梗死。此时患者有剧烈头痛、反复呕吐、视神经盘高度水肿或出血,神志逐步趋向昏迷,并可出现眼球、瞳孔固定散大或强迫头位等脑疝先兆症状。

(四)晚期(衰竭期)

病情已发展到濒危阶段,ICP 增高到相当于平均体动脉压,灌注压＜2.6kPa(20mmHg),血管阻力已接近管腔完全闭塞,脑血流量仅为 18～21mL/(100g 脑组织·min),脑代谢耗氧量(CMRO$_2$)＜0.7mL/(100g 脑组织·min)[正常值为 3：3～3.9mL/(100g 脑组织·min)],动脉血二氧化碳分压接近 6.6kPa(50mmHg),动脉血氧分压下降到 6.6kPa(50mmHg),动脉血氧饱和度＜60%。此时患者处于深昏迷,各种反射均可消失,出现双瞳孔散大、去脑强直等现象,血压下降,心跳快弱,呼吸浅速或不规则甚至停止,脑电图上呈生物电停放,临床上可达"脑死亡"阶段。

三、处理原则

ICP 增高是一种继发的临床综合征,其原因和发生机制各不相同,原发病变和颅内高压本身所引起的病理生理改变也常很复杂而严重。因此其治疗方法也是多方面的,但基本的原则是患者全身状况(原发病和继发的病理生理及生化改变)和颅内高压的治疗并重,两者不可偏废。只注意降低 ICP 而忽略颅内高压发生的机制并给予有效的处理,则增高的 ICP 即使在间断的降颅压措施下,仍将继续存在而难于逆转。因此降颅压疗法是临时治疗措施,而治本的方法是除去引起压力增高的原因和终止其病理生理过程。当然 ICP 暂时降低本身可也可消除 ICP 增高的不利影响(如脑缺氧所致的脑水肿)而有减少压力继续增高的可能。处理的目标是降低 ICP、合理调整体动脉压以维持合适的脑灌注压。

(一)ICP 监测

颅内高压合理有效的治疗必须以准确持续的 ICP 和 CPP 监测为依据。ICP 监测有助于判断病情、治疗时机方法的选择、观察治疗效果、判断预后,已成为 ICP 增高患者救治中重要的手段。

对于具有下列情况者需予 ICP 监测:颅脑创伤格拉斯哥昏迷量表(GCS)评分小于 8 分和头颅 CT 异常患者,头颅 CT 异常是指颅内血肿、脑挫裂伤、脑肿胀或基底池受压。

对于颅脑损伤患者头颅 CT 正常但符合以下 3 种情况中的两种也应行 ICP 监测:①年龄大于 40 岁;②单侧或双侧呈去脑或去皮层状态;③收缩压低于 90mmHg。

而 GCS 评分>8 分在以下情况行 ICP 监测:①多发伤手术需麻醉时间延长;②机械通气使用镇静剂或肌松剂;③使用使 ICP 增高的治疗方法如呼气末正压(PEEP);④专科医师认为颅内高压存在概率较高的其他情况如颅内多发血肿严重脑肿胀等。

根据 ICP 进行相应治疗可以提高患者的预后,没有 ICP 监测根据经验来治疗 ICP 增高预后相对较差。在颅脑创伤患者 ICP 增高时控制不力,会导致脑灌注不足脑缺血缺氧加重致死亡率病残率上升,而 ICP 不高时,使用降 ICP 治疗如高渗性脱水、过度通气、镇静、镇痛、肌松治疗均有潜在不良反应。

临床上一次性测定 ICP 的方法,是通过颅骨钻孔穿刺侧脑室或侧卧位腰椎穿刺测定的脑室内压或椎管蛛网膜下隙的脑脊液静水压。这种方法只能一次性测定 ICP,不能连续地观察 ICP 的变化,其所测的压力为颅脊腔开放的压力,都伴有部分的脑脊液流失。虽然脑脊液流失量很少,但对 ICP 仍然有影响,特别是 ICP 越高,影响越大;腰穿测压还必须颅脊腔保持通畅,如有脑疝,则颅脊腔已不相通,测得的压力也不能代表 ICP。

ICP 监测技术主要包括植入法和导管法。植入法是将微型传感器置入颅内(简称体内传感器或埋藏传感器),传感器直接与颅内组织(硬脑膜外、硬脑膜下、蛛网膜下隙、脑实质等)接触而测压。导管法借引流出的脑脊液或用生理盐水充填导管,将体外传感器与导管相连接,借导管内的液体与传感器接触而测压。无论是体外与体内传感器都是利用压力传感器将压力转换为与 ICP 力大小呈正比的电信号,再经信号处理装置将信号放大后记录下来。由于传感器放置的位置不同,可得出不同的压力数据,因而有脑室压(IVP)、硬脑膜下压(SDP)、硬脑膜外压(EDP)、脑组织压(BTP)之分。由于颅内各部位的结构不同,组织弹性和顺应性不同,所测得的压力,有小的差异,但都被承认为 ICP 的代表。目前最常用者为脑室插管和脑实质内光导纤维尖端监测器和蛛网膜下隙螺栓。多数学者认为脑室内插管法是当前优点最多的监测方法。它能准确测定 ICP 与波形,便于调零和校准,可行脑脊液引流并可促使脑水肿液的廓清以降压,是黄金标准。脑实质内光导纤维测压,四周均为脑组织,监测到的压力与脑组织所含的血容量和含水量有很大的关系,故测得的压力与其他几种压力有较大的差别,常用以反映脑水肿的程度。ICP 监测连续记录下来的正常 ICP 波为一种脉冲波,是由脉搏波以及因呼吸运动而影响着颅内静脉回流的增减而形成的波动组成。所以 ICP 波的组成与动脉的灌流与静脉的引流两个因素有关,当快速记录时(80～200mm/min),两种波形都可以分别从图像上看出来。但进行 ICP 监护时常持续记录数日,因此压力图像常用慢记录(2mm/min)表示,则各波互相重叠,组成一条粗的波状曲线。曲线的上缘代表收缩期 ICP,曲线的下缘代表舒张期 ICP,后者加 1/3 的压差为平均 ICP,即通常所说的 ICP 值。

ICP 增高的分级如下:正常 ICP(5～15mmHg);轻度增高(15～20mmHg);中度增高(20～40mmHg);重度增高(>40mmHg)。

颅脑创伤患者 ICP 监测的禁忌证:严重凝血功能障碍,目前认为要求 INR<1.2 可行植入监测。

ICP 增高的治疗域值:无去骨瓣减压时>20mmHg,去骨瓣减压时 ICP>15mmHg 即需干预降颅压治疗。亦有的中心选择 25mmHg 作为干预降颅压治疗的域值。ICP 监测应和临床症状、脑 CT 扫描情况三者结合用于指导治疗。

ICP 监测的部位包括脑室内、脑实质内、硬膜下、硬膜外、蛛网膜下隙。以脑室内最为准确,并可用释放 CSF 来降低 ICP 兼有治疗作用,优先选用。对于 ICP 监测引起的颅内感染或出血等并发症情况,感染发生率为 1%～10%,主要为脑室炎,监测时间少于 5 天,几乎无感染。出血发生率为 1%～2%。导致患者残疾的情况极为罕见,故不应由此理由而放弃监测 ICP。脑实质内 ICP 监测准确性类似于脑室内 ICP 监测,由于不能重新标定,可能导致测量误差,在脑室内 ICP 监测不能达到的情况下采用脑实质内 ICP 监测。蛛网膜下隙、硬脑膜下、硬脑膜外 ICP 监测准确性欠佳。

对于 ICP 监测的时间,可持续监测 3～5 天,一般不超过 7 天。临床需要 ICP 监测超过 10 天时,建议换对侧重置探头监测。目前在一些大的神经创伤中心采用 ICP 增高的程序化处理,具有相对的合理性(表 7-1-1)。

表 7-1-1　脑创伤后 ICP 增高的程序化处理

1.ICP 监测,气管插管,机械通气维持 $PaCO_2$ 32～36mmHg,患者躁动不安使用镇静剂如咪达唑仑或异丙酚,肌张力增高如去脑强直时使用肌松剂如维库溴铵

2.保持头高脚低位 20°～30°,避免颈静脉回流障碍

3.脑室内 ICP 监测则开放 CSF 外引流,维持高度额角水平上 15～20cm

4.使用甘露醇 0.25～0.50g/kg,可反复使用,监测血浆渗透压 300～320mmol/L

5.维持体温 34～36℃,甚至 32～34℃,以降低脑代谢从而降低 ICP

6.外伤大骨瓣减压,上述处理后 ICP 仍顽固性>25～30mmHg 时采用

7.内减压术,一般非主侧半球颞叶或合并额叶切除

8.巴比妥治疗,ICP 顽固性增高,但血压平稳时采用

（二）ICP 增高的基础治疗

临床上许多因素影响 ICP，避免这些因素加重 ICP 增高，是治疗中应注意的重要问题，不应忽视。

患者体位是护理颅内高压患者的一个重要内容。应将头部置于正中位，避免扭曲或压迫患者颈部，保持颈静脉引流通畅。头部抬高可通过加强脑脊液引流和脑静脉血回流排出颅腔而降低 ICP。但需注意的是，在某些患者，脑脊液和脑血流量置换过多可反而加重颅内高压，抵消了抬高头部的益处。合理的方案是根据患者的临床状况和 ICP 监测，个体化处理患者头位。当不能监测 ICP 时，头部抬高 15°～30°多可使 ICP 降低。

应当积极处理发热，因为体温升高可提高脑代谢、脑血流、加重脑水肿而使 ICP 升高。应尽可能及早明确发热原因，进行针对性治疗，同时应用解热镇痛药如对乙酰氨基酚降低体温，进行对症治疗。在对乙酰氨基酚耐药的病例，吲哚美辛可控制发热并降低 ICP。物理降温如降温毯对发热患者有益，但需注意寒战可加重颅内高压。当必须降温而患者出现寒战时，可应用冬眠合剂、镇静剂或非去极化神经肌肉阻滞剂。虽然人工低温有益于降低 ICP，但由体温再升高和寒战引起的反跳性 ICP 升高影响了其应用价值。

咳嗽、呼吸道不通畅或与呼吸机对抗可升高胸膜腔内压，减少颅腔的静脉引流，导致 ICP 升高。应保持呼吸道通畅，必要时行气管切开，减低呼吸道阻力。尽量减少呼吸道刺激，应用祛痰剂、湿化呼吸道便利排痰。可应用镇静剂和肌松剂来避免呼吸机对抗。非去极化神经肌肉阻滞剂优点在于没有组胺释放效应，后者可继发血管扩张和升高 ICP。

呼气末正压（PEEP）只有在平均气道压力升高、传导至纵隔时可升高 ICP。PEEP8～10cmH$_2$O 时，对 ICP 几无影响，PEEP＞15cmH$_2$O，ICP 明显升高。当肺顺应性降低时如成人呼吸窘迫综合征或肺炎时，PEEP 对 ICP 的影响降低。

应保持适当的体循环血压。低血压可直接引起脑血管扩张、ICP 升高。低血压时脑灌注压下降影响脑供血，脑缺血可加重脑水肿，严重影响颅内高压患者的预后，应尽量避免或尽早处理低血压。高血压对 ICP 的危害程度没有低血压严重。然而，当脑自动调节机制受损时，严重的高血压可导致区域性脑血流增加、脑水肿和 ICP 升高。目前非常重视合理 CPP 对脑水肿的影响，有报告提示 CPP 过高会因为增加脑毛细血管的静水压，加重脑水肿。CPP 过低会导致脑缺血、缺氧，继而造成继发性神经元损伤，加重脑水肿，所以现在主张 CPP 维持在 60～70mmHg，避免低于 50mmHg。当 CPP 在 50～60mmHg 时，需要监测颈静脉血氧饱和度或脑组织氧监测，避免出现脑缺血。然而当要求将 CPP 维持在 70mmHg 以上时，部分患者需要积极的液体治疗和血管活性药物的使用，会产生全身的不良反应，如急性肺损伤和急性呼吸窘迫综合征（ARDS）。有文献报道，与 CPP 小于 70mmHg 相比，CPP 超过 70mmHg 使 ARDS 的发生率上升 5 倍，严重影响患者的预后。目前认为在 ICP 控制的前提下，CPP 与预后直接相关。

疼痛和躁动可因提高脑血流而升高 ICP。在颅内高压危及生命的患者，不应过分强调为避免用镇静剂使神经病学检查不准确，而否定通过镇痛和镇静来控制 ICP 的合理性。当患者存在呼吸机对抗，吸痰、疼痛刺激都会引起 ICP 增高、脑水肿加重，适当的使用镇静剂如异丙酚或咪达唑仑，及止痛剂如芬太尼或吗啡，均可用助于控制 ICP 和减轻脑水肿。

重度颅脑创伤后由于胰高血糖素、肾上腺素、皮质激素分泌增多，血糖升高，为创伤性糖尿病。高血糖对神经元有损害作用，低血糖同样会导致患者预后不良。强化控制血糖在 90～150mg/dL 较为理想，静脉泵强化胰岛素治疗严格监测血糖，避免高血糖和低血糖的出现，严格血糖控制在 70～100mg/dL 会增加低血糖发生的概率，增加脑能耗危机的发生。后者是指通过脑微定量分析测定脑组织间隙葡萄糖水平低于 0.7mmol/L，丙酮酸/乳酸比值大于 40（正常值小于 25）。脑能耗危机是重型颅脑创伤预后不良的独立因子，加重脑水肿。

低钠血症会降低血浆渗透压，导致脑肿胀，症状的严重程度与低钠血症发生的速度及严重程度有关。症状可有恶心呕吐、嗜睡、谵妄、癫痫、昏迷、呼吸骤停和脑疝。颅脑创伤后低钠血症的常见原因包括抗利尿激素异常分泌综合征（SIADH）、脑性耗盐综合征（CSW）和甘露醇的反复使用。正确的病因分析应包括患者出入液量的平衡情况、输液治疗的处方情况、血和尿渗透压、尿钠浓度、肾上腺和甲状腺功能的检测。临床应注意纠正低钠血症的速度不能过快，以免出现脑桥的脱髓鞘改变和不可逆的脑损害（24 小时纠正＜10mmol/L）。

颅脑创伤后，癫痫发作会增加脑继发性损害，如 ICP 增高、脑氧代谢率增加、脑血流增加、脑血液容量增加、CPP 下降。绝大多数的研究不支持预防性使用抗惊厥药物来预防迟发性外伤性癫痫，不推荐常规抗癫痫预防治疗超过 1 周。如果出现迟发性外伤性癫痫，可根据新发癫痫的规范方法来治疗。外伤性癫痫的高危因素包括：GCS 评分小于 10 分，脑皮层挫裂伤，凹陷性骨折，硬膜下血肿，硬膜外血肿，脑内血肿，穿透性颅脑损伤，外伤后 24 小时内出现癫痫者。

（三）过度通气

过度通气是用呼吸机等机械方法增加患者的肺通气量，亦称人工机械性过度通气。此法使动脉血二氧化碳分压（$PaCO_2$）降低（低碳酸血症）、脑脊液碱化，促使脑血管收缩，减少脑血流量和脑血容量，从而快速降低 ICP。ICP 降低后维持的时间长短不等，但一般情况下，随着脑和血管平滑肌中二氧化碳缓冲系统的代偿性调整，使脑脊液碱中毒被纠正，在开始过度通气后数小时内，ICP 常恢复至原有水平。有研究纳入一组健康志愿者，观察机体对过度通气的正常反应，$PaCO_2$ 降至 15～20mmHg、30 分钟后，CBF 减少了 40%，4 小时后 CBF 增加到基础值的 90%，当 $PaCO_2$ 恢复正常后，CBF 超过正常值 31%。在重型颅脑伤患者中，$PaCO_2$ 每变化 1mmHg，CBF 变化 3%，但在 CBF 较低时变化值较小。

过度通气是通过降低 CBF 来降低 ICP 的。在重型颅脑伤患者，早期脑灌注压下降，CBF 下降，对低碳酸血症反应降低，过度通气能进一步降低 CBF，有可能造成或加重脑缺血、脑血管自主调节功能丧失。因而，虽然过度通气是降低 ICP 较为快速的方法，但应尽量少用，特别应避免应用长时程过度通气方法。对严重颅脑伤患者目前主张当使用镇静剂、肌松剂、脑脊液引流和渗透性利尿剂难以控制颅内高压，在脑受压所致的脑功能障碍进行性加重时，短暂过度通气可能是有益的。

目前不推荐使用预防性的过度通气（$PaCO_2$＜25mmHg）。过度通气可作为一种临时的手段来治疗 ICP 升高。在颅脑创伤后第一个 24 小时内脑血流经常显著减少，此时应避免过度通气。如果使用过度通气，$PaCO_2$ 在 25～30mmHg 则推荐使用颈静脉血氧饱和度或脑组织氧监测，以了解脑氧输送的情况，即脑缺血缺氧的情况。轻度过度通气（$PaCO_2$ 在 32～

36mmHg)时极少出现脑缺血缺氧的情况。$PaCO_2$ 水平可以通过控制性机械通气达到。调整呼吸的频率、潮气量和 PEEP 可以达到血气分析满意的 $PaCO_2$。

目前没有临床试验评价过度通气对颅脑创伤患者预后的直接影响,仅限于颅脑创伤后不同阶段的预后分析。在特定的亚组患者,过度通气可增加患者死亡率。当经颅多普勒监测证实 ICP 增高是由于脑过度灌注引起时,轻度过度通气是最理想的控制颅高压的方法。

(四)高渗性治疗

高渗性治疗是指适当提高血浆渗透压,依靠相对非渗透性的血-脑脊液屏障在血液与脑实质(即脑细胞和细胞外间隙)的液体之间造成一个渗透压差,促使脑组织失水,在总体上增加脑组织的顺应性。正常血浆渗透压值为 286mmol/kg。

1.甘露醇

甘露醇是应用最为广泛的渗透性脱水剂,其分子量为 180.17。在体内不被代谢,经肾小球滤过后在肾小管内甚少被重吸收。静脉使用后提高血浆渗透压,使血管内和组织间产生渗透压梯度,使脑组织,主要使正常脑组织内水分进入血管内,使脑组织脱水,并降低 ICP。甘露醇的利尿作用是因为甘露醇增加血容量,并促进前列腺素 I_2 分泌,扩张肾血管增加肾血流量,提高肾小球滤过率。甘露醇在肾小球滤过后重吸收<10%,故提高了肾小管内液渗透浓度,减少肾小管对水和 Na^+、Cl^-、K^+、Ca^{2+}、Mg^{2+} 的重吸收,达到利尿目的。甘露醇还可以减低血液黏滞度,可使脑血流和脑血管容量增加,从而代偿性收缩脑血管。此外,甘露醇还可减少脑脊液形成。

甘露醇通过降低血黏滞度、增加脑血流量,导致脑动脉的自动调节性收缩,降低颅内压甘露醇常用剂量为 0.5~1.5g/kg。使用中的注意事项包括:①注意留置导尿避免尿潴留;②快速推注会产生低血压,所以必备等张液体和血管加压素,强大的利尿作用产生低血容量,将直接导致低血压甚至肾衰竭,特别在应用其他肾毒性药物。有败血症存在或以前有肾脏疾患病史者更容易出现肾衰竭;③持续使用甘露醇可降低血镁、血钾和血磷,而短时快速利尿有时出现致命性高钾血症。长时间使用甘露醇会产生肾髓质浓缩功能紊乱以致产生肾源性尿崩症;④部分患者出现反跳,在给药后 30~120 分钟需重复给药的患者更容易发生。长时间使用甘露醇会进入组织间隙,特别是血-脑脊液屏障破坏区域,加重血管源性脑水肿。甘露醇可以开放血-脑脊液屏障,因而甘露醇和其他循环于血液中的小分子物质可以进入脑脊液和脑组织,脑脊液和脑组织吸收和潴留甘露醇,引起反向的渗透压梯度移位,产生反跳性 ICP 升高。当甘露醇在血液内循环较长时间时,如持续灌注甘露醇时,甘露醇在脑组织中的积聚作用最明显。因此,应用甘露醇应采用间歇注射,而不应持续静脉注射。目前许多学者主张应用甘露醇使血浆渗透压维持在 300~310mmol/L,以达到理想的脱水效果。目前并无关于甘露醇治疗神经外科危重患者的前瞻性研究。

甘露醇治疗 ICP 升高应遵循以下原则:

(1)在确认存在 ICP 升高或高度怀疑 ICP 升高时使用甘露醇,而不是预防性使用。在 ICP 正常时盲目脱水,易导致迟发性血肿及其他并发症。

(2)必须加强监测,避免低血容量、低血压和电解质紊乱。应强调适度容量复苏的重要性。

(3)监测血浆渗透压,特别是重复使用甘露醇时,维持血浆渗透压在 300~310mmol/L,不超过 320mmol/L 甚为重要。超过 320mmol/L 不能增加脱水效果,易致肾衰竭。渗透性脱水治疗时,可通过监测渗透压间隙(监测和计算血浆渗透压的差值)以指导治疗。血浆渗透压间隙低于 55mmol/L,有助于避免肾功能不全的发生。

(4)临床医师应根据 ICP 增高的病因来调整使用甘露醇,即合理结合外科的和其他降 ICP 的方法。

2.甘油果糖和尿素

甘油果糖亦可产生类似甘露醇的脱水效果,但较缓慢,可作为甘露醇脱水治疗的补充。但其缺点包括:

(1)较甘露醇更为严重和常见的反跳作用。

(2)产生高血糖。

(3)在临床有效剂量时可产生溶血作用。山梨醇类似于甘露醇可静脉注射,也会产生高血糖,相对于甘露醇的作用时间 4～6 小时,其作用时间仅 1～2 小时。尿素用于脱水降颅压治疗在过去曾引起注意,现已弃用,原因在于:①存在反跳作用;②引起凝血功能异常;③会引起恶心、呕吐、腹泻等并发症;④注射时血管外渗漏引起组织坏死。

3.高渗性盐水

在 20 世纪 80 年代,高渗性盐水作为失血性休克的复苏液体受到青睐。与等渗液相比,相同量高渗性盐水由于渗透压梯度的建立,拥有更强大的容量复苏能力,而血流动力学稳定对颅脑创伤预后极为重要。最近发现其降低 ICP 的作用,机制与甘露醇相似,使血管内和组织间产生渗透压梯度。与甘露醇相比,高渗性盐水较少出现 ICP 反跳,也不会大量脱水导致容量过低。在动物实验中,高渗性盐水的降 ICP 作用已得到普遍认可,临床试验却不多。有报告提示,顽固性 ICP 增高患者对甘露醇,甚至苯巴比妥治疗无效,ICP＞25mmHg 的患者对高渗性盐水治疗有效。应用高渗性盐水应注意的问题包括:

(1)尽量维持血钠 145～150mmol/L,不超过 155mmol/L。

(2)给药方法为持续静脉注射,密切监测血浆渗透压、电解质和肾功能。

(3)注意容量过负荷和凝血功能异常的监测。

(4)血钠变化显著过快可出现脑桥脱髓鞘改变,可能导致硬膜下血肿和癫痫。

4.襻利尿剂

襻利尿剂,尤其是呋塞米,能降低 ICP,与渗透剂结合使用更为有效。利尿剂的作用机制是通过轻度利尿产生渗透压梯度、减少脑脊液生成、从正常和水肿脑组织中排出钠和水。但是,利尿剂以牺牲血容量为主,不主张单独用于降 ICP 治疗。临床可作为甘露醇的辅助用药,特别是中心静脉压偏高而心肌功能受损时。因此,利尿剂在使用时应注意严密监测血压和中心静脉压,避免低血容量和低血压。

(五)镇静镇痛肌松疗法

有研究发现,大剂量巴比妥酸盐可能有益于治疗伴有颅脑损伤、暴发性肝衰竭、脑(脊)膜炎和局灶性脑缺血的颅内高压患者,以降低用其他方法难以控制的 ICP 增高,也称为巴比妥昏迷疗法。最常应用的药物是硫喷妥钠和戊巴比妥。此类药物降低 ICP 的机制是多方面的。足以引起全身麻醉的大剂量药物可抑制正常脑区的脑代谢,而减少脑的氧和能量需要,引起血管收缩和脑血流的减少,是为脑代谢-血流偶联反应,可有效降低 ICP,并使血液分流至缺血区域。另外,巴比妥类可限制脂膜的过氧化损害、清除自由基、减少血管源性水肿生成、减少脂肪酸释放、减少缺血组织的细胞内钙的含量。此外,此类药物还可抑制癫痫发作,有利于人工过度通气的施行,减低脑和全身的应激反应。巴比妥类药物降低 ICP 的作用常较迅速且明显。

巴比妥昏迷疗法不良反应多且较为严重。常因周围血管扩张和药物对心脏收缩的抑制而发生血压降低和心动过速,特别是剂量较大或用药较久(48 小时以上)者,以及心脏复苏后脑缺血的患者容易发生,有时可引起死亡。其他不良反应包括支气管收缩、明显的低钾血症、少尿或无尿、肠蠕动功能下降、免疫抑制、坠积性肺炎、抗利尿激素分泌异常综合征。因此,必须加强血流动力学监测和血液中药物浓度监测。因不能进行准确的神经体征检查,应用大剂量巴比妥类药物时应进行持续 ICP 和脑电图监测,加强神经影像检查。

尽管巴比妥治疗可通过降低脑代谢和脑氧代谢率,从而通过血流—代谢偶联作用降低脑血流和脑容量,降低 ICP,特别是控制顽固性 ICP 增高。然而到目前为止,尚无随机临床试验来验证巴比妥治疗对重型颅脑创伤患者预后的影响作用。硫喷妥钠是目前最常用的苯巴比妥类药物,负荷量 5～10mg/kg,随后以 3～5mg/(kg·h) 维持输注,以达到 EEG 爆发抑制。输注时要避免低血压的出现。重复的苯巴比妥药物治疗会导致药物在体内的蓄积和肝功能异常。在欧洲,重型颅脑创伤后顽固性 ICP 增高被随机对照研究分组成大骨瓣减压组和苯巴比妥治疗组,该试验还在进行中。有主张在重型颅脑创伤出现顽固性 ICP 增高时在脑干功能衰竭前采用该方法有效,而且需要充分的容量复苏,必要时予以血管活性药物如去甲肾上腺素等。由于该治疗存在诸多潜在并发症,因此要求医护人员经验丰富。患者治疗前必须处于血流动力学稳定状态,必须有持续的全身系统监测来避免或治疗血流动力不稳定状态。目前尚不推荐预防性使用巴比妥治疗控制 ICP。

镇痛剂和镇静剂已成为 ICP 控制常用的方法,特别针对躁动患者。与咪达唑仑相比,异丙酚在通过改善血流.代谢偶联而降低脑代谢和脑血流方面效果更为明显。阿片类药物如芬太尼,在镇痛的同时也有镇静作用。在不同的治疗中心,肌松剂的使用各有不同。目前一般不主张常规使用肌松剂。肌松剂的使用会掩盖医生对癫痫的识别和治疗。此外,长时间肌松剂的使用会导致严重的不良反应,如多发性神经病和肌病。

(六)皮质激素

皮质激素通过加强和调整血-脑脊液屏障功能、降低毛细血管通透性,减轻脑肿瘤或脓肿患者的脑水肿。但是皮质激素对与颅内高压有关的其他临床状况的治疗效果尚不明确。对脑内出血患者一般无明确疗效。有研究显示,在一组中度 GCS 评分患者治疗时使用皮质激素,没有发生死亡病例,提示可能有治疗作用,但属三类证据。目前在脑出血不推荐使用皮质激素。一类证据不推荐使用皮质类固醇激素来改善重型颅脑创伤患者的预后和降低 ICP。在中重度颅脑创伤患者,大剂量甲基泼尼松龙与死亡率增加有关,被禁忌使用。CRASH 试验随机收录了 10 008 例重型颅脑创伤患者,试验过程中发现甲基泼尼松龙治疗组死亡率更高,而并发症发生率相似。目前认为,仅有在监测中发现皮质类固醇水平低下或以往因其他疾病需要皮质类固醇激素治疗的患者,在颅脑创伤时予以替代治疗。

同样,大多数研究显示,皮质类固醇激素对伴发水肿的急性半球梗死无效甚至有害。仅实验研究提示在超急性期,类固醇可通过限制膜过氧化而限制水肿形成。

对于脑肿瘤患者,类固醇激素用量应根据瘤周水肿的反应来确定,一般 20～40mg 地塞米松/日。

应用皮质激素潜在的不良反应包括胃肠出血、肠穿孔、免疫抑制、血糖增高、高分解代谢、创伤恶化和行为紊乱,易并发多重感染。鉴于其有害的不良反应,除非对原发疾病治疗有益,对颅内高压患者不推荐常规使用类固醇激素。

(七)预防性亚低温治疗

早期的动物实验和小规模的临床试验提示颅脑创伤后治疗性亚低温可以改善患者的预后,在 Marion 前瞻、对照的重型颅脑创伤试验中治疗组控制体温 32～33℃持续 24 小时,与正常体温组相比 6 个月的格拉斯哥转归评分(GOS)预后评分相对较好。迄今为止,最大的临床试验由 Clifton 牵头的 NABIS 试验,368 例重型颅脑创伤患者随机分为治疗组(维持亚低温33℃持续 48 小时)和对照组(正常体温),亚低温组出现 ICP 峰值大于 30mmHg 概率较少,但是 6 个月的死亡率没有差别。与正常体温控制相比较,目前没有依据证明预防性亚低温治疗能降低重型颅脑创伤患者的死亡率。目前已完成的 6 项前瞻对照试验提示,对于颅脑创伤患者,亚低温治疗维持目标体温大于 48 小时,死亡率有下降趋势,与 GOS 较好有关。亚低温治疗也存在一些严重并发症,主要包括:电解质紊乱、免疫抑制、凝血功能障碍、心血管功能不稳定、皮肤坏死等。近几年有日本学者提出将体温控制在 35℃,能取得 32～34℃亚低温的脑保护和控制 ICP 的效果,但不良反应更少。目前认为在顽固性 ICP 增高患者可将亚低温作为治疗的二线选择。

(八)脑脊液引流

脑室穿刺置管既可监测 ICP,又可行外引流,甚至可以在床旁施行该手术,许多治疗中心常规使用脑室造瘘来降低 ICP。由于外伤性脑水肿患者压力容积指数(PVI)下降,释放少量的脑脊液即可明显下降 ICP。我们在长期 ICP 监测和神经重症治疗过程中,甚至发现数滴 CSF 外引流,即可导致大幅度 ICP 的下降,是控制 ICP 简单可靠的方法。目前主张每次少量释放脑脊液 3～5mL,每天引流 100～150mL 为安全范围。应防止短时间大量释放 CSF,ICP 突然下降,CPP 过高,则加重脑水肿。出现脑积水的患者脑室脑脊液引流更为重要。但 ICP 不高不主张脑脊液外引流,除非为引流感染或血性之脑脊液。对疑有颅内高压的患者,因存在致死性的扁桃体疝风险,诊断性腰穿和治疗性腰大池脑脊液引流应相对禁忌。如果实属必要,应做 CT 扫描以排除巨大占位效应和梗阻性脑积水,并且腰穿应由具备处理神经疾病丰富经验的医师完成。对于腰大池引流,目前较为公认的观点是避免在中重度和重度 ICP 增高(如 ICP＞30mmHg)时应用,当 CT 提示环池闭塞或明显中线移位禁忌腰穿。腰大池脑脊液引流仅作为综合控制轻中度 ICP 增高的辅助治疗方法。

(九)手术治疗

Harvey Cushing 在第一次世界大战前提出采用大骨瓣减压治疗重型颅脑创伤,但早期的手术结果无法显示其有改善预后的作用。近年来由于神经外科重症监护治疗的进步,使得大骨瓣减压后患者的预后有明显的改善。当顽固性 ICP 增高非手术治疗无效,进行大骨瓣减压能使相当一部分病危患者得到解救。目前主张在 ICP＞25mmHg,为弥散性脑肿胀,可采用双额高冠状大骨瓣减压,亦可采用双侧额颞大骨瓣减压。内减压主要是指非主侧半球的额叶或颞叶切除。两者均可大幅度的降低 ICP。目前有两项前瞻对照研究试验,一项为大骨瓣减压和苯巴比妥治疗对照研究(RESCUE icp 试验),观察两组对重型颅脑创伤顽固性 ICP 增高患者 ICP 控制和预后的影响。另一项为 DECRA 试验,即在澳大利亚和新西兰举行的早期去骨瓣减压的研究,其目的是为了研究早期大骨瓣减压对重型颅脑创伤顽固性 ICP 患者功能的影响,发表在 2011 年 4 月新英格兰医学杂志。结果显示,对弥散性重型颅脑创伤顽固性 ICP 增高患者,虽然行大骨瓣减压显著减低 ICP,但死亡率无差异。与预计结果相反,减压组预后不良率更高。但其选择去骨瓣减压的 ICP 阈值为 20mmHg 备受争议,也不符合目前的一致意见。有专家认为阈值过低,25mmHg 或 30mmHg 可能更为合适。另外入组患者中减压组双侧瞳孔无光反应明显较保守治疗组高(28% vs 12%),也是造成结局混淆的重要因素。最后,在接近 8 年 15 个医学中心 3000 多例登记患者中入选试验患者仅 155 例,该试验入选患者缺乏代表性,不能代表重型颅脑创伤全貌。对于弥散性脑损伤的手术治疗,应从适应证、时机和手术方法综合考虑。

第二节　脊髓损伤

一、病因学和流行病学

脊髓损伤通常是由于脊柱的创伤导致,首先椎骨或椎间盘移位,然后压迫脊髓引起损伤,脊髓损伤可以在没有明显脊椎骨折的情况下发生,而脊椎骨折也可能不出现脊髓损伤。脊髓损伤还可能由于脊髓缺血造成。在发达国家,包括在送往医院途中死亡的患者,大约每年每 100 万人口中会出现 12~53 个新病例。脊髓损伤最常见的原因是交通事故、坠落、暴力和运动损伤。脊髓损伤发生于交通事故的占 50%、发生于坠落的占 15%~20%、发生于运动损伤的占 10%~25%。个别脊髓损伤的病例与误食酒精有关。与工作相关的脊髓损伤占 10%~25%,暴力损伤占 10%~20%。运动、娱乐活动引起的损伤在不断增加,暴力引起的脊髓损伤急剧上升(钝挫伤,穿透伤,枪、刀伤),成年人尤其是发生于坠落的发病率也在不断增加。缺血性脊髓损伤多是由于血管损伤或阻断引起,而出现于脊髓损伤前的病理变化包括骨关节炎、椎管狭窄、强直性脊柱炎、风湿性关节炎和先天畸形。有关统计数据指出 55% 的脊髓损伤发生于颈部(主要是第 4~6 颈椎水平),45% 的脊髓损伤是完全性的。20%~60% 的脊髓损伤患者有其他复合伤,如颅脑、胸腔损伤等。受伤的平均年龄已经从 20 世纪 70 年代中期的 29 岁慢慢增加到目前的 40 岁左右。超过 80% 的脊髓损伤发生在男性。在美国,现在大约有 25 万人脊髓损伤。在中国,脊髓损伤发生率约每年 60000 例。

55% 的创伤性脊髓损伤涉及颈髓损伤。创伤性颈髓损伤 3 个月的死亡率为 20%~21%。在美国,每年治疗脊髓损伤患者的费用估计达 40 亿~90 亿美元。由于这种疾病在急性和慢性阶段的生存人数不断增多,脊髓损伤患者在生活中正越来越常见。每个脊髓损伤患者的治疗费用直接与脊髓损伤平面和患者的年龄有关。依赖机械通气的四肢瘫痪高龄患者的费用最高。长期生存的调查显示,高位神经水平的损伤、完全性脊髓损伤、老龄以及受伤后的前几年有更高的死亡风险,故相应的治疗费用大幅度提高。

二、发病机制

(一)原发性脊髓损伤

指外力直接或间接作用于脊髓所造成的损伤。

(二)继发性脊髓损伤

指外力所造成的脊髓水肿、椎管内小血管出血形成血肿、压缩性骨折以及破碎的椎间盘组织等形成脊髓压迫所造成的脊髓的进一步损害。造成继发性损伤的机制包括:①血管舒缩功能受损,缺血、出血、血管痉挛、血栓形成和通透性增加;②炎症趋化因子、细胞因子和类花生酸类物质的释放、细胞黏附分子表达和白细胞浸润引起炎症变化;③三磷酸腺苷耗竭、自由基产生、脂质过氧化、兴奋性氨基酸释放、细胞内钙超载和线粒体功能不全引起细胞功能障碍。

继发性损伤的一个标志是脊髓水肿,可能会在临床上表现为神经功能恶化,在磁共振成像(MRI)表现为实质信号异常。脊髓水肿通常在伤后 3～6 天最严重。除了这些急性变化,脊髓损伤在伤后数周或数月,还可出现脊髓细胞凋亡,胶质瘢痕形成,并产生囊性腔。继发性脊髓损伤的临床意义是出现了如低血压、休克、动脉血氧含量下降、儿茶酚胺释放下降、高凝状态和高热等全身改变。在受伤时即刻出现的局限性的低灌注和缺血,经过数小时以后不断向两个方向进行性扩展。除了缺血性因素外,其他如自由基、钙离子、类二十烷酸、蛋白酶、磷酸酶等的释放均可引起继发性损伤。

病理学改变表现为瘀伤处出血,首先开始于灰质,经过数小时可以发生深入脊髓的严重出血。接着脊髓出现水肿、细胞染色体溶解和空泡溶解,最终神经元坏死。细胞凋亡,尤其是少突胶质细胞的凋亡也会发生。在白质,血管源性水肿、轴突降解和脱髓鞘随之发生。出血部位出现多型晶体。接着,凝固性坏死和空洞形成相继发生。

三、临床表现

"截瘫"指脊髓胸段、腰段或骶段(不包括颈段)椎管内脊髓损伤之后,造成运动和感觉功能的损害或丧失。截瘫时,上肢功能不受累,但是根据具体的损伤水平,躯干、下肢及盆腔脏器可能受累。本术语包括马尾和圆锥损伤,但不包括腰骶丛病变或者椎管外周围神经的损伤。"四肢瘫"指由于椎管内的脊髓神经组织受损而造成颈段运动和感觉的损害和丧失,四肢瘫导致上肢、躯干、下肢及盆腔器官的功能损害,但不包括臂丛损伤或者椎管外的周围神经损伤。

在脊髓休克(当脊髓与高位中枢断离时,脊髓暂时丧失反射活动的能力而进入无反应状态的现象)期间表现为受伤平面以下出现弛缓性瘫痪,运动、反射及括约肌功能丧失,有感觉丧失平面及大小便失禁。2～4 周后逐渐演变成痉挛性瘫痪,表现为肌张力增高,腱反射亢进,并出现病理性锥体束征。上颈椎损伤的四肢瘫均为痉挛性瘫痪,下颈椎损伤的四肢瘫由于脊髓颈膨大部位和神经根的毁损,上肢表现为弛缓性瘫痪,下肢仍以痉挛性瘫痪。

（一）颈段损伤

1.上颈段（颈$_{1\sim4}$）损伤

颈椎骨折占脊柱骨折的10%。但颈髓，尤其是高颈段并发脑干损伤者死亡率很高，可占脊髓损伤死亡率的60%。

上颈段损伤与骨科相关的临床表现是，四肢呈痉挛性瘫痪，颈4损伤会导致肱二头肌和肩膀的功能明显丧失，上颈段内的三叉神经脊髓束损伤时会出现面部"洋葱皮样"感觉障碍（Dejerine综合征）。

上颈段损伤与重症监护相关的临床表现是，颈$_{1\sim2}$的损伤导致呼吸终止，因此需要机械通气或膈神经起搏，但多立即死亡。因颈$_{2\sim4}$段内有膈神经中枢，无论直接损伤或邻近的下颈段脊髓挫伤后水肿波及均可引起膈肌麻痹，出现呼吸困难、咳嗽无力、发音低沉，必须使用呼吸机呼吸。自主神经损伤时，可出现排汗和血管运动功能障碍导致的持续性高热或单侧或双侧的Horner综合征（瞳孔缩小、眼球内陷、上睑下垂及患侧面部无汗的综合征）。

2.下颈段（颈$_{5\sim8}$）损伤

下颈段损伤与骨科相关的临床表现是，损伤时出现四肢瘫，上肢远端麻木无力，肌肉萎缩，肌腱反射减低或消失，表现为下运动神经元性瘫痪。双下肢则为上运动神经元性瘫痪，肌张力增高，膝、踝反射亢进，病理反射阳性。损伤节段平面以下感觉消失，并伴有括约肌障碍，约在伤后7～8周建立反射性膀胱，总体反射明显。颈$_5$损伤导致肩膀和肱二头肌的功能潜在丧失，并导致腕部和手部的功能完全丧失。颈$_6$损伤导致患者不能完全控制腕部，手部功能完全丧失。颈$_7$损伤导致手部和手指失去灵活性，手臂的活动受限。颈$_7$节段以上完全性损伤的患者通常日常生活无法自理。

下颈段损伤与重症监护相关的临床表现是，心率、血压、汗液分泌、体温的调节能力丧失或者降低，自主神经功能紊乱或血压不正常升高、发汗，以及其他自主神经对疼痛或感觉障碍的异常反应。

（二）胸段（胸$_{1\sim12}$）损伤

由于胸椎椎管较窄，脊髓损伤多为完全性，下胸段损害腹壁反射有保留或消失，如中胸段水平损害则上腹壁反射（胸$_{7\sim8}$）可保留，而中下腹壁反射皆消失，可作为判断损伤节段的体征之一。

胸段损伤与骨科相关的临床表现是，两下肢呈痉挛性截瘫和损伤平面以下感觉消失，胸$_{1\sim8}$损伤导致患者不能控制腹肌，因此躯干稳定性受到影响。损伤水平越低，受到的影响就越小。胸$_{9\sim12}$损伤导致患者躯干和腹肌功能的部分丧失。

胸段损伤与重症监护相关的临床表现是，中上胸段扭伤因部分肋间肌瘫痪可出现呼吸困难。脊髓休克阶段，如胸$_6$节段以上损伤可出现交感神经阻滞综合征，血管张力丧失、血压下降、脉搏徐缓、体温随外界变动。脊髓休克期过后出现射精反射和阴茎勃起等。

（三）腰膨大（腰$_1$～骶$_2$）损伤

由于胸腰段脊椎骨折机会多，膝、踝反射和提睾反射皆消失。腹壁反射则不受累，因脊髓中枢失去对膀胱及肛门括约肌的控制，排便、排尿障碍比较明显突出。

（四）脊髓圆锥（骶$_{3\sim5}$）及马尾损伤

正常人脊髓终止于第1腰锥体的下缘，因此第1腰椎骨折可发生脊髓圆锥损伤。脊髓圆锥损伤后，可见臀肌萎缩，肛门反射消失，会阴部呈马鞍状感觉消失。脊髓圆锥内存排尿中枢，损伤后不能建立反射性膀胱，直肠括约肌松弛，出现大小便失禁和两下肢的感觉及运动仍保留正常。性功能也与脊髓骶段有关，脊髓损伤后性功能受到影响。在体验性幻想时，来自大脑的信号传递到胸$_{10}$～腰$_{2}$脊髓水平，在男性，信号再转达给阴茎，这些信号引发阴茎勃起。另外，在直接接触阴茎或其他性敏感的区域如耳朵、乳头或颈部时，反射性勃起也可发生。反射性勃起是无意识的，在没有性幻想时也会发生。控制人体引起反射性勃起的神经位于骶神经（骶$_{2\sim4}$），在脊髓损伤后会受到影响。

马尾神经起自第2腰椎的骶脊髓，一般终止于第1骶椎下缘，腰椎2以下只能损伤马尾神经，马尾神经在椎管内比较分散和活动度大，不易全部损伤，多为不完全性损伤，表现为损伤平面以下弛缓性瘫痪，腱反射消失，没有病理性锥体束征，两侧症状多不对称，可出现剧烈的疼痛和不等程度的感觉障碍，括约肌和性功能障碍多不明显。

四、治疗

（一）现场急救与护送

脊髓损伤的患者伤情严重，常伴有休克、呼吸道梗阻或重要脏器损伤。现场救护的重点是抢救生命，保护脊髓不再进一步遭受损伤。首先要保持呼吸道通畅，采取心肺复苏、气管切开、输血、输液等急救措施。根据疼痛和畸形的部位、功能障碍情况等对伤情做出粗略估计。凡怀疑有脊柱、脊髓损伤者，一律按脊柱骨折处理，待患者情况允许后，迅速转送医院。搬动需3～4人平托起患者，动作协调一致，平起平放，勿使脊柱前后晃动或扭转。切忌屈颈一人携抱或一个抬上身另一个抬腿的做法。因为这样增加患者痛苦，使骨折发生移位，使脊髓由部分挫伤转变为完全撕裂、加重伤情。搬运中应将患者平放到宽长的木板或硬担架上，不得已使用软担架时，患者应取俯卧位。有颈椎损伤者，应保持颈部于中立位，头两侧放置沙袋制动。不应给患者带颈托，因颈托固定不够牢固，反可起到止血带的作用，使头面部缺血，还能掩盖大血管损伤后正在形成的血肿或气管破裂后形成的皮下气肿。天气寒冷时要注意保暖，避免使用热水袋，以免发生皮肤烫伤，开放伤口要予以包扎。搬运过程中要防止硬物压迫皮肤，以免发生压疮。

（二）治疗原则

患者到达急诊室后，应进行全身体格检查。首先明确有无休克，有无颅脑、内脏或其他部位合并伤。有休克者应立即抢救，输血、输液。有危及生命的合并伤时，也应优先处理。对脊柱损伤应明确骨折、脱位的部位和脊髓损伤的情况，在休克已基本控制后，全身情况允许时再进行脊柱的X线检查、CT检查。急诊室除抢救休克处理合并伤外，有尿潴留者要插导尿管并留置导尿，腹胀者插胃管做胃肠减压。静脉滴大剂量激素、利尿脱水药以保护脊髓神经细胞，减轻水肿反应，应用山莨菪碱（654-2）、纳洛酮、尼莫地平等改善脊髓微循环，并给予吸氧，适当应用能量合剂、胞磷胆碱等神经营养药物。有骨折脱位时，应作牵引制动。

（三）手术治疗

1.脊髓损伤的治疗原则

（1）早期治疗：治疗愈早愈好,脊髓遭受严重创伤后,局部发生一系列病理改变,甚至完全坏死。这一演变过程根据损伤程度轻重而有所不同,大约从十数小时至数十小时。任何希望保存脊髓解剖结构完整及功能恢复的治疗,必须在脊髓发生完全坏死之前进行。即在脊髓损伤后早期 6 小时至十数小时内,为治疗脊髓损伤的黄金时期。根据脊髓损伤实验病理的研究结果,目前认为伤后 24 小时内是急性期,是治疗的早期,超过 24～48 小时的完全性脊髓损伤,脊髓多已发展为完全坏死,就不属于早期了。

（2）整复脊柱骨折脱位：恢复脊柱正常结构,解除对脊髓的压迫,保持脊柱的稳定性是治疗脊髓损伤的一个重要原则。闭合性脊髓损伤系由脊椎骨折脱位的损伤或压迫所引起,解除脊髓受压的直接方法就是整复脊椎骨折脱位。虽然脊髓损伤程度,主要决定于外伤的一瞬间,但持续遭受骨折脱位的压迫,可加重脊髓损伤或妨碍脊髓功能的恢复。越早整复骨折脱位的压迫,就越为脊髓功能的恢复创造了条件。同时也恢复了脊柱的正常解剖生理曲线。如能借用内固定物维持住损伤段脊柱的稳定性,就可防止再移位压迫脊髓,不但有利于脊柱支撑躯干功能的恢复,并且可以防止晚期创伤性脊髓病的发生。

（3）采用综合疗法：对脊髓损伤的治疗观点有两种,一种认为脊髓损伤能否恢复,主要取决于外伤当时脊髓的损伤程度,手术与药物等对之无益;另一种认为有许多因素可妨碍脊髓功能的恢复,脊髓损伤后的病理改变在继续发展,应当采取积极治疗及手术治疗阻止脊髓改变的发展。实验研究也证明,脊髓切开,局部诊疗多种药物、高压氧等都可能影响脊髓损伤病理改变的某一方面。因此,除手术解除脊髓压迫之外,应当采用综合疗法,以期从多方面改善脊髓的病理状态,获得较好的功能恢复。

（4）预防及治疗并发症：呼吸系统并发症、肺栓塞等是早期死亡的重要原因,泌尿系统感染是后期死亡的主要原因,应积极治疗。压疮、呼吸道感染、泌尿系感染、骨质疏松、关节僵硬挛缩等是常见的并发症。

（5）康复治疗及功能重建：有些截瘫肢体的功能可通过重建而获得部分恢复。如手肌瘫痪、下肢剪刀式畸形等,可通过矫形手术,重建手的部分功能,恢复手捏握功能或改善步态,提高生活自理能力。对不能恢复的瘫痪患者,通过多种锻炼康复措施,职业训练等,使之结束乘轮椅活动,参加家庭及社会生活,提高患者的生活质量。在现代康复治疗已经是截瘫治疗过程中很重要的不可缺少的组成部分。

2.脊髓的手术探查与减压

（1）手术适应证：急性脊髓损伤进行手术的目的是清除突出到椎管的异物,骨片及椎间盘组织、清除血肿,解除脊髓及神经根的压迫,用铜丝、哈氏棒、CD 棒、植骨融合等方法稳定脊柱,达到恢复神经功能,预防晚发脊髓损害的目的,并能使患者早日活动,防止长期卧床的并发症。外伤性截瘫的手术治疗是一个有争论的问题。手术适应证的掌握各家不尽相同,根据脊髓损伤的病理,需对骨髓进行减压处理的适应证有：①椎管内有骨折块压迫脊髓者,如椎板骨折下陷压迫脊髓者,需行椎板切除减压;椎体骨折自前方压迫脊髓者,行侧前方减压。②患者为完全截瘫,估计脊髓横断,而为完全性脊髓损伤者或者严重不全截瘫,拟对脊髓进行探查治疗者。③腰椎严重骨折脱位,完全截瘫,估计马尾断裂,拟手术缝合者。④不完全截瘫,伴有严重神经根疼痛,表示神经根被压或者神经症状进行性加重者。不完全截瘫,已行复位,但截瘫无恢复者,应进一步检查并手术探查。

(2)手术时机:对伴有重要脏器损伤的患者,应首先救治危及生命的损伤,在此基础上尽早治疗脊髓损伤,越早越好,对非横贯性的完全脊髓损伤,手术应当越早越好,伤后 6 小时内为黄金时期,患者入院迅速检查确定,在全身情况允许下,即行手术。对于马尾断裂伤,于伤后 24～48 小时手术。不完全截瘫,具有以上手术适应证者也应尽早手术。

(3)减压手术选择:因脊柱脊髓损伤的部位及类型不同而异。

①$C_{1～2}$水平的脊髓损伤。前路手术:为了解除骨片、异物或软组织对 $C_{1～2}$ 的压迫,可采取经口腔入路,切开软腭及咽后壁或经前方入路,在胸锁乳突肌之上端,颈动脉鞘的内侧或外侧到达椎体前方进行减压及侧块关节融合术,必要时可加做后方植骨及钢丝固定术。后路手术:如有齿状突骨折,横韧带断裂引起寰枢椎脱位可从后路将寰椎后弓与枢椎棘突做钢丝缠绕固定及植骨术;寰椎后弓断裂或寰枕脱位可做枕颈融合术。

②C_3 至 T_1 水平的脊髓损伤。前路手术:颈椎未脱位,椎体间不稳定,椎体后缘突向椎管,椎间盘破裂压迫脊髓,严重的椎体粉碎骨折,为了切除椎间盘或椎体及进行椎体间植骨术可采用前入路手术,颈椎脱位,小关节绞锁牵引复位失败时,也可经前路进行复位。后路手术:颈椎有未脱位或椎板附件骨折未脱位,骨片压迫脊髓或韧带断裂,可行后路复位单开门或双开门;减压,清除骨片,颈椎不稳者可用椎弓根螺钉钢板固定。

③胸段骨折脱位脊髓损伤。除椎板骨折下陷压迫脊髓应做椎板切除减压外,胸椎压缩骨折对脊髓小的压迫主要来自脊髓前方。胸椎骨折脱位程度多较轻,其对脊髓的压迫,是由于骨折椎体的后上角或椎体骨片及向前脱位椎体的椎板,虽然脊髓前后部受压,但以前方压迫为主。整复脱位后,后方压迫则解除,但前方压缩骨折的椎体后上角或爆裂骨折的骨片多不能整复而继续压迫脊髓。因此,此类损伤如仅做椎板切除不能完全解除压迫,对此应行侧前方减压术。胸椎椎管侧前方减压的入路:伤椎处肋横突切除,外侧减压;切除胸肋或剖胸胸膜外侧前方减压;一侧椎板关节突切除,经后外侧行侧前方减压。对于急性截瘫者,以选择后者为宜。因前二者只在全麻下手术,显露创伤大,出血较多,对于急性瘫痪的患者来说手术负担较大,而后者可在局麻下手术,手术创伤及出血都较少,未损伤的脊髓及神经根有感觉存在,在术中可避免新的损伤,但去除椎体后缘不如前二者操作容易。

④胸腰段脊髓损伤。胸腰段脊柱正常曲线为后弓,椎体损伤多为压缩骨折,椎体右上角向椎管内突出,从前方压迫脊髓是主要病理改变。脱位的椎体之椎板亦可从后方压迫脊髓。胸腰段脊椎可发生爆裂骨折,椎体骨折块向后移位,也从前方压迫脊髓。故脊髓减压将椎板骨折下陷,压迫脊髓单纯椎板切除可解除压迫因素外,大多亦应行椎管前方减压术。入路有两种:经一侧椎板及关节突切除行侧前方减压;经横突腹膜后行椎管侧前方减压术。应用 CD 棒治疗胸腰椎骨折脱位,撑开复位后,由于后纵韧带及纤维环紧张,脱位的骨折片及突出的椎间盘多能自动复位,来自脊髓前方的压迫多已解除,单纯椎板切除后减压也能取得很好的效果。除非有骨折片脱落嵌入椎管,仍应行侧前方减压术。

⑤腰椎骨折脱位。腰椎管宽大,其中为马尾神经,有较多的操作空间,多选用后入路减压,

关节突脱位亦以后入路修复,硬脊膜前方的骨块或椎间盘可牵拉硬脊膜囊进行去除。CD棒等器材内固定后,行侧方植骨融合,也可采用前减压,但探查马尾神经困难,有马尾断裂者,还需切除椎板,探查修复。

3.陈旧性脊髓损伤的减压手术选择

(1)前路手术:适用于颈椎间盘破裂,向后突出及有脊柱不稳定者,可于切除椎间盘的同时做椎体间植骨融合术;陈旧性颈椎半脱位,椎体后缘突向椎管压迫脊髓者,可部分或全部切除颈椎体,行椎体间植骨融合术。

(2)侧前方减压术:适用于胸腰椎骨折、椎体后上角突入椎管压迫脊髓之不全瘫,感觉恢复较好或运动恢复较差者;陈旧性骨折脱位,椎体后缘移位压迫脊髓者,有明显向后成角,呈后凸畸形;椎板切除术后,脊椎压迫脊髓的症状获改进者。一般可切除脊髓后方部分或全部关节突和椎板,再切除前方的椎体后凸部分。

(3)全椎板切除术:适用于陈旧性胸腰段严重骨折脱位合并有脊髓损伤,脊柱后凸畸形严重妨碍坐起或平卧或由于脱位未能整复,脊髓长期受压功能未能恢复之患者。可切除椎板、椎弓根,探查脊髓,再将椎体切除使脱位整复,然后用器械支持固定,植骨融合。

4.脊髓损伤的治疗方法

完全性脊髓损伤,伤后病理进程继续加重,单纯从外部减压,尚不能停止其病变继续进展,实验研究证明,许多方法治疗脊髓损伤,有一定效果。治疗脊髓是建立在脊髓外已完全减压的基础之上。不完全截瘫需要髓外减压,不论闭合复位或手术减压,均可达到治疗目的,不需脊髓治疗。严重脊椎骨折脱位,估计或已知为脊髓横断者,不需脊髓治疗。完全性脊髓损伤及严重不全瘫(如仅保留会阴部感觉或足趾可稍动者)。病变可进行性加重,应行脊髓治疗、马尾断裂应予修复。

(1)硬脊膜切开减压术:对全瘫患者应尽早行椎管探查术,发现脊髓有肿胀,张力大于正常时,可行硬脊膜切开术。切开范围以达上下端张力属正常的脊髓为止。脊髓肿胀不太严重者,应保留蛛网膜,以防止术后发生脊髓粘连。

(2)脊髓切开减压术:在椎板切除,切开硬脊膜后进行。以脑棉片堵塞上下蛛网膜下隙,在手术显微镜下观察脊髓后正中沟,用保险刀片或15号小刀片避开脊髓血管,沿后正中切开,深度5mm,达脊髓中央管或中心部位,长度2～2.5cm,使脊髓中积血流出,以生理盐水冲洗,缝合或不缝合硬脊膜,以充分减压。适应证:脊髓严重肿胀,在切开硬脊膜前,触诊脊髓肿胀变硬,切开硬脊膜见脊髓严重肿胀者,进行脊髓后正中切开,长度达肿胀区两端;触诊脊髓有囊肿感者,应切开,引流出液化坏死物质。有囊肿者该区多粗肿,颜色较正常处苍白。脊髓切开放出髓内积血或囊腔坏死物质,使脊髓减压,切开软脊膜亦使脊髓减压,从而改善脊髓损伤段的微循环。由于在损伤的脊髓积血中,含有对脊髓本身有害物质,如儿茶酚胺、5-羟色胺等神经介质以及血液分解以后释放出来的正铁血红素等。前者可收缩血管使脊髓出现缺血坏死,后者与铜形成化合物可引起脊髓内磷脂和其他物质变性,造成脊髓损害加重,故脊髓切开术除有机械减压作用外,尚有去除脊髓有害物质的作用,终止坏死,以保留周围白质中重要传导通道,使截瘫恢复。切开脊髓后正中联合,对脊髓束带损伤不大,即使偏向一侧,也主要损伤薄束与楔状束。如能换来运动恢复,也是值得的,脊髓切开术在脊髓各阶段受伤时均可施行。

（3）局部脊髓治疗：伤后早期脊髓局部治疗，可以减少出血及水肿，降低细胞代谢率，增强脊髓对缺氧的耐受性，降低脊髓内胶类物质的代谢，从而减轻或延缓脊髓损伤病理的进展，保存周围白质神经纤维。治疗适用于手术椎板切除探查脊髓的完全性脊髓损伤与严重不完全瘫痪病例。

（4）高压氧治疗：受损伤的脊髓，由于水肿、出血、微循环障碍等改变，脊髓组织呈缺氧状态，高压氧治疗，可提高脊髓损伤段的氧张力及弥散率；改善其缺氧，从而保存脊髓白质纤维，免于病变坏死，而使截瘫恢复。目前采用短程突击疗法，即损伤后数小时内开始进行，用 2 个大气压（2ATA），每次 2 小时，每天上、下午各 1 次，连续 3 天或用 3 次连续 2 天。对脊髓损伤患者的治疗可能有～定疗效。

（四）药物治疗

1.类固醇

此类药物可维持细胞膜、血管壁细胞的完整，减少脊髓细胞破裂溶酶体释放，从而减轻脊髓的破坏，为临床上常用药物。应用皮质类固醇治疗的原则为：①早期开始，在伤后数十分钟至几小时内开始；②第一次静脉给药前，迅速达到有效浓度；③大量用药，甲泼尼龙 15～30mg/kg，第 1 天量；④短期用药 3～5 天，很快减量并停止。大量长期应用类固醇的并发症有水肿、抵抗力低、易感染、骨坏死甚至死亡。

2.阿片拮抗药

如纳洛酮与促甲状腺激素释放激素（TRH）。脊髓遭受损伤后，其血流减少，系因受伤脊髓释放出阿片类物质，即内啡肽。内啡肽使脊髓血流自我调节功能丧失，动脉压下降，致脊髓血流减少。β内啡肽的增加是与动脉压下降及脊髓白质中血流减少相平行的。使用阿片拮抗药，阻止内啡肽的这种病理作用，从而增加脊髓血流量，保存较多的脊髓白质而促进神经功能恢复。纳洛酮与 TRH 的用量及用法均为 $2mg/(kg \cdot h)$。静脉输入，连续 4 小时，一次治疗 TRH 的效果较好于纳洛酮。

3.东莨菪碱

东莨菪碱有改善微循环的作用，临床应用范围广泛。可肌内注射，每次 0.3mg，每 3～4 小时 1 次，便于在无静脉输入条件时给药，行伤后早期治疗。伤后 6 小时内用药，较易发挥药物作用，一般用药持续 2～3 天。

4.低分子右旋糖酐

应用低分子右旋糖酐静脉输注能扩大血容量，稀释血液，改善组织的微循环，减少缺血坏死，促进水肿消退，能缩短治疗时间，有助于脊髓功能的恢复，对中央性脊髓损害尤为适用。

5.渗透性利尿药

各种脊髓损伤都会产生不同程度的脊髓水肿，后者可使脊髓所受到的压迫加重。在损伤的初期或者手术后，立即应用渗透性利尿药进行脱水治疗，可以减轻脊髓水肿，减少神经元的破坏，对脊髓功能的保护和恢复均有一定好处。一般采用 20% 甘露醇注射液做静脉滴注，每次 1～3g/kg，每隔 4～6 小时 1 次。有时可用呋塞米（速尿）每次 20～40mg，静脉注射，2～4/天。脱水药物容易引起水电解质平衡紊乱，最常见者为低血钾症，有肾功能损害时，可出现高血钾症。故在应用脱水药物的同时，应经常行生化检查。

参考文献

[1]马青变.急诊医学精要[M].北京:科学出版社,2019.

[2]丁淑贞,姜秋红.呼吸内科临床护理[M].北京:中国协和医科大学出版社,2016.

[3]黄东胜,杨向红.危重症急救技术规范和实践[M].杭州:浙江大学出版社,2017.

[4]李虹,王建业.泌尿外科疾病临床诊疗思维[M].北京:人民卫生出版社,2015.

[5]杨霞,孙丽.呼吸系统疾病护理与管理[M].武汉:华中科技大学出版社,2016.

[6]王辰.呼吸与危重症医学[M].北京:人民卫生出版社,2015.

[7]王海嵘.急诊内科临床病例集[M].上海:上海交通大学出版社,2018.

[8]潘曙明.急诊鉴别诊断[M].北京:人民卫生出版社,2017.

[9]李春盛.急危重症医学进展[M].北京:人民卫生出版社,2016.

[10]李树生,占成业.重症医学临床诊疗指南[M].北京:科学出版社,2016.

[11]李丽君,赵晓静.急诊重症救治[M].西安:陕西科学技术出版社,2016.

[12]方邦江,刘清泉.中西医结合急救医学[M].北京:人民卫生出版社,2015.

[13]张新超.急危重症容量管理[M].北京:人民卫生出版社,2018.

[14]李绍平,潘剑.急诊与创伤外科学[M].兰州:甘肃科学技术出版社,2017.

[15]朱林林,陈雪萍,张菊.社区急诊护理[M].杭州:浙江大学出版社,2017.

[16]江荣林,吕宾.危重症急性胃肠损伤学[M].杭州:浙江大学出版社,2017.

[17]彭艳.内外科急危重症诊治指南[M].延吉:延边大学出版社,2017.

[18]周英娜,杨惠芹,赵云兰.临床重症监护学[M].北京:中医古籍出版社,2017.

[19]芦良花,张红梅,臧舒婷.实用急诊急救护理手册[M].郑州:河南科学技术出版社,2017.

[20]尹文,黄杨.急诊与战伤医学[M].北京:人民卫生出版社,2017.